チーム医療による
周術期管理
まるわかり

安全で質の高い
術前術後管理を行うための、
チーム内の役割と連携

編集 **川口昌彦**
奈良県立医科大学麻酔科学教室 教授

古家　仁
奈良県立医科大学附属病院 病院長

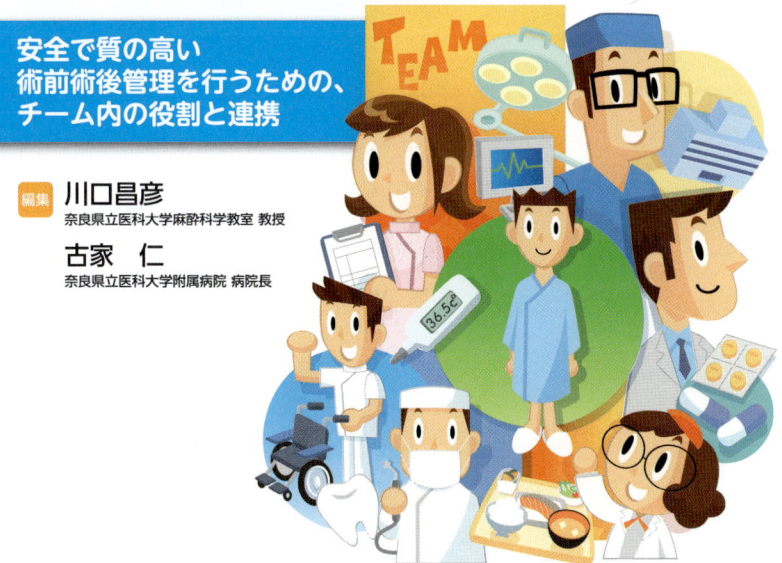

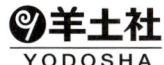
羊土社
YODOSHA

謹告

　本書に記載されている診断法・治療法に関しては，発行時点における最新の情報に基づき，正確を期するよう，著者ならびに出版社はそれぞれ最善の努力を払っております．しかし，医学，医療の進歩により，記載された内容が正確かつ完全ではなくなる場合もございます．

　したがって，実際の診断法・治療法で，熟知していない，あるいは汎用されていない新薬をはじめとする医薬品の使用，検査の実施および判読にあたっては，まず医薬品添付文書や機器および試薬の説明書で確認され，また診療技術に関しては十分考慮されたうえで，常に細心の注意を払われるようお願いいたします．

　本書記載の診断法・治療法・医薬品・検査法・疾患への適応などが，その後の医学研究ならびに医療の進歩により本書発行後に変更された場合，その診断法・治療法・医薬品・検査法・疾患への適応などによる不測の事故に対して，著者ならびに出版社はその責を負いかねますのでご了承ください．

序　文

　本書の第1章に川口教授によるPSH（perioperative surgical home）についての記載がある．この内容は私が長年思い描いていたチームによる周術期医療の基本である．麻酔科医は麻酔科医の領域だけ，看護師は看護師の領域だけ，といったわが国の旧態然とした医療，いわゆる自分たちの必要な情報だけもっていればよい，という非有機的な医療ではなくお互いに情報を共有しながら医療を行うことこそ今わが国で求められている周術期医療だと考えている．

　現在，奈良県立医科大学では，日本版PSHを実現すべく周術期管理センターを設置して多職種が有機的に一人の患者にかかわって安全で質の高い周術期医療を提供するべく日々活動しているが，今後多くの病院が同様の体制をもつことがわが国の周術期医療の質を上げるうえで大きな力になると思われる．

　そして多くの職種がチームとなってこのような周術期医療を現実に実践するときに，自分の領域だけでなく他の職種の領域でもふと気になること，ちょっと調べてみたいことが出てくることがある．そういったときに教科書ほど詳細な記載ではないがエッセンスを見ることができる書が手元にあれば有用である．

　そこで本書では，日々の周術期診療で入院から退院に至るまでに患者とかかわると思われる多くの職種，すなわち麻酔科医，病院経営を専門とする医師，歯科医，薬剤師，手術室や集中治療部の看護師，臨床工学技士，理学療法士，作業療法士，管理栄養士，歯科衛生士，臨床心理士，医療ソーシャルワーカーなどが，それぞれの専門分野にかかわる最新の英知を簡潔にまとめて執筆している．大きさもA5判で持ちやすく常に携帯することもできる．内容は周術期の麻酔管理，薬剤管理，栄養管理，口腔機能管理，リハビリテーションなど，質の高い周術期医療を提供するうえで役に立つ内容だと確信している．

　本書を日々の周術期医療を実践するために役立てていただきたい．

2015年5月

奈良県立医科大学附属病院 病院長
古家　仁

目次概略

- 第1章　はじめに
- 第2章　術前評価
- 第3章　術前合併症
- 第4章　術中麻酔管理と合併症
- 第5章　術後疼痛管理
- 第6章　周術期合併症
- 第7章　周術期の薬剤管理
- 第8章　栄養管理
- 第9章　口腔機能管理
- 第10章　リハビリテーション
- 第11章　臨床工学技士
- 第12章　臨床心理士
- 第13章　医療ソーシャルワーカー
- 第14章　診療情報管理
- 第15章　アウトカムの改善
- 第16章　医療の質と安全
- 第17章　手術と経営

チーム医療による周術期管理まるわかり

安全で質の高い術前術後管理を行うための、チーム内の役割と連携

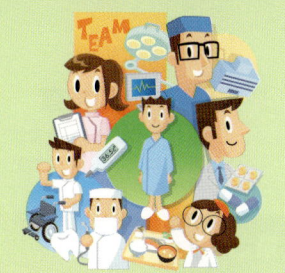

CONTENTS

序文	古家　仁	
カラーアトラス		13
略語一覧		14

第1章　はじめに

1　PSH（perioperative surgical home）とは？ 　川口昌彦　18
　① PSHとは？　② 何をするのか？　③ どのようにするのか？

2　周術期管理チームと認定制度 　川口昌彦　20
　① 周術期管理チームとは？　② 何をするのか？
　③ 周術期管理チーム看護師認定制度について

3　チーム医療とノンテクニカルスキル 　安宅一晃　22
　① ノンテクニカルスキルとは？　② ノンテクニカルスキルの要素
　③ ノンテクニカルスキルに重要な状況認識　④ 的確な報告のためのSBAR

4　工業に学ぶ改善のシステム 　田中　優　24
　① なぜ改善が必要か？　② 工業や企業が品質を向上させる改善のシステムの方法

5　クリニカルパス 　岡本康幸　26
　① クリニカルパスとは　② クリニカルパスの特徴
　③ クリニカルパスの作成と管理　④ パスの逸脱：バリアンス

第2章　術前評価

1　ルーチンの術前検査 　駒田行生　28
　① 血液検査　② 尿検査　③ 胸部X線検査　④ 12誘導心電図　⑤ 呼吸機能検査

2　術前の評価項目 　西村友美　31
　① 術前評価の目的　② 問診による評価　③ 身体所見　④ 循環器系の評価
　⑤ 呼吸器系の評価　⑥ 糖尿病の評価　⑦ 神経系の評価　⑧ 肝機能評価
　⑨ 腎機能評価　⑩ 止血凝固能評価　⑪ 気道確保の評価　⑫ ASA-PS分類

3　必要な追加検査　　　　　　　　　　　　　　　　　　　　　西村友美　36
　　1 はじめに　2 循環器系　3 血液ガス分析　4 下肢静脈エコー
　　5 薬物アレルギー検査　6 悪性高熱

第3章　術前合併症

1　高血圧　　　　　　　　　　　　　　　　　　　　　　　　　新城武明　38
　　1 定義　2 分類　3 リスク　4 術前評価ポイント　5 管理法
　　6 臓器の自己調節能について

2　脂質異常症　　　　　　　　　　　　　　　　　　　　　　　新城武明　40
　　1 定義　2 リスク　3 術前評価ポイント　4 管理法

3　糖尿病　　　　　　　　　　　　　　　　　　　　　　　　　新城武明　41
　　1 定義　2 分類　3 リスク　4 術前評価ポイント　5 手術延期・術前管理目標
　　6 術中管理

4　肥満　　　　　　　　　　　　　　　　　　　　　　　　　　武智　彩　44
　　1 定義　2 分類　3 リスク　4 術前評価ポイント　5 管理法

5　呼吸機能異常　　　　　　　　　　　　　　　　　　　　　　武智　彩　46
　　1 定義と分類　2 リスク　3 術前評価ポイント　4 管理法

6　虚血性心疾患　　　　　　　　　　　　　　　　　　　　　　武智　彩　48
　　1 定義　2 分類　3 リスク　4 術前評価ポイント　5 管理法

7　心電図異常　　　　　　　　　　　　　　　　　　　　　　　吉村季恵　50
　　1 心室性期外収縮　2 心房細動　3 WPW症候群　4 QT延長症候群
　　5 ブルガダ症候群　6 洞不全症候群（sick sinus syndrome：SSS）
　　7 Ⅱ度房室ブロック　8 2枝ブロック　9 Ⅲ度房室ブロック（完全房室ブロック）

8　小児の発熱・ワクチン　　　　　　　　　　　　　　　　　　新城武明　53
　　1 術前に小児が発熱したら　2 接種から手術まで・手術から接種までの間隔

9　貧血　　　　　　　　　　　　　　　　　　　　　　　　　　松成泰典　55
　　1 貧血の症状　2 ヘモグロビンだけで貧血を評価しない
　　3 麻酔で貧血は進行する　4 貧血患者の術前準備

10　血小板減少症（後天性）　　　　　　　　　　　　　　　　　松成泰典　57
　　1 血小板減少の定義と問題点　2 術前評価と管理

11　腎機能障害　　　　　　　　　　　　　　　　　　　　　　　西和田　忠　59
　　1 定義　2 分類　3 リスク　4 術前評価ポイント　5 管理法

CONTENTS

12 肝機能障害   西和田　忠　62
　1 分類　2 リスク　3 術前評価ポイント　4 管理法

13 アレルギー   松成泰典　64
　1 アレルギーの分類　2 アレルギー反応はアナフィラキシーか？
　3 アレルギーと喘息の関連　4 ラテックス対応

14 神経筋疾患   林　浩伸　66
　1 定義　2 分類　3 リスク　4 術前評価ポイント　5 管理法

15 深部静脈血栓   瓦口至孝　68
　1 定義　2 分類　3 リスク　4 術前評価ポイント　5 管理法

第4章　術中麻酔管理と合併症

1 全身麻酔   内藤祐介　70
　1 麻酔の導入　2 術中維持　3 覚醒・抜管

2 脊髄くも膜下麻酔   熱田　淳　73
　1 脊髄くも膜下麻酔とは　2 適応　3 禁忌　4 抗血小板薬・抗凝固薬の取り扱い
　5 使用薬剤　6 術中合併症　7 術後合併症

3 硬膜外麻酔   熱田　淳　76
　1 硬膜外麻酔とは　2 適応　3 禁忌　4 抗血小板薬・抗凝固薬の取り扱い
　5 使用薬剤　6 術中・術後合併症

4 神経ブロック   熱田　淳　79
　1 末梢神経ブロックについて　2 神経ブロック施行前の管理
　3 神経ブロック施行後の管理　4 各種神経ブロックについて

5 気道確保   吉村季恵　82
　1 気道確保法　2 挿管困難の予測　3 マスク換気困難の予測
　4 術前準備と麻酔中の管理法　5 気管挿管に伴う合併症

6 モニター   吉村季恵　85
　1 麻酔中のモニター指針（日本麻酔科学会）　2 必須モニターの特徴
　3 追加すべき一般モニターの特徴　4 侵襲性の高い循環モニター

第5章　術後疼痛管理

1 痛みとその評価法   渡邉恵介　88
　1 術後痛を評価しよう　2 VAS（visual analogue scale）
　3 NRS（numerical rating scale）　4 VRS（verbal rating scale）
　5 face scale　6 プリンスヘンリー痛みスケール

2 神経学的評価法　　　　　　　　　　　　　　　　　　　　渡邉恵介　90
1 術後神経障害の原因　**2** 神経障害を疑う際の診察
3 脊髄くも膜下麻酔時の神経障害　**4** 硬膜外麻酔時の神経障害
5 血管穿刺時の神経障害　**6** 絞扼性神経障害　**7** 手術操作

3 患者調節型鎮痛法　　　　　　　　　　　　　　　　　　藤原亜紀　93
1 患者調節型鎮痛法（patient controlled analgesia：PCA）とは
2 安全に鎮痛を行うために　**3** PCEAとivPCA　**4** PCEAとivPCAの使い分け

4 鎮痛薬の使い方　　　　　　　　　　　　　　　　　　　藤原亜紀　96
1 多くは術創部の痛み（侵害受容性痛）である　**2** 神経障害による痛み
3 注意が必要な痛み

5 遷延性術後痛　　　　　　　　　　　　　　　　　　　　井上聡己　99
1 定義　**2** 遷延性術後痛の成因　**3** 症状　**4** 発生率　**5** 予防法　**6** 対処法
7 今後の展望

第6章　周術期合併症

1 嘔気・嘔吐　　　　　　　　　　　　　　　　　　　　　岡本亜紀　102
1 定義　**2** 分類　**3** 発生率　**4** リスク因子の評価法　**5** 管理法

2 嗄声・咽頭痛　　　　　　　　　　　　　　　　　　　　岡本亜紀　104
1 嗄声　**2** 咽頭痛

3 手術部位感染　　　　　　　　　　　　　　　　　　　　岡本亜紀　107
1 定義・分類　**2** 診断　**3** 頻度　**4** SSIに関連する因子　**5** 対策

4 肺合併症　　　　　　　　　　　　　　　　　　　　　　井上聡己　110
1 定義・因子　**2** 種類　**3** 発生率　**4** 対処法　**5** 再挿管　**6** 予後

5 肺塞栓症　　　　　　　　　　　　　　　　　　　　　　瓦口至孝　112
1 定義　**2** 発生率と予後　**3** 評価法　**4** 管理法

6 心合併症　　　　　　　　　　　　　　　　　　　　　　瓦口至孝　114
1 定義と分類　**2** 発生率　**3** 評価法　**4** 管理法

7 中枢神経合併症（卒中，せん妄，認知障害）　　　　　　　林　浩伸　116
1 卒中　**2** せん妄　**3** 認知障害

8 輸血関連合併症　　　　　　　　　　　　　　　　　　　西和田　忠　118
1 重篤な輸血関連合併症　**2** その他の輸血関連合併症

CONTENTS

9 体位と末梢神経障害　　井上聡己　120
1 概要　2 仰臥位での末梢神経障害　3 切石位での末梢神経障害
4 側臥位での末梢神経障害　5 腹臥位での末梢神経障害　6 神経障害を助長する因子
7 治療，予後

10 局所麻酔薬中毒　　藤原亜紀　122
1 原因　2 症状は濃度依存性に発現する　3 局所麻酔薬中毒の予防
4 局所麻酔薬中毒の治療

11 アナフィラキシー　　井上聡己　124
1 定義　2 分類　3 発生率　4 評価法　5 管理法　6 予後

12 褥瘡とその対策　　駒田行生　126
1 定義　2 分類　3 発生率　4 評価法　5 管理法　6 予後

第7章　周術期の薬剤管理

1 薬剤師の役割　　堀内賢一　128
1 周術期管理チームの一員としての薬剤師の役割　2 周術期の薬学的管理
3 クリニカルパス作成・運用への参加

2 持参薬管理と服薬指導　　堀内賢一　130
1 初回面談・持参薬の確認　2 手術・麻酔と持参薬　3 休止薬の再開と服薬指導

3 循環作動薬　　山添雅之　132
1 降圧薬　2 冠血管拡張薬　3 ジギタリス製剤

4 抗血栓療法　　位田みつる　135
1 抗血栓療法の種類　2 抗血小板薬　3 抗凝固薬　4 中止，継続の決定
5 局所麻酔と抗凝固薬・抗血小板薬

5 抗精神病薬・抗うつ薬・抗てんかん薬　　山添雅之　139
1 抗精神病薬・抗うつ薬　2 抗てんかん薬

6 糖尿病薬（血糖管理含む）　　位田みつる　140
1 糖尿病薬　2 術前管理　3 術中管理　4 術後管理

7 ステロイド　　井上聡己　142
1 長期間のステロイド投与患者の薬剤管理　2 ステロイドカバーの対象
3 ステロイドカバーの実際　4 ステロイドの副作用と対策

8 麻薬（服用患者の取り扱い）　　位田みつる　144
1 麻薬とオピオイド　2 術前管理　3 術中管理　4 術後管理

第8章 栄養管理

1 管理栄養士の役割　　　　　　　　　　　　　　　山口千影　148
　❶ 術前の栄養管理　❷ 術前の経口栄養管理 − 不要な術前絶飲食の廃止
　❸ 術後の経口栄養管理 − 術後早期からの栄養摂取　❹ 術後の栄養管理

2 栄養状態の評価 　　　　　　　　　　　　　　　　山口千影　150
　❶ 術前スクリーニング・アセスメント　❷ 術後スクリーニング・アセスメント

3 術前の絶飲・絶食 　　　　　　　　　　　　　　　西村友美　152
　❶ 術前絶飲食の目的　❷ 胃内容物の排出　❸ 術前絶飲食ガイドライン
　❹ 術前飲水について　❺ 固形物について　❻ 術後飲食の再開

4 周術期の栄養管理 　　　　　　　　　　　　　　　寺島秀夫　154
　❶ 術前栄養管理　❷ 術後栄養管理

5 栄養管理とアウトカム 　　　　　　　　　　　　　寺島秀夫　157
　❶ 侵襲下における栄養療法の効果と限界
　❷ 侵襲下のoverfeedingによる負のアウトカム

第9章 口腔機能管理

1 歯科医師・歯科衛生士の役割 　　　　　　　　　　青木久美子　160
　❶ 歯科医師・歯科衛生士の定義　❷ 周術期管理における歯科医師・歯科衛生士の役割

2 周術期の口腔機能評価 　　　　　　　　　　　　　青木久美子　162
　❶ 術前に問診で評価すべきこと　❷ 術前評価　❸ 術後評価　❹ 退院前の評価

3 周術期の口腔機能管理 　　　　　　　　　　　　　山中玲子　165
　❶ 口腔の感染管理の重要性　❷ 口腔機能の回復・維持・向上
　❸ 周術期における口腔のトラブル予防，軽減　❹ 多職種連携　❺ 地域連携
　❻ 具体的な周術期の介入

4 口腔機能管理とアウトカム 　　　　　　　　　　　山中玲子　172
　❶ 口腔内の感染管理による効果　❷ 口腔機能の回復・維持・向上による効果
　❸ 周術期のトラブル予防の効果　❹ 今後の課題

第10章 リハビリテーション

1 リハビリテーションの役割
（理学療法士，作業療法士，言語聴覚士） 　　　　　北村哲郎　174
　❶ リハビリテーションとは　❷ リハビリテーションの役割
　❸ リハビリテーション専門職について

2 周術期の身体評価法　　　　　　　　　　　北村哲郎　177
1 廃用症候群とは　2 ADL評価　3 関節可動域測定　4 筋力　5 四肢周径
6 バランス機能　7 嚥下機能評価　8 その他の評価法

3 周術期のリハビリテーション　　　　　　　　幸田　剣　180
1 周術期リハビリテーションの目的　2 自宅で行う術前の運動
3 術前心肺機能強化トレーニング　4 脊椎手術の術前リハビリテーション
5 癌術後のリハビリテーション　6 脊椎手術の術後リハビリテーション
7 持ち運び式起立台を使用した起立負荷　8 周術期リハビリテーションの理念

4 リハビリテーションとアウトカム　　　　　　幸田　剣　187
1 医療保険でのリハビリテーション　2 術前からの心肺機能強化トレーニング
3 心肺機能強化トレーニングの効果　4 癌患者の運動効果　5 医療経済的な効果
6 癌予防

第11章　臨床工学技士

1 臨床工学技士の役割　　　　　　　　小西康司，萱島道徳　190
1 臨床工学技士の業務　2 周術期における臨床工学技士の役割

2 ペースメーカー・埋込式除細動器　　　　　　杉本暁洋　192
1 適応となる疾患　2 デバイスと薬剤　3 各デバイスの機能と電磁干渉
4 術前管理　5 術後管理

3 周術期使用機器　　　　　　　　　　　　　　小西康司　194
1 周術期に使用する機器　2 使用目的，管理・使用上の注意

4 機器保守点検　　　　　　　　　　　　　　　小西康司　199
1 医療機器の保守点検　2 医療機器の保守点検・安全使用に関する体制

第12章　臨床心理士

1 臨床心理士の役割　　　　　　　　　　　　　厚坊浩史　201
1 臨床心理士とは　2 医療現場における臨床心理士の役割

2 周術期の心理学的評価　　　　　　　　　　　厚坊浩史　203
1 不安の客観的指標（心理検査）　2 HADS　3 不安についての理解と対応

3 周術期のカウンセリング　　　　　　　　　　厚坊浩史　206
1 カウンセリング〜認知行動療法〜　2 なぜ周術期のカウンセリングが必要なのか
3 カウンセリングをどのように行うか

第13章 医療ソーシャルワーカー

1 医療ソーシャルワーカーの役割（業務と連携） 谷　直子　210
- 1 医療ソーシャルワーカー（MSW）とは
- 2 医療ソーシャルワーカーが行う具体的な業務

2 経済的問題の軽減（高額療養費制度と公費助成など） 谷　直子　212
- 1 高額療養費制度　2 周術期に係る医療費の公費助成制度　3 療養中などの生活費

3 退院・社会復帰支援 上北恵子　216
- 1 周術期患者の退院調整　2 周術期患者の就労支援

第14章 診療情報管理

1 診療情報管理士の役割 岡本康幸　219
- 1 診療情報管理士とは　2 診療情報管理士の役割と業務
- 3 診療記録の監査・点検　4 疾病分類のコーディング

2 医療情報管理 岡本康幸　221
- 1 手術に関する医療情報と管理　2 手術に関する診療情報と点検
- 3 手術室の運用情報　4 マニュアル・ガイドラインなど　5 データ分析・統計
- 6 臨床指標　7 医療情報のセキュリティ

第15章 アウトカムの改善

1 患者満足度と回復度評価 内藤祐介　224
- 1 術後回復度と術後満足度　2 代表的な回復度・満足度スケール

2 周術期のクオリティインディケーター 田中　優　229
- 1 医療の質とは何か？　2 クオリティインディケーター
- 3 実践で使われる周術期のクオリティインディケーターの例
- 4 クオリティインディケーターの測定・公表から改善へ
- 5 DPCを組み入れたクオリティインディケーターの活用

3 術後回復強化プログラム 志田　大　233
- 1 ERASとは　2 ERAS：術前の工夫　3 ERAS：術中の工夫
- 4 ERAS：術後の工夫　5 ERASのアウトカム　6 ERASを導入・実践するにあたって

第16章 医療の質と安全

1 手術室における安全管理 福山麻里　236
- 1 手術部医療安全とは
- 2 WHOにより開発された手術安全チェックリスト（WHO surgical safety checklist：WHO SSC）　3 おわりに

2 手指衛生のガイドライン　　　　　　　　　　　　　　　　　　　福山麻里　240
1 手洗いの種類　2 手術時手指消毒の目的　3 主な手術時手指消毒方法

3 術後モニタリング　　　　　　　　　　　　　　　　　　　　　　松成泰典　242
1 経皮的酸素飽和度モニタリング　2 呼吸数モニタリング　3 循環モニタリング

4 院内救急システム（RRS）　　　　　　　　　　　　　　　　　　安宅一晃　244
1 院内救急システム（RRS）とは　2 心停止対応するCode Blueとの相違
3 RRSの4要素　4 周術期管理とRRS　5 RRSの起動基準

第17章　手術と経営

1 病院経営の基礎　　　　　　　　　　　　　　　　　　　　　　　今村知明　246
1 なぜ今，病院経営の改善が求められているのか？　2 病院経営改善5原則
3 医療の安定的提供のため，「つぶさない経営」が求められている

2 手術と病院経営　　　　　　　　　　　　　　　　　　　　　　　今村知明　250
1 はじめに　2 手術件数を増やすには　3 手術件数を規定する要因
4 手術室の使用効率に関する指標　5 機会費用を最小限に抑える運用
6 手術部門は拡大するべきか縮小するべきか，それはそれぞれの病院の方針である

3 手術管理に必要な統計学　　　　　　　　　　　　　　　　　　　田中　優　254
1 統計学の基礎知識　2 手術管理に使用される基本的なグラフ

あとがき ……………………………………………………………………… 川口昌彦　258
索　引 …………………………………………………………………………………… 259

カラーアトラス

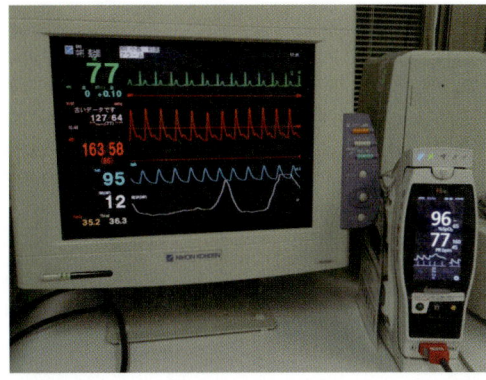

【生体情報モニタの例】
モニターされている情報：心電図，観血的血圧，非観血的血圧，SpO₂，呼吸数（インピーダンス法），中心静脈圧．
本文195ページ参照

略語一覧

略語	英語	日本語
%FEV₁.₀	forced expiratory volume % in one second	ゲンスラーの1秒率
%VC	vital capacity percentage	%肺活量
AC	arm circumference	上腕周囲長
ACCF	American College of Cardiology Foundation	アメリカ心臓病学会財団
ACE	angiotensin converting enzyme	アンジオテンシン変換酵素
ACS	acute coronary syndrome	急性冠候群
ADL	activities of daily living	生活上の活動レベル
AHA	American Heart Association	アメリカ心臓協会
AKI	acute kidney injury	急性腎障害
Alb	albumin	アルブミン
APPs	acute phase proteins	急性期蛋白質
APS	acute pain service	急性期疼痛管理
APTT	activated partial thromboplastin time	活性化部分トロンボプラスチン時間
ARB	angiotensin Ⅱ receptor blocker	アンジオテンシンⅡ受容体拮抗薬
ASA	American Society of Anesthesiologists	米国麻酔科学会
ASPEN	American Society for Parenteral and Enteral Nutrition	アメリカ静脈経腸栄養学会
BI	barthel index	バーセル指数
BiPAP	biphasic positive airway pressure	二相性陽圧換気
BIS	bispectral index	二波長指数
BMI	body mass index	肥満指数
BNP	brain natriuretic peptide	脳性ナトリウム利尿ペプチド
CAM	confusion assessment method	せん妄評価法
cAMP	cyclic AMP	環状アデノシン1リン酸
CaO₂	arterial oxygen content	動脈血酸素含量
Ccr	creatinine clearance	クレアチニンクリアランス
CCS	Canadian Cardiovascular Society	カナダ心臓血管学会
CDC	Centers for Disease Control and Prevention	米国疾病予防管理センター
CE	clinical engineer	臨床工学技士
cGMP	cyclic GMP	環状グアノシン1リン酸
CICR	Ca-induced Ca release	カルシウム誘発性カルシウム放出
CK	creatine kinase	心拍出量
CKD	chronic kidney disease	慢性腎臓病
CO	cardiac output	心拍出量
CONUT	controlling nutritional status	
COPD	chronic obstructive pulmonary disease	慢性閉塞性肺疾患
CPAP	continuous positive airway pressure	持続的陽圧換気
CRP	C-reactive protein	反応性蛋白
CRPS	complex regional pain syndrome	複合性局所疼痛症候群
CYP	cytochrome P450	チトクロームP450
DES	drug eluting stent	薬剤溶出性ステント
DMAIC	Define-Measure-Analyze-Improve-Control	定義，測定，分析，改善，管理
DO₂	oxygen delivery	酸素供給量
DPC	diagnosis procedure combination	診断群分類包括評価
DRO	doctor reported outcome	
DTI	deep tissue injury	深部損傷褥瘡
DVT	deep vein thrombosis	深部静脈血栓症
DWH	data warehouse	データウェアハウス
EBM	evidence based medicine	エビデンスに基づく医療
EDTA	ethylenediaminetetra-acetic acid	エチレンジアミン四酢酸
EF	ejection fraction	左室駆出率
EPUAP	European Pressure Ulcer Advisory Panel	ヨーロッパ褥瘡諮問委員会
ERAS	enhanced recovery after surgery	術後回復強化
EtCO₂	end-tidal CO₂	呼気終末二酸化炭素分圧
EVAN-G	evaluation du vecu del' anesthesie generale	
FEV₁.₀	forced expiratory volume in one second	1秒率
FIM	functional independence measure	機能的自立度評価表
FVC	forced vital capacity	努力肺活量
GFR	glomerular filtration rate	糸球体濾過量
GVHD	graft versus host disease	移植片対宿主病
HADS	Hospital Anxiety and Depression Scale	
Hb	hemoglobin	ヘモグロビン
HBV	hepatitis B virus	B型肝炎ウイルス
HCV	hepatitis C virus	C型肝炎ウイルス
HELP	hospital elder life program	
HIT	heparin induced thrombocytepenia	ヘパリン起因性血小板減少症
HMG-CoA	hepatic 3-methylglutaryl coenzyme A	肝3-メチルグルタリル補酵素A
IABP	intra-aortic balloon pump, intra-aortic balloon pumping	大動脈内バルーンパンピング
ICD	International Statistical Classification of Diseases and Related Health Problems	国際疾病分類
ICD-9-CM	International Classification of Diseases 9th Revision, Clinical Modification	
IgE-RAST試験	radio-allergosorbent test	
IHCA	in-hospital cardiac arrest	院内心停止
IL	interleukin	インターロイキン
iv	intravenous injection	静脈内注射
ivPCA	intravenous patient controlled analgesia	静脈内PCA
JCI	Joint Commission Internationl	病院機能評価機構
LDL	low-density lipoprotein	低比重リポタンパク
LPPSq	Leiden perioperative patient satisfaction questionnaire	
LSS	Lean Six Sigma	リーン・シックスシグマ
MAC	minimum alveolar concentration	最小肺胞内濃度
MCHC	mean corpuscular hemoglobin concentration	平均赤血球ヘモグロビン濃度
MCV	mean corpuscular volume	平均赤血球容積
MDRPU	medical device ralated pressure ulcer	医療機器の圧迫による創傷

MEP	maximum expiratory pressure	最大呼気圧
MEP	motor evoked potemtial	運動誘発電位
METs	metabolic equivalents	代謝当量
MMSE	mini mental state examination	簡易知能試験
MMT	manual muscle testing	徒手筋力測定法
NIHSS	National Institutes of Health Stroke Scale	脳卒中重症度評価スケール
NPC/n比	non-protein calorie/nitrogen	非タンパクカロリー/窒素比
NPPV	non-invasive positive pressure ventilation	非侵襲的陽圧換気
NPUAP	National Pressure Ulcer Advisory Panel	米国褥瘡諮問委員会
NRS	numerical rating scale	痛みの数値的評価スケール
NSAIDs	nonsteroidal anti-inflammatory drugs	非ステロイド性抗炎症薬
NSTEMI	non-ST segment elevation myocardial infarction	非ST上昇型心筋梗塞
NYHA分類	New York Heart Association分類	ニューヨーク心臓協会分類
ODA	objective data assessment	客観的データ栄養評価
OGTT	oral glucose tolerance test	経口ブドウ糖負荷試験
ONS	oral nutritional supplements	経口栄養補助
OT	occupational therapy	作業療法
$PaCO_2$	partial pressure of arterial carbon dioxide	二酸化炭素分圧
PACU	post anesthesia care unit	術後回復室
PaO_2	partial pressure of arterial oxygen	動脈血酸素分圧
PAP	palatal augmentation prosthesis	舌接触補助床
PCA	patient controlled analgesia	患者調節型鎮痛法
PCEA	patient controlled epidural analgesia	硬膜外PCA
PCF	peak cough flow	咳最大流量
PCI	percutaneous coronary intervention	経皮的冠動脈インターベンション
PCPS	percutaneous cardio-pulmonary support	経皮的心肺補助装置
PDPH	postdural puncture headache	硬膜穿刺後頭痛
PEEP	positive end-expiratory pressure	呼気終末陽圧
PGE_1	prostaglandin E_1	プロスタグランジンE_1
PMPS	postmastectomy pain syndrome	乳房切除後疼痛症候群
PN	parenteral nutrition	静脈栄養法
POMS	profile of mood states	感情プロフィール
PONV	postoperative nausea and vomiting	術後悪心・嘔吐
PQRS	postoperative quality of recovery scale	術後回復スケール
PRO	patient reported outcome	患者報告アウトカム
PSH	perioperative surgical home	
PSPACq	patient satisfaction with perioperative anesthetic care questionnaire	
PT	physical therapy	理学療法
PTE	pulmonary thromboembolism	肺血栓塞栓症
PTPS	post-thoracotomy pain syndrome	開胸術後疼痛症候群
QI	quality indicator	クオリティインディケーター
QIP	quality indicatior/improvement project	QIプロジェクト
QoR40	quality of recovery 40	
RAM	rainbow acoustic monitor	
RBP	retinol binding protein	レチノール結合タンパク
REE	resting energy expenditure	安静時エネルギー消費量
RRS	rapid response system	院内救急システム
RSST	repetitive saliva swallowing test	反復唾液嚥下テスト
SaO_2	arterial oxygen saturation	動脈血酸素飽和度
SCI	stress coping inventory	
$SCVO_2$	central venous oxygen saturation	中心静脈血酸素飽和度
SEP	sensory evokedpotential	体性感覚誘発電位
SGA	subjective global assessment	主観的包括的栄養評価
SpO_2	oxygen saturation of peripheral artery	経皮的酸素飽和度
SQM	statistical quality management	統計学的手法
SSI	surgical site infection	手術部位感染
SSRI	selective serotonin reuptake inhibitor	選択的セロトニン再取り込み阻害薬
SSS	sick sinus syndrome	洞不全症候群
ST	speech-language-hearing therapy	言語聴覚療法
STAI	state-trait anxiety inventory	不安測定尺度
STEMI	ST elevation myocardial infarction	ST上昇型心筋梗塞
$S_{\bar{v}}O_2$	mixed venous oxygen saturation	混合静脈血酸素飽和度
TAPブロック	transversus abdominis plane	腹横筋膜面ブロック
TCI	target controlled infusion	標的濃度調節持続静注
TDM	therapeutic drug monitoring	治療薬物モニタリング
Tf	transferrin	トランスフェリン
TF	tube feeding	経管栄養
TGC	tight glycemic control	厳密な血糖値管理
TIVA	total intravenous anesthesia	全静脈麻酔
TNF	tumor necrotic factor	腫瘍壊死因子
TNS	transient neurologic symptom	一過性神経障害
tPA	tissue-plasminogen activator	遺伝子組換え組織型プラスミノーゲンアクチベータ
TRALI	transfusion related acute lung injury	輸血関連急性肺障害
TSF	triceps skinfolds	上腕三頭筋皮下脂肪厚
TTR	transthyretin	トランスサイレチン
TUR-Bt	transurethral resection of the bladder tumor	経尿道的膀胱切除術
UA	unstable angina	不安定狭心症
VAS	visual analogue scale	視覚的アナログスケール
VC	vital capacity	肺活量
VEP	visual evoked potential	視覚誘発電位
VRS	verbal rating scale	口頭式評価スケール
VTE	venous thromboembolism	静脈血栓塞栓症
WHO SSC	WHO surgical safety checklist	WHOにより開発された手術安全チェックリスト

執筆者一覧

■ 編　集

川口昌彦	奈良県立医科大学麻酔科学教室
古家　仁	奈良県立医科大学附属病院

■ 執　筆（掲載順）

川口昌彦	奈良県立医科大学麻酔科学教室
安宅一晃	奈良県立医科大学附属病院医療安全推進室
田中　優	奈良県立医科大学麻酔科学教室
岡本康幸	奈良県立医科大学附属病院医療情報部
駒田行生	奈良県立医科大学附属病院周術期管理センター
西村友美	奈良県立医科大学麻酔科学教室
新城武明	奈良県立医科大学麻酔科学教室
武智　彩	大阪医療センター麻酔科
吉村季恵	地域医療機能推進機構大阪病院麻酔科
松成泰典	奈良県立医科大学麻酔科学教室
西和田　忠	奈良県立医科大学麻酔科学教室
林　浩伸	奈良県立医科大学麻酔科学教室
瓦口至孝	奈良県立医科大学麻酔科学教室
内藤祐介	奈良県立医科大学麻酔科学教室
熱田　淳	奈良県立医科大学麻酔科学教室
渡邉恵介	奈良県立医科大学ペインセンター
藤原亜紀	奈良県立医科大学麻酔科学教室
井上聡己	奈良県立医科大学集中治療部
岡本亜紀	奈良県立医科大学麻酔科学教室
堀内賢一	JA長野厚生連佐久総合病院佐久医療センター薬剤部
山添雅之	医療法人康仁会西の京病院薬局
位田みつる	大阪府立母子保健総合医療センター麻酔科
山口千影	奈良県立医科大学附属病院栄養管理部
寺島秀夫	筑波大学医学医療系消化器外科
青木久美子	奈良県立医科大学口腔外科学講座
山中玲子	岡山大学病院中央診療施設医療支援歯科治療部
北村哲郎	奈良県立医科大学附属病院医療技術センター
幸田　剣	那智勝浦町立温泉病院リハビリテーション科
小西康司	奈良県立医科大学附属病院医療技術センター
萱島道徳	奈良県立医科大学附属病院医療技術センター
杉本暁洋	奈良県立医科大学附属病院医療技術センター
厚坊浩史	奈良県立医科大学附属病院緩和ケアセンター
谷　直子	奈良県立医科大学附属病院病院経営部医療サービス課医療相談室
上北恵子	奈良県立医科大学附属病院地域医療連携室
志田　大	国立がん研究センター中央病院大腸外科
福山麻里	奈良県立医科大学附属病院看護部
今村知明	奈良県立医科大学健康政策医学講座

チーム医療による
周術期管理
まるわかり

安全で質の高い術前術後管理を行うための、チーム内の役割と連携

第1章 はじめに

1 PSH（perioperative surgical home）とは？

川口昌彦

ポイント

- PSH（perioperative surgical home）とは，患者を中心とした周術期医療を，多職種チームで効率的に提供するための，術前から術後までの医療形態である．
- PSHではアウトカムの解析とその評価と改善が重要である．
- PSHの目的は，患者アウトカムの改善と医療費の削減である．

1 PSHとは？

- **PSHとは**：手術が決定した時点から術後1カ月などの退院後まで，多職種のチームが協力して，高水準の医療を均一に提供するという，患者を中心とした医療形態のことである（図1）．米国麻酔科学会（ASA）で，その施行が推奨されている
- 外科医，麻酔科医，歯科医，看護師，薬剤師，理学療法士，作業療法士，臨床工学技士，管理栄養士，歯科衛生士，医療ソーシャルワーカー，診療情報管理士，事務などでチームを構成し，エビデンスに基づいた統合された管理を連携して提供することが可能なため，合併症の軽減，入院期間の短縮などが可能となり，その結果，総医療費も減少するというものである
- 米国での医療保険の支払いが，周術期管理全般に一括で支払われる制度に移行するため，PSHへの期待が加速している．症例の登録制度も実施される予定で，標準的な管理をしていない場合は，保険点数の減点対象となっていく

2 何をするのか？

- 統合された術前・術中・術後管理を多職種チームで実施する（図2）．術前評価や薬剤管理，口腔機能管理，栄養管理，リハビリテーション，医療機器管理，手術予定の管理，医療ソーシャルワーカーによる医療費や退院後支援なども行う．関連するすべての医療者が情報を共有できることが重要である
- 各疾患ごとにクリニカルパスを作成し，担当者間でのばらつきのない，均一な医療が提供できるようにする
- **アウトカムの評価**：合併症の発生率，死亡率，在院日数，回復度や満足度，医療費などの集計を行い，分析する

図1 医師中心の医療から患者中心の医療へ

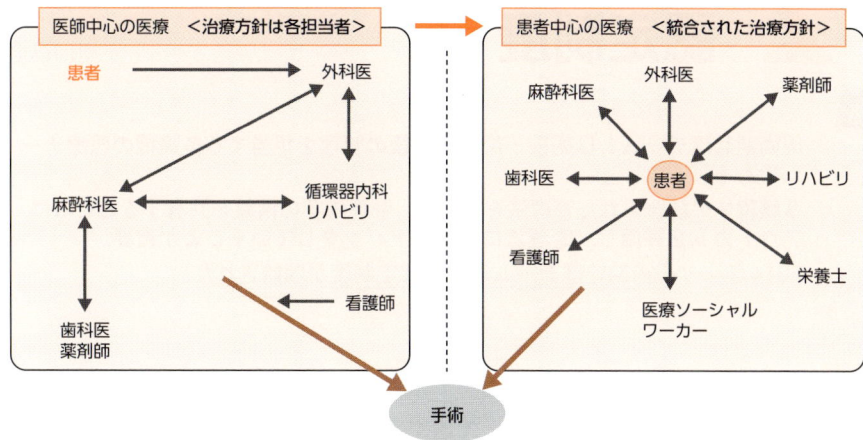

図2 PSHのシェーマ

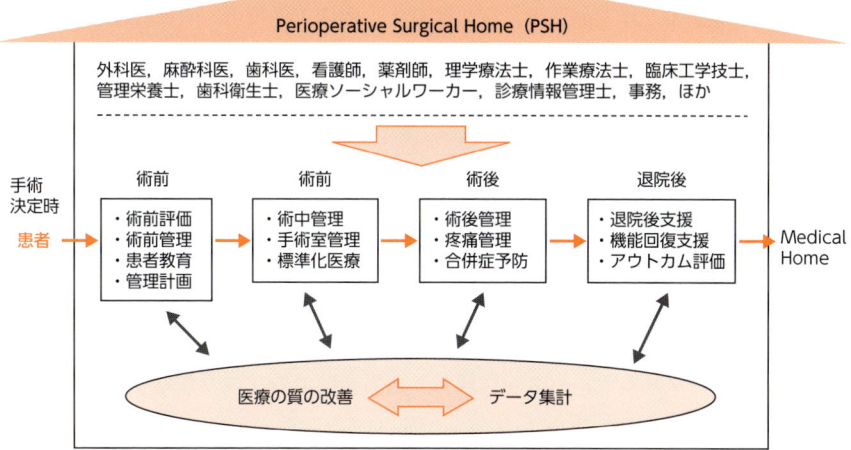

3 どのようにするのか？

- 作成したクリニカルパスに準じ，多職種で周術期医療を提供したうえで，アウトカムを評価し，改善点を抽出・改善していくというプロセスが重要である
- 一般企業などが行っているリーンシックス・シグマ（1章4参照）などの品質管理法（quality improvement methodology）を取り入れている場合も多い．個人の能力に頼るのではなく，一定の質が保証された医療を効率的に提供するためのシステムを構築することが重要である

第1章 はじめに

2 周術期管理チームと認定制度

川口昌彦

> **ポイント**
> - 周術期管理チームとは術前・術中・術後の管理を担当する多職種の医療チームである．
> - 多職種での統合された管理法を作成し，管理内容の情報を共有するとともに，アウトカムを評価し，管理法にフィードバックしていくことが重要．
> - 2014年より<u>周術期管理チーム看護師認定制度</u>が開始された．

1 周術期管理チームとは？

- 周術期管理チームによる活動は，米国で実施しているPSH（perioperative surgical home）に類似する
- 術前・術中・術後の管理を実施する，外科医，麻酔科医，歯科医，看護師，薬剤師，理学療法士，作業療法士，言語聴覚士，臨床工学技士，栄養管理士，歯科衛生士，臨床心理士，医療ソーシャルワーカー，診療情報管理士，事務などから構成される多職種のチーム．各職種の主な役割を図に示す

2 何をするのか？

- 統合された術前・術中・術後管理を多職種チームで実施する．術前評価や薬剤管理，口腔機能管理，疼痛管理，栄養管理，リハビリテーション，医療機器管理，カウンセリング，手術予定の管理，医療ソーシャルワーカーによる医療費や退院後支援なども対象となる．関連するすべての医療者が情報を共有できることが重要である
- 各疾患ごとにクリニカルパスを作成し，担当者間でのばらつきのない，均一な医療を提供できるようにする
- **アウトカムの評価**：合併症の発生率，死亡率，在院日数，回復度や満足度，医療費などの集計を行い，分析する．問題点などがあれば，管理法の見直しを行い，フィードバックしていく必要がある

3 周術期管理チーム看護師認定制度について

- 日本麻酔科学会は，日本手術看護学会，日本病院薬剤師会，日本臨床工学技士会と共同で周術期管理チーム認定制度を発足した
- 2014年より周術期管理チーム看護師認定制度が開始した．周術期の診療内容のダブルチェック，周術期のリスク評価，多職種とのコーディネイトなど多職種連

図　周術期管理センターのメンバーの役割

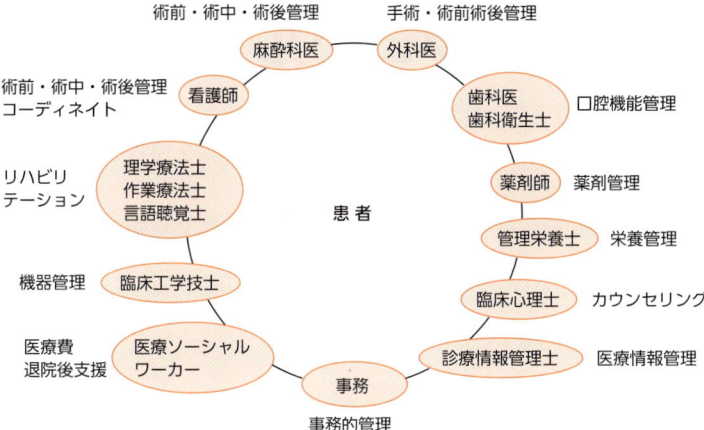

携チーム医療の中心として期待される．一部の医行為を特別の教育を受けた看護師にゆだねる"特定看護師"とは異なるものである
● 今後の診療報酬改定で期待される"チーム医療加算"の条件となることが予想される

> **ワンポイント　周術期管理チームにおいては看護師がかなめ！**
> 周術期管理チームにおける認定看護師には，手術室で求められる器械出し業務，外回り業務，麻酔補助などの知識や技術に加え，手術室外での術前評価・術後管理（術後鎮痛含む）などに関する知識や技能も必要とされる．また，患者さんへのオリエンテーションや説明とともに，患者情報をもとにした各部門へのコーディネイト能力も要求されるため，周術期管理に関するあらゆる情報を把握しておく必要がある．患者さんの満足度の向上やアウトカムの改善をめざす周術期管理チームの成功は，看護師の腕にかかっているといっても過言ではない．

第 1 章 はじめに

3 チーム医療とノンテクニカルスキル

安宅一晃

ポイント
- チーム医療に必要なノンテクニカルスキルの5要素を知る．
- 状況認識の必要性と限界を理解する．
- 適切な対応のためには，SBARの理解と活用が重要である．

1 ノンテクニカルスキルとは？

　一般に安全を支える両輪のスキルには，テクニカルスキルとノンテクニカルスキルがある．静脈路確保や気道確保などの専門分野におけるテクニカルスキルに対して，ノンテクニカルスキルは業種や職種にかかわらない，すべての業務に共通するスキルである．このノンテクニカルスキルは，業務を遂行するためだけでなく日常生活や家庭生活にも応用できる普遍的なものである．

2 ノンテクニカルスキルの要素

　安全，効率的，かつ質の高い医療を提供するための主なノンテクニカルスキルには①効果的なチームビルディングと維持，②リーダーシップ，③状況の認識，④問題解決／意思決定，⑤コミュニケーションがある．これらすべてができてはじめて効果的なチーム医療が可能となる．

3 ノンテクニカルスキルに重要な状況認識

　医療現場でのノンテクニカルスキルでは状況認識が非常に重要な要素である．状況認識とは①情報の収集，②状況の把握，③警戒と次の予測の3段階があるとされている．例えば患者の呼吸状態悪化をみつけて，全身の診察をする（情報収集）．そこで，この患者はショックを呈する重症な状態である（状況把握），このままでは低血圧性ショックあるいは心停止となることが予想される（警戒と次の予測）と考える．このように段階を踏むことで的確な状況認識ができる．

> **ワンポイント　適切な状況把握の妨げとなるもの**
> 意思決定において，"今やめたらこれまでの投資が無駄になる"と考え，正しい判断を阻害する認知のバイアスが知られている．"コンコルド効果"とか"サンクスコストの呪縛"と呼ばれている．医療現場でも人工呼吸器から離脱できて抜管できたにもかかわらず，呼吸状態悪化の判断を誤って，再挿管が遅れるというような事例である．周りからの意見を聞き入れないなどの要因があり，チームダイナミックスが重要となる．

4 的確な報告のためのSBAR

　いくら状況認識が的確でも報告が悪ければ，適切な対応ができない．SBARを使って報告すれば的確な報告が可能である．SBARとは状況（situation），背景や経過（background），判断（assessment），提案（recommendation）である．この4つの要素を意識して原則として省略せず順番に伝えて，相手の的確な行動を引き出すという情報伝達のためのスキルである．

> **ワンポイント　TeamSTEPPS**
>
> TeamSTEPPSとはTeam Strategies and Tools to Enhance Performance and Patient Safetyの略で，患者安全のなかでもチームパフォーマンスを上げるために米国の国防省とAHRQ（Agency for Healthcare Research and Quality：医療品質研究調査機構）が開発したフレームワークである．さまざまな方法でチーム医療におけるテクニカルスキルの向上をはかる方法である．

参考文献
1) 「現場安全の技術－ノンテクニカルスキル・ガイドブック」（Flin R, & O'Connor P et al/著，小松原明哲，他/訳），海文堂出版，2012

第1章 はじめに

4 工業に学ぶ改善のシステム

田中 優

- 工業に携わる企業にとって製品品質の改善や環境の変化に応じた変化は存続に必須である．
- 改善のシステムには，統計学的手法（statistical quality management：SQM）がある．
- 改善は組織の文化に組み込まれてはじめて効果的になる．

1 なぜ改善が必要か？

　待ち時間の長さ，副作用の頻度，予防できたはずの医療事故という事象を不良品の発生に例えた場合，病院や医療施設は改善の余地が多くあると考えられる．工業の日常業務やマネージメントシステムでは改善やイノベーションは組み込まれていて不良品の発生頻度は非常に少ない．それゆえ医療が工業に改善手法を学ぶ必要性が生じる．

2 工業や企業が品質を向上させる改善のシステムの方法

　改善の手法はさまざまなものがあるが，ここでは日本の企業で多く使われ続けてきたQuality Control Story（Kaizen含む）と企業から欧米でヘルスケアの改善に使用されてきているLean Six Sigmaの2つの手法を簡単に紹介したい．

1 Quality Control (QC) Story（図1）

　QCストーリーは，7 Step（テーマの設定，現状の把握，分析，解決法の実行，解決法の効果測定，標準化，管理と改善）からなり問題解決と改善をもたらす．その各ステップに応じて有効に使用できるグラフや統計手法が存在しQCの7つ道具と呼ばれている．各段階に応じて，表の作成やデータを収集して分析することで臨む結果を得ようとするのである．

2 Lean Six Sigma（リーン・シックスシグマ）

　Lean Six Sigma（LSS）はLean（無駄とり）とSix Sigma（統計学的品質管理法）が合わさった方法で工業に由来し，TOYOTA WAYとも呼ばれ，質の向上，信頼性と効率を高めコストを削減できるマネージメントツールでDMAIC（定義，測定，分析，改善，管理）という6つのステップを経ていく（図3）．以下にLSSの実践の例を示したい．
　LSSを用いた大腿骨頸部の緊急手術の待機時間の削減でクリニカルパスウェイを

24　チーム医療による周術期管理まるわかり

図1 QCとその手法

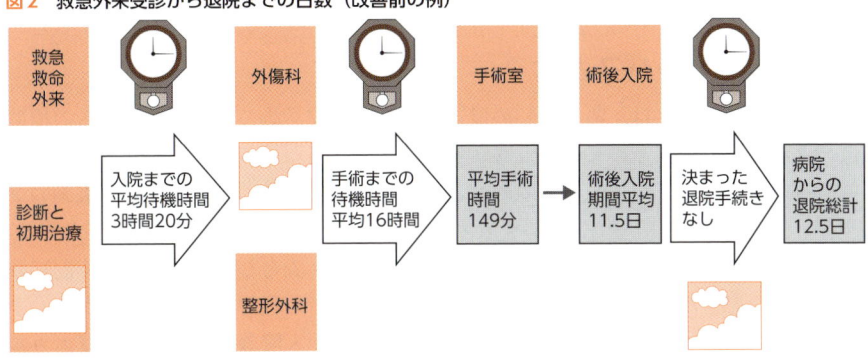

図2 救急外来受診から退院までの日数（改善前の例）

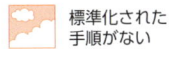
標準化された手順がない

図3 リーン・シックスシグマによる改善の例

改善させる．まず現在の事実を調べると救急外来受診から退院するまでに総計12.5日かかっている（図2）．

待ち時間を分析し救急外来と外傷科と整形外科の診療手順と退院手続きを標準化し上級医が必ず手術に付き添い，優先して手術室に入室させることで救急外来受診から退院までの期間は4.5日短縮しコストも削減された（図3）．

参考文献

1) Niemeijer GC, et al : The usefulness of lean six sigma to the development of a clinical pathway for hip fractures. J Eval Clin Pract, 19 : 909-914, 2013

第1章 はじめに

5 クリニカルパス

岡本康幸

ポイント
- クリニカルパスは，あらかじめ最適化された診療計画で，診療の標準化・効率化，情報の共有，安全な医療に役立つ．
- 周術期や検査入院などの計画的な診療はクリニカルパスの良い適用である．

1 クリニカルパスとは

　クリニカルパスとは，あらかじめ最適化された診療計画で，診療プロセスの標準化・効率化をめざすものである．異なる職種間での情報の共有や医療安全にも有用である．診療用クリニカルパスの内容として，表のような項目の予定を，実施のタイミングも指定して設定し，そのままオーダー・指示・覚書として転用可能とする．
　また，これらの内容を患者にとってのスケジュール表としてわかりやすく記述されたものを患者用パスとして渡すことによって，患者の理解と協力を得ながら，よりスムーズに診療プロセスを遂行することができる．入院診療計画書にクリニカルパスを含める場合もある．

表　クリニカルパスの設定項目例

治療	注射・点滴，内服・外用，食事，処置，リハビリテーションなど
生活	安静度，清潔，排泄，感染・安全対策など
観察	問診，所見，バイタルサイン，計測など
検査	検体，微生物，病理，画像，生理機能
その他	手術，麻酔，書類・記録，他科受診など

2 クリニカルパスの特徴

　クリニカルパスの有利な点としては，エビデンスに基づいた標準的医療によって医療者の違いによる偏りを除けること，過不足のない診療でコストをミニマムに抑えられること，明瞭かつ正確に記述されているのでミスが起こりにくいこと，診療過程を事前に認識できるので患者にとっても安心であること，などがあげられる．
　一方，個別化を指向する医療とは相容れない面があり，パスには適用しにくい疾患があることや，不確定要素としての患者の個人差や経過の違いによるパスの逸脱などの問題がある．周術期や検査入院，教育入院のような計画性が高く不確定要素の関与が少ないものは，パスの良い適用である．

3 クリニカルパスの作成と管理

　パスの内容が医学的かつ医療管理上適切であるためには，作成過程から利用過程にかけて継続的な評価と改善の検討が必要である．作成過程では，関係するさまざまな職種間で十分な審議を行っておくべきであり，また実際に活用し始めてからも，常にそのプロセスとアウトカムを評価し，問題があれば修正を加えながらより良いパスに成長させていくことが重要である．

4 パスの逸脱：バリアンス

　バリアンスとは，診療経過や結果がクリニカルパスで想定されたものと異なった場合で，種々の要因が関与する．患者側の要因としては，治療に対する反応の違い，併存疾患の影響，合併症や偶発症，理解不足によるトラブルなどがあり，患者側の要因以外にも医療スタッフや管理・運営の問題を反映している場合がある．

　バリアンスが発生した場合には，その集計・分析・対策の検討を行い，パスの不備に起因している場合には，修正を行う．患者側の要因で同じようなパターンのバリアンスが多く発生しているような場合には，患者の状態に対応した別プロセス用のパス（例えば，術後の患者状態に合わせて分岐する選択型のパスなど）を作成することも有用である．

> **ワンポイント　クリティカルパス**
> 　一般に，クリティカルパス（critical path）とは，プロジェクトの全工程を最短時間で完了させるための作業経路のモデルを意味し，作業の標準化・効率化をめざした計画を作成し，実際の作業に適用しながら，さらに工程の見直しを行い改善していくプロセスとして位置づけられる．クリティカルパスは医療における診療計画にも適用され，その場合にクリニカルパス（clinical path）とも呼称される．

第 2 章 術前評価

1 ルーチンの術前検査

駒田行生

- 患者の全身状態の評価をするうえできわめて重要な情報である．
- 基準値はあくまで基準値であることを念頭に置き，患者の病歴を含めて理解する．
- 周術期における追加検査が必要になるかどうかの重要な指標となる．

1 血液検査

　血液検査には，末梢血液に対する一般的な検査（白血球の算定や分布など）や，骨盤内の細胞分類や各造血細胞の分布，異常細胞の有無を調べる検査がある．そのほか，凝固に関する検査などがある．周術期における一般的な血液検査の内容は，血型，血算・生化，止血凝固能，感染症などがあげられる（表1）．

2 尿検査

　患者から得られる検査の中でも，尿は最も簡単で採取しやすい検体である．周術期における腎機能障害のある患者についてはきわめて重要な術前検査であるといえる（表2）．

3 胸部X線検査

　胸郭（横隔膜），縦隔・肺門部，肺野，心臓の順番にチェックをする．胸郭は，横隔膜の位置（右は左よりもわずかに高い）や肋骨横隔膜角が鋭いか確認する．縦隔・肺門部は縦隔の位置異常や肺血管の走行を確認する．肺野は，全体に左右差がなく拡張しているか，透過性の低下・亢進がないか，異常陰影がないかを確認する．心臓は心胸郭比（CTR）で（立位で50％以下，仰臥位で55％以下）拡張していないかを確認する．そのほか，気管支が狭窄や偏位していないか，胃泡や胃内容物なども確認する．

4 12誘導心電図

　心電図検査から得られる情報は，心拍数・不整脈・心肥大・虚血性変化・心臓の収縮時間・心房負荷などがあり，予定手術ではルーチンの術前検査の1つである．しかし，安静時の短時間の心電図検査では症状もなく異常を検出できないことが多い．問診などで日常生活の状況によっては24時間ホルター心電図記録を考慮する．

28　チーム医療による周術期管理まるわかり

表1　周術期における一般的な血液検査値の基準値

検査項目	略号	基準値
白血球数	WBC	2,400～16,000（/μL）
赤血球数	RBC	男性：414～534（10^4/μL） 女性：365～490（10^4/μL）
血色素量	Hb	男性：14～18　女性：12～16（g/dL）
ヘマトクリット値	Ht	男性：40～48　女性：36～42（%）
血小板数	PLT	15～35（10^4/μL）
プロトロンビン時間	PT	10～15（秒）PT-INR 0.9～1.0
活性化部分トロンボプラスチン時間	APTT	30～50（秒）
出血時間		1～5（分）
フィブリン分解産物	FP	10（μg/mL）以下
Dダイマー		1.0（μg/mL）未満
C反応性蛋白	CRP	0.3未満
総蛋白	TP	6～8（g/L）
アルブミン	Alb	3.5～6.0（g/L）
アミラーゼ	AMY	44～127（U/L）
アスパラギン酸アミノ基転移酵素	AST（GOT）	8～40（IU/L）
アラニンアミノ基転移酵素	ALT（GPT）	3～35（IU/L）
コリンエステラーゼ	Che	120～4,603（IU/L）
血清尿素窒素	BUN	10～20（mg/dL）
血清ナトリウム	Na	135～145（mEq/L）
血清カリウム	K	3.7～4.8（mEq/L）
血清クロール	Cl	96～108（mEq/L）
クレアチニンクリアランス	Ccr	70～130（mL/分）
腎糸球体濾過値	GFR	60%以下
血糖値	Glu	60～110（mg/dL）※空腹時
糖化ヘモグロビン	HbA1c	4.3～5.8（%）

表2　周術期における尿検査値の基準値

検査項目	基準範囲
色調	薄い黄色～琥珀色
性状	清澄～薄濁
蛋白	（-）
潜血	陰性
ブドウ糖	（-）
ケトン体	（-）
pH	4.5～8.0
比重	1.002～1.030
ビリルビン	陰性

5 呼吸機能検査

　肺の換気能力がよくわかる数値として呼吸機能検査がある（表3）．肺活量（VC：vital capacity）を身長と年齢から予測肺活量で割り，100をかけたものを%肺活量（%VC）という．1秒率（$FEV_{1.0}$）は，最初の1秒間に吐き出す量，つまり1秒量である．また最大努力呼出量をFVC（forced vital capacity：努力肺活量）といい，$FEV_{1.0}$をFVCで割り，100をかけたものをゲンスラーの1秒率（%$FEV_{1.0}$）という．予測肺活量は身長・年齢から算出されるため，高齢者，肥満者では%表示すると一見正常値がでてしまう．また1秒率は比率なので同一の値でも同程度の肺機能障害ではないことを注意しなければいけない．

表3　呼吸機能検査による異常値による障害

正常	%VCが80%以上かつ%$FEV_{1.0}$が70%以上
閉塞性換気障害	%VCが80%以上かつ%$FEV_{1.0}$が70%未満 （肺気腫・慢性気管支炎などの慢性閉塞性肺疾患，気管支喘息発作時，気道の腫瘍による狭窄）
拘束性換気障害	%VCが80%未満かつ%$FEV_{1.0}$が70%以上 （間質性肺炎，肺うっ血，広範囲の肺炎や肺癌，胸水または腹水貯留，胸膜ベンチ，妊娠による横隔膜運動制限，その他神経呼吸筋の障害）
混同性換気障害	%VCが80%以下かつ%$FEV_{1.0}$が70%以下 （高度の肺気腫，気管支喘息に間質性肺炎の合併など）

%VC（%肺活量）＝ 実測肺活量 ÷ 予測肺活量 × 100
予測肺活量（mL）
　　男性：（27.63 − 0.112 × 年齢）× 身長
　　女性：（21.78 − 0.101 × 年齢）× 身長
%$FEV_{1.0}$（ゲンスラーの1秒率）＝ 1秒量（$FEV_{1.0}$）÷ 努力肺活量（FVC）× 100

参考文献

1) 「オペナーシング秋季増刊　術前情報収集＆術前・術後訪問パーフェクトマニュアル—手術看護が絶対変わる！」（坂本眞美／編），メディカ出版，2009
2) 「周術期管理チームテキスト　第2版」（日本麻酔科学会・周術期管理チームプロジェクト／編），日本麻酔科学会，2011
3) 稲垣喜三／編：術前・術中・術後における麻酔のアセスメント丸わかりレクチャー．オペナーシング，27：18-79，2012

第2章 術前評価

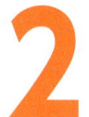術前の評価項目

西村友美

- 術前評価の目標は，周術期合併症を減少させ，周術期管理の質を高め，なるべく早く日常生活に戻すことである[1].
- 問診や術前検査などの情報をもとに適切な術前評価を行い，周術期管理を計画する．

1 術前評価の目的[2]
- 患者の病歴や情報を把握する
- 起こりうる合併症を予測し，周術期管理を計画する
- 追加検査や他科受診，手術に向けた患者指導（術前リハビリテーション，服薬，禁煙など）が必要かどうか判断する

2 問診による評価[3]
- 既往歴と常用薬の確認
- 感冒症状の有無（発熱，咳，痰，咽頭痛，下痢，嘔吐など）
- 生活上の活動レベル（activities of daily living：ADL）の確認
  - ▶ NYHA（New York Heart Association）分類（3章6参照）：心不全，狭心症症状の有無
  - ▶ METs（metabolic equivalents）（表1）[4]：活動時の消費カロリーが安静時の何倍かを表したもので，身体活動能力の評価に用いる
  - ▶ Hugh-Jones分類（3章5参照）：慢性呼吸器疾患での症状の有無

表1 METs（metabolic equivalents）

1〜3 METs	自分の身の回りのことができる 食事・着衣・トイレが可能 室内歩行可能 平地を3.2〜4.8 km/時間で歩ける 拭き掃除や食器洗いなどの軽い家事ができる
4〜10 METs	2階まで昇れ，坂も登れる 平地を急ぎ足で歩ける（6.4 km/時間） 短い距離なら走れる 床を拭いたり，重い家具を持ったり動かしたりできる ゴルフ，ボーリング，ダンス，テニスのダブルス，ボールを投げるなど
10 METs以上	水泳，テニスのシングル，サッカー，バスケットボール，スキーなどの激しいスポーツができる

文献4より引用

- アレルギーの有無と原因物質：食物，薬物，その他
- 出血傾向：疾患によるものか，抗血小板薬や抗凝固薬の内服によるものか確認
- 手術前1カ月以内の予防接種
- 喫煙・飲酒歴
- 動揺歯，義歯など歯牙の状態と，開口後屈制限の有無：気道確保困難の予測
- 手術，麻酔歴とその際の異常の有無
- 麻酔中に高熱となった，あるいは神経筋疾患を有する血縁者の有無：悪性高熱の予測

3 身体所見 5)

- バイタルサイン：血圧，脈拍，呼吸数，体温
- 視診，触診，聴診など理学的所見
- 上下肢の可動域制限：手術体位が取れるかどうかの確認
- 脊髄くも膜下麻酔や硬膜外麻酔を行う場合，体位が取れるか，穿刺部位の皮膚に異常がないか，脊椎変形の有無など

4 循環器系の評価 4)

- 心血管系の予備力（手術に耐えられるか）を判断する
- 問診：日常生活でどの程度動けるかを問う
  ▶ NYHA分類：Ⅲ度以上でリスクが高まる
  ▶ METs：4 METs以上で手術に耐えられると判断される
- 既往歴：高血圧，虚血性心疾患，不整脈，心不全，弁膜症，心筋症など
- 治療の有無：常用薬，インターベンション，ペースメーカーなど

5 呼吸器系の評価

- 適切な呼吸機能評価は，術後肺合併症の軽減につながる
- 問診：Hugh-Jones分類がⅢ度以上でリスクが高まる
- 既往歴：気管支喘息，慢性閉塞性肺疾患（COPD），気胸，間質性肺炎，急性上気道炎，睡眠時無呼吸症候群，喫煙など
- 現在の症状，治療の有無（使用薬，酸素療法など）

6 糖尿病の評価

- 周術期リスクとなる合併症の有無：心血管障害，腎症，神経障害，網膜症など
- 血糖コントロール，HbA1c：8％以上であれば手術延期が望ましい
- 薬物治療の有無：特にインスリンの場合，量と回数

7 神経系の評価（メモ参照）

- 意識レベル
- 身体所見：瞳孔径，運動麻痺・知覚異常など神経障害，頭蓋内圧亢進症状
- 既往歴（脳血管障害，てんかん，脳腫瘍，脊髄損傷，Parkinson病，認知症，神経筋疾患など）と，治療の有無

 術前に神経障害の有無や程度を確認する．これは術後に神経障害が発生した場合，原疾患によるものか手術や麻酔によるものか判別するためである．特に下肢の神経障害がある場合，脊髄くも膜下麻酔や硬膜外麻酔は避ける．

8 肝機能評価

- Child-Pugh分類（3章12参照）：肝予備能や手術予後予測の評価
- 既往歴：脂肪肝，アルコール性肝障害，慢性肝炎，ウイルス性肝炎，肝硬変など．特に肝硬変では食道静脈瘤，腹水，低酸素血症，血小板減少，凝固能異常，肝性脳症などの確認

9 腎機能評価

- 腎機能障害がある場合，全身合併症の確認：高血圧，心不全，腎性貧血，出血傾向，中枢・末梢神経症状，電解質異常など
- 透析を行っている場合はシャントの位置や透析カルテの確認
- クレアチニンクリアランス（Ccr）値による病期分類（3章11参照）：慢性腎不全の重症度判定

10 止血凝固能評価

- 問診で出血傾向がある，あるいは術前検査で異常がみられた場合は，原因検索と周術期対策を立てる．脊髄くも膜下麻酔や硬膜外麻酔は避けることが多い
- 既往歴：血液疾患，肝硬変，深部静脈血栓症，肺血栓塞栓症など
- 抗凝固薬や抗血小板薬を内服している場合は休薬期間（4章2参照）を設け，休薬によるリスクが高い場合は循環器内科にコンサルトする

11 気道確保の評価（4章5参照）

- 気道確保困難に陥った場合，低酸素血症から脳障害や心停止といった重大な事態となるため，術前に気道確保困難を予測することはきわめて重要である
- 表2の所見や過去の麻酔記録から気道確保困難が予測されるときは，それに対応できる器具の準備を行う

表2 気道確保困難の予測因子（4章5参照）

マスク換気困難	外観	総義歯を外すと頬がくぼむ，ひげ，顔面変形，経鼻胃管留置中，肥満
	口腔内	巨舌
	疾患	いびき，睡眠時無呼吸
気管挿管困難	外観	肥満，短頸，顔面・頸部の外傷・手術・放射線治療後，小顎，下顎の前方移動困難，上顎切歯が長い，歯牙欠損
	口腔内	Mallampati 分類 III，IV
	上気道閉塞	気道内・甲状腺腫瘍
	頸椎運動制限	関節リウマチ，頸椎疾患，ハローベスト装着
	開口障害	＜2横指（4〜6 cm）
	頸部の測定	おとがい－甲状切痕間距離（A）＜6 cm おとがい－胸骨切痕間距離（B）＜12.5 cm

文献2より引用

12 ASA-PS分類（表3）
(American Society of Anesthesiologists Physical Status Classification)

- 問診・身体所見・術前検査などから得られた情報をもとにして，術前の全身状態を6段階で評価する
- ASA-PS分類が高い（＝術前状態が悪い）ほど，麻酔管理中の死亡率が高くなるので，術前評価はきわめて重要である

表3　ASA-PS分類

Class 1	全身状態が良好な患者
Class 2	軽度の全身状態を有する患者
Class 3	日常生活が制限されるような全身疾患をもつ患者
Class 4	常に生命を脅かされるような重度の全身疾患をもつ患者
Class 5	手術をしないと生存できないような瀕死の患者
Class 6	臓器移植のドナーとなる脳死患者

※緊急手術では数字の後にEをつける.

参考文献

1) 「ミラー麻酔科学　第6版」（Miller RD/編，武田純三/監），メディカルサイエンスインターナショナル，2007
2) 「周術期管理チームテキスト　第2版」（日本麻酔科学会・周術期管理チームプロジェクト/編），日本麻酔科学会，2011
3) 中田一夫，奥谷 龍：術前評価で問診すべきこと：手術の成功は麻酔術前診察で決まる！ LiSA，17：550-556，2010
4) 原田紳介，他：ACC/AHA非心臓手術のための周術期心血管系評価・管理ガイドライン 2007：改訂解説．麻酔，58：228-244，2009
5) 「麻酔科レジデントマニュアル　第3版」（西山美鈴/著），ライフリサーチプレス，2008

第2章 術前評価

3 必要な追加検査

西村友美

> - 検査結果の評価は，病歴や身体所見と照らし合わせて行うことが重要であり，検査結果のみに頼ってはならない．
> - 追加検査はその結果が周術期管理に影響する場合に限定する．

1 はじめに

　不十分な術前評価は，患者の重大な問題を見逃し，周術期の合併症を引き起こす可能性がある．しかし不必要な検査は患者のストレスを増し，医療費増大をもたらす．そのため術前検査は必要最小限にし，追加検査はその結果が周術期管理に影響する場合に限定する[1]．もちろん，ハイリスク患者や侵襲度の高い手術では，周術期合併症の発生率を低下させるために術前検査と適切な評価を行う．

2 循環器系（表）[2]

　基本的には循環器内科へコンサルトするのが望ましい．

表　循環器系の検査

運動負荷心電図	心予備能を客観的に評価し，心筋虚血や不整脈も評価することができる．運動を行える患者では第一選択となる．
心エコー	心不全や弁疾患の評価に用いる．心房細動がある場合，心房内血栓の確認に有用である．安静時心エコーは虚血の評価には適さない．運動負荷を行えない場合はドブタミン負荷エコーもある．
ホルター心電図	不整脈の病歴があり，動悸，息切れなどの症状がある場合に行う．
心筋シンチグラフィ	安静時と負荷時の心筋への核分布を測定し，心筋虚血の評価を行う．感度が非常に高い．

3 血液ガス分析

　酸塩基平衡異常，低酸素血症，慢性呼吸不全，酸素療法を受けている場合に行う．空気吸入時の動脈血酸素分圧（PaO_2）が60 Torr以下は呼吸不全である．高齢者は正常範囲が低下している．

4 下肢静脈エコー

　線溶系の指標であるDダイマーが上昇している場合や，下肢に腫脹・色調変化・

疼痛がある場合，肺血栓塞栓症の原因となる深部静脈血栓症の有無を確認するために行う（3章15参照）．もし確認されれば，周術期深部静脈血栓症の予防法を変更する必要がある．

5 薬物アレルギー検査（3章13参照）

既往があれば，当該薬物投与は禁忌である．類似薬物を投与する場合，皮膚反応試験を行うこともあるがアナフィラキシーの危険性がある．またいずれの検査が陰性であってもアレルギーを完全に否定することは困難である．

- **プリックテスト**：皮膚表面にアレルゲンを滴下し，針で刺して浸透させる
- **皮内テスト**：薬物を希釈して皮内に注射する
- **チャレンジテスト**：ごく少量から投与し，陰性であれば段階的に増量する
- **血液検査**：特異的IgE抗体測定，ヒスタミン遊離試験など

6 悪性高熱

きわめて稀だが，疑わしい家族歴や麻酔歴がある場合に考慮する．まずは問診が重要である．

血清クレアチンキナーゼ（CK）が高値の場合も疑われるが，運動後や高脂血症薬を内服している場合も高値となることがあり，因果関係は明らかでない．国内では筋生検によるカルシウム誘発性カルシウム放出（CICR）測定検査がある．

> **メモ** 日本では，術前検査（胸部X線撮影，12誘導心電図，呼吸機能検査，血液検査）はルーチンに行われ，異常があれば追加検査を行うのが一般的である．しかし海外ではスクリーニングとしての有効性に疑問がもたれている．低侵襲手術の場合，病歴や身体所見で異常がなければ検査を行う必要がないとされている．さらに，検査結果で異常があっても臨床症状がなければ疾患の存在を反映しないため，追加検査を行うことはむしろ害を及ぼすとしている[3]．

参考文献

1) 「周術期管理チームテキスト 第2版」（日本麻酔科学会・周術期管理チームプロジェクト／編），日本麻酔科学会，2011
2) 原田紳介，他：ACC／AHA非心臓手術のための周術期心血管系評価・管理ガイドライン2007：改訂解説．麻酔，58：228-244，2009
3) 「ミラー麻酔科学 第6版」（Miller RD／編，武田純三／監），メディカルサイエンスインターナショナル，2007

第3章 術前合併症

1 高血圧

新城武明

> **ポイント**
> - 高血圧患者は脳・心臓・腎臓などに臓器障害を生じやすい状態にある．
> - 術前血圧が180/110 mmHg以上を示す場合，手術を延期し降圧療法を優先することも考慮する．

1 定義
- 140/90 mmHg以上

2 分類
- 本態性
- 2次性：腎性高血圧，原発性アルドステロン症，クッシング症候群，褐色細胞種，妊娠高血圧症候群，甲状腺機能亢進症，睡眠時無呼吸症候群など

3 リスク
- 心筋虚血，心筋梗塞
- （うっ血性）心不全，左室肥大
- 心房細動
- 腎機能不全
- 術中出血
- 高血圧性脳症

4 術前評価ポイント
- 高血圧の原因
- 治療の状況：内服薬とコントロール良好かどうか
- 他の臓器合併症の有無：心肥大や腎機能障害など
- 他の合併症の有無：糖尿病，高脂血症，虚血性心疾患など

5 管理法
- 降圧薬は基本的に手術当日朝まで内服継続
- 術後はβ遮断薬をはじめ，できるだけ早期に再開
- 利尿薬は意見が分かれるが，教科書的には中止（尿量の修飾と，循環血液量減少，電解質異常のため）

- ACE阻害薬およびARBは過度の血圧低下が報告されているため中止が妥当
- 術中に使用する降圧薬は効果発現が早く，短時間作用性のものがよい．頻用される降圧薬としては，ニトログリセリンやニトロプルシド，ニカルジピンやジルチアゼム，PGE₁製剤などがある

6 臓器の自己調節能について

- 脳や腎臓，心臓には血流量の自己調節能があり，その範囲内では臓器血流量は一定に保たれる
- その範囲外の血圧では，血圧に依存し，直線的に変化する．血圧変動から自己調節まではタイムラグが3〜4分あり，それまでは血流量は血圧変動に比例して変化する
- 慢性高血圧患者では，上記の範囲が血圧の高い方にシフトしているため，通常では臓器血流が低下しない圧でも低下するため注意が必要．降圧療法により自己調節範囲はもとに戻る

> **ワンポイント　褐色細胞腫の術前評価**
>
> 術中高度高血圧をきたす疾患として褐色細胞腫がある．副腎髄質および交感神経節細胞に発生する腫瘍．カテコラミンを産生し，持続性または発作性の高血圧を引き起こす．
> 術前症状としては高血圧，頭痛，発汗過多，代謝亢進，高血糖が典型的である．
> 腫瘍摘出後はカテコラミンの減少により，低血圧がみられる．低血糖の報告もある．正常血圧となるには数日が必要とされるため，監視が必要である．
> 褐色細胞腫ではカテコラミン分泌により血管収縮および循環血液量の減少が起きているとされる．手術までに術前α遮断薬の投与により，循環血液量を補うことが必要とされる．頻脈・頻脈性不整脈がある場合はβ遮断薬を併用する．

第3章 術前合併症

2 脂質異常症

新城武明

ポイント
- 脂質異常症は動脈硬化病変を引き起こす．
- スタチンを内服している場合は内服を中止しないことが推奨される．

1 定義
- LDLコレステロール 140 mg/dL（総コレステロール 220 mg/dL）以上

2 リスク
- 高脂質血症を放置すれば全身の動脈硬化が進行し，虚血性心疾患および脳梗塞のリスクが上昇する

3 術前評価ポイント
- 虚血性心疾患や脳梗塞など血管病変の有無を評価する

4 管理法
- 術前にスタチンを内服している場合は内服を中止しない
- スタチンの内服を中断することで心血管系のイベントのリスクが上昇することが報告されている

> **ワンポイント スタチンの作用起序**
>
> HMG-CoA還元酵素を阻害することでコレステロールの合成を抑制する．
> 多くの大規模臨床試験でスタチン製剤の虚血性心疾患に対する有用性が証明されている．
> また，スタチンには脂質低下作用以外にも多面的効果（pleiotropic effects）があると言われ，具体的には血管内皮機能の改善作用・抗炎症作用・血管拡張作用・抗血栓作用などが挙げられる．このため，スタチンは血清コレステロール値とは関係なく，抗動脈硬化作用を発揮すると考えられている．
> スタチンの内服を中断すると，内服を継続していた患者よりも心血管イベントのリスクが有意に高いだけでなく，スタチンを内服していなかった患者よりもリスクの高い傾向がみられたとする報告がある．また，スタチンの内服中断後の再開時期について，術後1日目の再開に比較して4日目以降の再開は血管イベントのリスクが高まるとする報告もみられる．現在，注射薬が存在しないため，周術期にスタチンの中断は最小限にするべきであろう．

第3章 術前合併症

3 糖尿病

新城武明

ポイント
- 糖尿病は全身の血管の障害を引き起こし，各種臓器の障害の原因となる．
- 血糖コントロールが重要であるが，最も良いとされる値はまだ定まっていない．

1 定義
- インスリンの絶対的あるいは相対的不足と末梢組織での糖利用低下に基づく病態．慢性高血糖を主徴とし，種々の特徴的な代謝異常を伴う．インスリン分泌低下と抵抗性の上昇がみられる
- 以下の4つの基準のうち1つでも呈する患者とされている
  ① HbA1c＞6.5％（NGSP法）または6.1％（JDS法）
  ② 食前血糖値＞126 mg/dL
  ③ OGTTテスト2時間後血糖値＞200 mg/dL
  ④ 高血糖あるいは低血糖の症状を有する患者でランダムサンプルの血糖値＞200 mg/dL

2 分類
- 1型：発症機構として膵β細胞破壊を特徴とする
- 2型：インスリン分泌低下とインスリン感受性の低下（インスリン抵抗性）の両者が発症にかかわる
- 3型：遺伝因子として遺伝子異常が同定されたものと，他の疾患や病態に伴うものとに大別する
- 4型：妊娠糖尿病

3 リスク
手術・外傷・感染といった侵襲が加わるとストレスホルモンと称されるグルカゴン・成長ホルモン・コルチゾールなどが分泌され，インスリンの拮抗ホルモンとして作用することで高血糖が生じる（外科的糖尿病）．また，ステロイド投与・カテコラミンの使用・栄養管理などの医療行為に伴って血糖値はさらに上昇する．

糖尿病の主な周術期合併症
- 易感染性
- 創傷治癒の遅延

- 微小循環不全（脳梗塞・心筋梗塞）
- アシドーシス
- 低血糖および高血糖

4 術前評価ポイント

1 糖尿病のコントロール状況
- 病期：インスリン依存状態か非依存状態か
- 発症，経過および現在の治療状況，HbA1c値，治療薬（内服，インスリン）や使用量，血糖値の日内変動など

2 合併症の評価
- 網膜症
- 腎障害
- 末梢神経障害
- 心血管障害（特に冠動脈疾患）

　特に心血管障害は術後の予後にかかわるため，評価が重要である．
　また糖尿病患者にみられる心機能障害は冠動脈疾患や高血圧に関連するものが多いが，有意な冠動脈の狭窄を認めなくても心機能障害をきたす例が報告されている（糖尿病性心筋症）．

5 手術延期・術前管理目標
- 糖尿病性ケトアシドーシス・高浸透圧性高血糖代謝症候群をきたしている場合は手術の緊急性がきわめて高い状態でない限り手術を延期し，治療を開始する
- 1〜2年程度待機できる手術の場合，HbA1c＜6.9％，空腹時血糖値110〜130未満，食後2時間血糖値140〜180未満の安定した時期で手術を行うのが理想である
- 数カ月程度しか延期できない場合，HbA1cは，短期間の血糖コントロールの指標には適さない．その場合，空腹時血糖および食後血糖を指標とする

6 術中管理
① 血糖（血漿）：140〜200 mg/dL（全血120〜180 mg/dL）
② 尿中ケトン：陰性
③ 電解質（特にK）：異常なし

- 血糖コントロールの不良はケトアシドーシスを招く
- 高血糖により高浸透圧利尿が起こり，電解質と体液の喪失を招く
- 高血糖により虚血性脳障害を悪化させる

コントロールの実際
- 術日早朝の血糖値および尿糖・尿ケトン体の結果を確認する
    - 空腹時血糖200 mg/dL以上または食後血糖300 mg/dL以上
    - 尿ケトン体陽性

    の場合，手術延期
- 術前絶飲食時間における経口糖尿病薬・インスリンは中止する
- 血糖，電解質，尿中糖・ケトン体の測定を定期的に行う
- 異化作用を防ぐために，ある程度の糖の負荷と速効型インスリンが必要である

> **ワンポイント　糖尿病患者の周術期管理の注意点**
> 糖尿病患者では非糖尿病患者に比べて冠動脈疾患の頻度は2～4倍に上昇する．HbA1cが高いと心血管疾患発症もしくは死亡のリスクが上昇する．血糖コントロールにより心血管疾患発症のリスクが抑制されるとする報告が多いが，術前血糖管理不良症例（HbA1c＞8.0％）では急速に血糖値を降下させると長期死亡率が上昇するとした報告が存在する（ACCORD Study）．高HbA1c患者では血糖低下は慎重にすべきであろう．

第3章 術前合併症

4 肥満

武智 彩

ポイント
- 肥満度と肥満に伴う併存症を評価.
- 気道確保困難となる可能性があり,声門上器具,ビデオ喉頭鏡などの準備や意識下挿管の検討が必要.
- 術中術後は低酸素血症に対する対策が必要.

1 定義
- BMI (body mass index):体重(kg)/身長(m)^2
  25以上を肥満とする

2 分類（表1）

3 リスク
- 穿刺困難:脊椎麻酔,硬膜外麻酔,静脈路確保困難
- 気道確保困難:マスク保持,換気困難
- 機能的残気量・予備呼気量の減少,末梢気道閉塞,換気血流不均衡による低酸素血症
- 腹圧上昇により胃酸の逆流が起きやすく,誤嚥性肺炎の可能性が高い
- 長時間手術では脂溶性薬物が脂肪に蓄積し,覚醒遅延となる

4 術前評価ポイント
- 高肥満度と肥満に伴う併存症（表2）
- 気道確保,挿管困難の予測（2章2参照）
- 呼吸機能の評価

表1 肥満度の判定基準（日本肥満学会）

	BMI
肥満（1度）	25以上30未満
肥満（2度）	30以上35未満
肥満（3度）	35以上40未満
肥満（4度）	40以上

表2 肥満に伴う併存症

1. 動脈硬化による虚血性心疾患や頸動脈硬化
2. 心不全
3. 高血圧症
4. 脂質異常症
5. 脂肪肝
6. 糖尿病
7. 睡眠時無呼吸症候群
8. 肺高血圧症
9. 不整脈
10. 深部静脈血栓症,肺塞栓症の既往

5 管理法

1 術前
- 減量に努める．減量により，予備呼気量の増加，動脈血酸素分圧の上昇，および肺胞－動脈血酸素分圧較差の著明な改善がみられる
- 深部静脈血栓症や肺塞栓症の既往がある場合は，抗凝固療法も検討する
- 呼吸予備能改善のために呼吸訓練，持続的陽圧換気（continuous positive airway pressure：CPAP）や二相性陽圧換気（biphasic positive airway pressure：BiPAP）の使用も検討する

2 術中
- 気道確保困難に備えて，エアウェイ，声門上器具，ビデオ喉頭鏡や気管支ファイバースコープなどの準備を行い，意識下挿管も検討しておく
- 低酸素血症予防として，麻酔導入時，逆トレンデレンブルグ位で十分純酸素を吸入させる．人工呼吸器設定では高PEEPとし，必要時は吸入酸素濃度を上昇させる
- 肺容量および酸素消費量を評価する際には理想体重を用いる
- 薬剤投与量算出基準（表3）

表3 薬剤投与量算出基準

レミフェンタニル，ロクロニウム	理想体重
プロポフォール	除脂肪体重（BISをみながら調整が必要）
スガマデクス	実体重
フェンタニル	実体重（少し減量も可）

※理想体重（kg） ＝ 22×身長^2（m）
　補正体重（kg） ＝ 理想体重＋〔0.4×（実体重－理想体重）〕
　除脂肪体重（kg） ＝ 体重×（100－体脂肪率）÷100

3 術後
- 睡眠時無呼吸や上気道閉塞による低酸素血症に注意が必要である
- 術後ICUにて逆トレンデレンブルグ位とし，持続的モニタリングを行う
- 経鼻・経口エアウェイ，酸素投与や非侵襲的陽圧換気（NPPV），二相性陽圧換気（BiPAP）による補助換気も有用である
- 静脈血栓塞栓症のリスクが高いため，弾性ストッキングの使用，間欠的空気圧迫法や抗凝固療法の実施，早期離床が重要である

第3章 術前合併症

5 呼吸機能異常

武智 彩

ポイント
- 術前の呼吸機能評価は問診，身体所見，呼吸機能検査，胸部X線写真，血液ガス所見などを総合的に判断して行う．
- 術前に禁煙，薬物療法，肺理学療法などを行い，呼吸機能異常の改善に努める．
- 呼吸状態の悪化に備えて，術後ICUで人工呼吸下に管理することも検討しておく．

1 定義と分類
- スパイロメトリーでは換気障害が評価できる
- %肺活量と1秒率から，拘束性，閉塞性あるいは混合性換気障害に分類する（図1）

図1 換気障害の分類

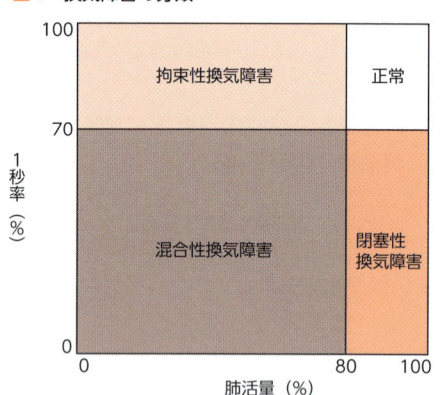

2 リスク
- Hugh-Jones分類（表1）Ⅲ度以上の障害がある場合には術前からの準備が必要である
- 以下の患者においては周術期の呼吸器合併症の可能性が高く，人工呼吸からの離脱困難が予想される
  ・肺活量1.5L以下または%肺活量50%以下
  ・1秒量（mL）/体表面積（m^2）：750 mL/m^2以下
  ・%肺活量×1秒量：25,000以下

3 術前評価ポイント
- 問診ではHugh-Jones分類（表1）を用い，日常生活での運動能力を評価することが重要である

表1 Hugh-Jones分類

Ⅰ	同年齢の健常者と同様の労作ができ，歩行，階段昇降も健常者並みにできる
Ⅱ	同年齢の健常者と同様に歩行できるが，坂道・階段は健常者並みにはできない
Ⅲ	平地でも健常者並みに歩けないが，自分のペースなら1マイル（1.6 km）以上歩ける
Ⅳ	休み休みでなければ50 m以上歩けない
Ⅴ	会話・着替えにも息切れがする．息切れのため外出できない

- スパイロメトリーで換気能力を評価でき，最も有用な検査は肺活量と1秒量である
- ただし，高齢者や肥満者，理解力がない場合や入れ歯がある場合などは，正確に評価できていないことがあるので注意する

4 管理法

1 術前
- 最低8週間以上の禁煙（表2）
- 硬膜外麻酔，脊髄くも膜下麻酔，神経ブロックでの管理も検討する
- 上気道炎を有している場合，必要に応じて抗生物質治療，必要であれば手術を延期する
- COPD患者は術前に禁煙，薬物療法（気管支拡張薬，抗コリン薬など），肺理学療法を行う

表2 禁煙の生体に与える影響

40〜60分	血中ニコチンの半減期
48〜72時間	血中CO-Hb濃度正常化，線毛機能の改善
1週間	肺胞上皮の透過性亢進の改善
2週間	喀痰量半減
3週間	peak flowの改善
4〜6週間	肺機能検査値の改善
6〜8週間	免疫機能および代謝の改善
8〜12週間	術後合併症および死亡率の全体的減少
1〜6カ月	closing volumeの正常化

- 気管支喘息患者は十分な術前コントロールを行う．さらに緊急事態に備えて，β刺激薬，テオフィリン，ステロイドなどの準備を行っておく

2 術中
- 肺活量低下時は，半減期の短い麻酔薬，短時間作用型の筋弛緩薬を使用し，筋弛緩が残らないように注意する
- できる限り低侵襲手術を選択し，手術時間短縮に努める

3 術後
- 集中治療室にて人工呼吸下で管理する準備をしておく
- 早期から肺理学療法（体位ドレナージ，吸引，呼吸訓練など）を行う
- 硬膜外麻酔，肋間神経ブロックなどを併用し，十分な術後鎮痛を行う

> **ワンポイント 喫煙**
>
> 周術期において，喫煙者は非喫煙者に比べ，死亡，肺炎，予期せぬ気管挿管，人工呼吸，心停止，心筋梗塞，脳卒中などの死亡率・術後合併症のリスクが高くなることが示されている．さらに術前の禁煙期間が1週間長くなると，術後合併症が19％減少することが報告されているので，できるだけ早期に禁煙を達成させることが大切である．

第3章 術前合併症

6 虚血性心疾患

武智 彩

> **ポイント**
> - 問診を主体に虚血性心疾患の重症度を評価し，周術期心筋梗塞のリスクについて説明する．
> - ルーチン検査で虚血性心疾患の疑いがある場合，必要に応じて心エコー検査，負荷試験，冠動脈造影などの検査を追加する．
> - 周術期の心筋梗塞は長期生存率の低下につながるため，早期発見が重要である．

1 定義
- 冠動脈の狭窄や閉塞により，心筋への血液の流れが悪くなり，必要な血液の量を下回った状態．虚血が一過性の場合が狭心症，心筋が壊死した場合が心筋梗塞である

2 分類[1]
- **重症**：発症30日以内の急性心筋梗塞，不安定狭心症，重度狭心症（CCS Ⅲあるいは Ⅳ度）
- **中等症**：軽度狭心症（CCS Ⅰ あるいは Ⅱ度），病歴，異常Q波による陳旧性心筋梗塞の既往
- **軽症**：異常Q波を伴わない心電図異常

3 リスク
- 周術期心筋梗塞による死亡率は30〜50％であり，長期生存率の低下につながる

4 術前評価ポイント
- 冠危険因子の有無：高血圧，高脂血症，糖尿病，高尿酸血症，喫煙歴，虚血性心疾患の家族歴
- 虚血性心疾患の既往
- NYHA分類（表1）やMETs（2章2参照）による運動能力
- 胸痛の発作頻度と程度，労作との関連性，最終発作の時期，治療状況

表1 NYHA分類：心不全患者の心機能分類

Ⅰ度	心疾患はあるが，通常の身体活動では症状なし
Ⅱ度	普通の身体活動（≒階段昇降）で，疲労・呼吸困難などが出現し，通常の身体活動がある程度制限される
Ⅲ度	普通以下の身体活動（≒平地歩行）で愁訴出現．通常の身体活動が高度に制限される
Ⅳ度	安静時にも呼吸困難を示す

5 管理法

1 術前

- 非心臓手術において**表2**の場合は手術延期が必要となる
- DES（薬剤溶出性ステント）留置後12カ月間は2剤（アスピリンとチエノピリジン）併用抗血小板療法が推奨される．しかしチエノピリジンを中止しなくてはならない場合，アスピリンは継続し，2剤とも中止せざるを得ない場合はヘパリンを投与する
  ※ステント内血栓症を予防するエビデンスはない．
- 心電図検査，胸部X線写真で虚血性心疾患を疑えば，まず心エコー検査，次に負荷試験，心筋シンチグラフィー，さらに必要に応じて冠動脈造影を施行する．冠動脈造影は侵襲的な検査であるため，虚血性心疾患リスクが高度，もしくは運動耐容能が低下（＜4 METs）症例に施行する
  ※マルチスライスCTでは，冠動脈病変も90％内外の正確さで検出できると報告されており，今後活用拡大の可能性あり．
- 基本的にはβ遮断薬，カルシウム拮抗薬，もしくは亜硝酸薬の周術期継続が推奨される

表2　手術の延期が必要な場合

		延期期間
心筋梗塞後		4〜6週間
CABG（冠動脈バイパス手術）後		1カ月
PCI	ステントなし	1〜2週間
	DES（drug eluting stent）留置後	12カ月
	BMS（bare metal stent）留置後	4〜6週間

PCI：経皮的冠動脈インターベンション

2 術中

- 中心静脈ライン確保，観血的持続動脈圧モニター，重症では肺動脈カテーテルを使用する
- 心電図は四肢誘導（第Ⅱ誘導）のみならず胸部誘導（V_5）もモニタリングする．また経食道心エコー併用により心筋虚血検出の感度が向上する
- 体温維持によって心血管系合併症は55％減少するという報告がある．また術後のシバリングは酸素消費量を増して心筋虚血の原因となるので，エアブランケットなどによる加温を行う
- 硬膜外麻酔や神経ブロック併用による心筋梗塞や死亡率減少効果は確認されていないが，手術侵襲に対する反応は抑制されて安定した循環動態が得られるとともに良好な術後鎮痛が得られることは重要である

3 術後

- 周術期に起こる心筋梗塞は，術後2，3日目が最も多く，心エコー検査，心電図所見，血液検査併用による早期発見が重要となる

参考文献

1) 循環器病の診断と治療に関するガイドライン（2007年度合同研究班報告）非心臓手術における合併心疾患の評価と管理に関するガイドライン（2008年改訂版），日本循環器学会，2008

第3章 術前合併症

7 心電図異常

吉村季恵

ポイント
- 周術期管理にとって危険な心電図異常を見逃してはいけない．
- 心電図異常と起こりうる合併症を理解し，対応しなければならない．

1 心室性期外収縮
- 心室を起源とする異所性収縮．ショートラン型（3連発以上），多源性，R on T型などは心室細動へ移行する危険度が高い

2 心房細動（図A）
- P波がなく，QRS波が無秩序に現れる．リスクとして，左房血栓による脳梗塞がある．術式や患者リスクに応じた抗凝固薬の対応が必要

3 WPW症候群（図B）
- 房室結節を通る以外の副伝導路があるために，QRS波の前にデルタ波がみられる．頻拍発作を頻回にくり返している症例，心房細動を合併している症例は注意．麻酔中に頻拍発作が発生し，循環動態が破綻する場合に備えて電気的除細動，抗不整脈薬の準備をする．ジギタリス，カルシウム拮抗薬，β遮断薬は禁忌

4 QT延長症候群
- QTcが440 ms以上で延長とする．Torsade de pointes（図C）と呼ばれる特異的な多形性心室性頻拍から心室細動に至る例があるため除細動器の準備が必要

5 ブルガダ症候群（図D）
- 右胸部誘導のST上昇と右脚ブロックを伴う心電図と，家族歴や失神歴などから総合的に診断する．特発性心室細動のリスクがある

6 洞不全症候群（sick sinus syndrome：SSS）（図E）
- 洞房結節の機能不全による徐脈を主体とした病態．持続的洞徐脈，洞停止または洞房ブロック，徐脈頻脈症候群のいずれかを示す．失神や動悸など症状を伴うものは永続的ペースメーカーの適応

図 各種心電図異常の波形例

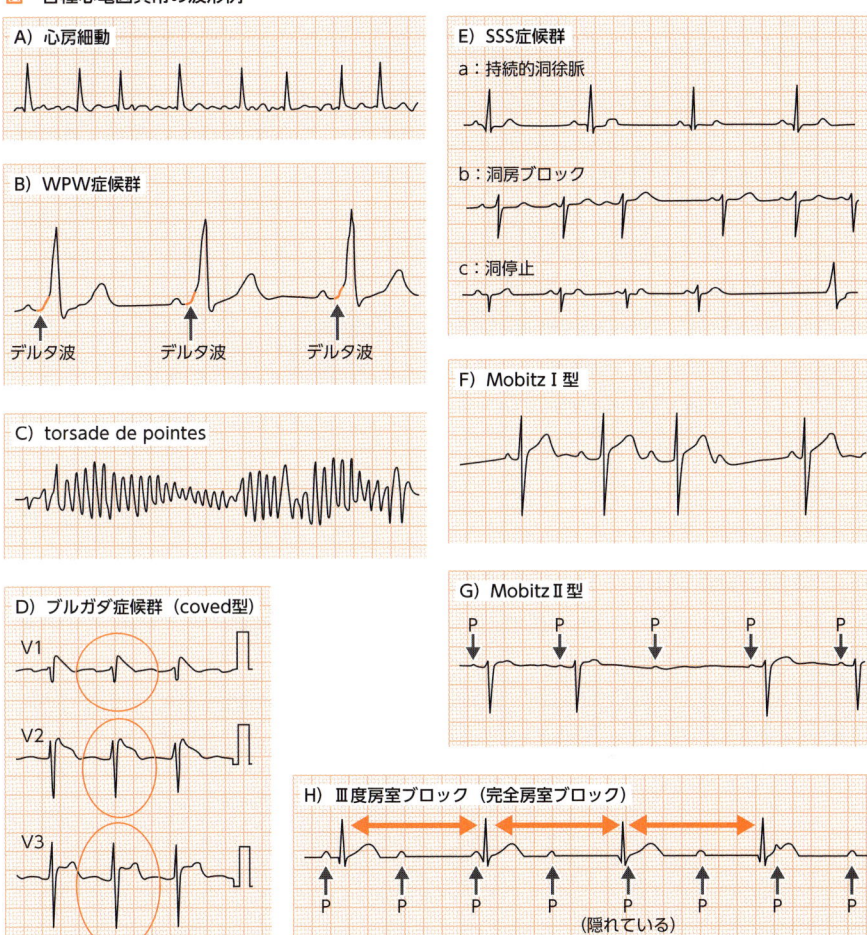

A) 心房細動

B) WPW症候群
デルタ波　デルタ波　デルタ波

C) torsade de pointes

D) ブルガダ症候群（coved型）
V1
V2
V3

E) SSS症候群
a：持続的洞徐脈
b：洞房ブロック
c：洞停止

F) Mobitz I 型

G) Mobitz II 型
P P P P P

H) III度房室ブロック（完全房室ブロック）
P P P P P P P P
（隠れている）

7 II度房室ブロック

- Mobitz I 型（図F）はPR間隔が長引いていき，QRS波が欠如する．Mobitz II 型（Wenckebach型：図G）は突然QRS波がなくなる．Mobitz I 型は予後も良く，III度房室ブロックへ移行することは稀．Mobitz II 型は心伝導系に何らかの永続的な損傷を受けて発生することが多く，III度房室ブロックへ移行する可能性が高い
- Mobitz I 型は症状がなければ治療は必要ない．Mobitz II 型は症状があれば術前に永続的なペースメーカーの適応．症状がなくても経皮的または経静脈的ペーシ

ング機器の準備，もしくは予防的経静脈ペースメーカーの留置も検討する

8 2枝ブロック

- 右脚，左脚前枝，左脚後枝のうち2つに障害のあるもの
- 左脚後枝ブロック＋右脚ブロックや完全左脚ブロックからⅢ度房室ブロックへ移行する可能性は6％程度
- 右脚ブロックは加齢性変化が多いが，左脚ブロックは虚血性心疾患や高血圧，弁疾患が潜んでいる可能性が高い．右脚ブロックのみ，または無症状の右脚ブロック＋左脚前枝ブロックは経過観察でよい
- 症状のある右脚ブロック＋左脚後枝ブロックは永続的ペースメーカーの適応．症状がなくても経皮的・経静脈ペーシングの準備が必要

> **メモ** **脚ブロックの判定法**
> 1) 左脚前肢ブロック＋右脚ブロック：左軸偏位を伴う右脚ブロック．右脚ブロックとはV1の高いR波の出現，V6のwideS波
> 2) 左脚後肢ブロック＋右脚ブロック：右軸偏位を伴う右脚ブロック
> 3) 完全左脚ブロック：V5, 6のwideQRS（0.12秒以上），Ⅰ誘導とV6誘導でQ波が欠如

9 Ⅲ度房室ブロック（完全房室ブロック）（図H）

- 房室結節の障害のため心室へ伝導が伝わらないので補充調律としてQRS波がP波と無関係に一定の間隔で現れる
- めまいや失神など症状があれば，術前の永続的ペースメーカー適応．手術中や麻酔導入中に発生すれば一時的経皮・経静脈ペーシングののち永続的なペースメーカー埋め込みを行う

第3章 術前合併症

8 小児の発熱・ワクチン

新城武明

ポイント
- 38℃以上で予定手術の延期を考慮する．
- 上気道炎は周術期の呼吸器関連有害事象の発生に関連する．
- ワクチン接種から手術までどのくらいの期間をあければ安全か，はっきりした定義はない．

1 術前に小児が発熱したら

小児の予定手術の延期の原因として発熱は頻度が高い．

1 原因の検索
- 上気道炎などの呼吸器感染症
- 尿路感染症や中耳炎などの呼吸器以外の感染症
- 脱水
- 不安・興奮による啼泣
- 環境温
- 悪性疾患などによる発熱

まずはこれらの鑑別を行う．感染症が疑われる発熱の場合，症状が悪化する可能性や術後の経過を複雑にする可能性があり，通常手術は延期する．感染症による発熱が否定でき，患児の状態がよければ予定通り手術を行ってもよい．しかし，感染源に対する手術や緊急性の高い場合は急性感染による発熱であっても手術を行う．

2 上気道炎
小児期に最も多くみられる感染症である．年に複数回罹患することも稀ではない．

①原因
- ライノウイルス，パラインフルエンザウイルス，RSウイルス，コロナウイルスなど

②問題点
- 気道過敏性が亢進しており，周術期に合併症が起きる確率が増加する（喉頭痙攣・気管支痙攣・息こらえ・低酸素血症など）．上気道炎感染後に心筋炎を発症した症例も報告されている

③術前評価
- 小児の手術中の有害事象の約半数は呼吸に関連するため，上気道炎の評価は十分に行う．

症状の出現時期，発熱の有無，咳・鼻汁の性状など上気道炎症状や食欲，活気の程度，発病者との接触，喘息の有無などについても確認する

表　ワクチン接種から手術までの間隔

	従来の基準	最短期間（副反応がみられる時期だけ延期）
生ワクチン （ポリオ，麻疹，風疹，麻疹風疹混合（MRワクチン），BCG，流行性耳下腺炎，水痘）	4週間	3週間
不活化ワクチン （三種混合ワクチン（ジフテリア，百日咳，破傷風），インフルエンザ，日本脳炎，B型肝炎，肺炎球菌，Hib）	2週間	2日

④**手術の決定**：手術可否の判断は個々の症例ごとに判断する
- 手術の緊急度
- 手術の内容：気道の手術，長時間手術，手術中に気管吸引が制限される手術・体位の場合は延期
- 症状：膿性鼻汁，38.5℃以上の発熱，活気がない，食欲不振などの症状がある場合や湿性咳嗽，肺雑音など下気道への炎症の波及が示唆される場合は延期
- 年齢，基礎疾患：乳幼児，早産，低出生体重児，喘息，受動喫煙
- 親：親の不安が強い場合は延期

⑤**延期期間**
- 上気道炎後何週間延期すれば安全かについて定まった基準はない
- 上気道炎に伴う気道過敏性は6～8週間続くとされる．古くは6週間延期することが勧められていたが，年に何回も罹患することを考慮すると現実的ではない．2週間程度あけて行うのが妥当と思われる

2 接種から手術まで・手術から接種までの間隔

- ワクチン接種により生体は免疫機構を動員して抗体を産生する．同時にさまざまな副反応がみられる
- 一般に手術侵襲や麻酔により免疫能は抑制される
- ワクチンにより抗体が産生されるべき時期に免疫が抑制されれば抗体の産生が不十分になる可能性がある
- 副反応が起こっている間に麻酔・手術を行うと副反応の増強や生ワクチンによる感染症の発症を生じる可能性がある
- このため，生ワクチン接種後3～4週間程度，不活化ワクチン接種後2週間程度あける方が安全とされてきた
- しかし，手術・麻酔と予防接種との間に明確なエビデンスが存在しないため，副反応がみられる期間だけ延期することが提唱されている（表）
- 全身麻酔後の予防接種に関して，どれくらい期間をあけるべきかのエビデンスは存在しない．麻酔・手術による免疫の抑制から回復してから予防接種を受けるべきとする考えから，2～4週間の間隔を空けるとする報告がある
- 一方で手術・麻酔が免疫に及ぼす影響は短時間で回復すると考えられることから，全身麻酔後1週間あければよいとする報告もある

第3章 術前合併症

9 貧血

松成泰典

ポイント
- 貧血の重症度はヘモグロビン（Hb）の値で決まらない．
- 循環血液量を意識する．
- 血型・術式・術前の準備血液をチェックする．

1 貧血の症状

　貧血の定義は男性でHb 13.5 g/dL未満，女性で11.5 g/dL未満とされている．貧血の分類とその原因を表に示す．貧血の症状には倦怠感，易疲労感，めまい，傾眠，頭痛，耳鳴，集中力低下，狭心症状などがあり，代償症状としては動悸，頻脈，頻呼吸，息切れなどがあるが，症状の程度とHbのレベルとは必ずしも相関せず，貧血の進行程度に依存する．

　術前の貧血は周術期の予後不良因子であることがわかっているため，術前の貧血は鉄剤の使用，原疾患の治療を行ってできる限り補正を行う．しかし，術前の赤血球輸血を行って貧血を補正することに有効性は示されていない．

表　貧血の分類と原因となる疾患

貧血の分類	代表的な疾患
小球性低色素性貧血 （MCV ≦ 80 fl，MCHC ≦ 30 %）	鉄欠乏性貧血，慢性疾患の貧血
正球性正色素性貧血 （MCV=81〜100 fl，MCHC=31〜35 %）	溶血性貧血，肝疾患，腎疾患，赤芽球癆 慢性疾患の貧血，白血病，再生不良性貧血
大球性正色素性貧血 （MCV ≧ 101 fl，MCHC=31〜35 %）	葉酸欠乏，ビタミンB_{12}欠乏

MCV：mean corpuscular volume（平均赤血球容積）
MCHC：mean corpuscular hemoglobin concentration（平均赤血球ヘモグロビン濃度）

2 ヘモグロビンだけで貧血を評価しない

　また，Hbの値は血液中の血色素の濃度を表しているため，循環血液量に左右される．例えば妊婦の場合は循環血液量が増加しているために，血色素量の絶対値は変わらないかむしろ増加しているにもかかわらずHb値は低値となり，貧血と診断される．逆にイレウスなど脱水となっている患者では循環血液量が減少しているために血液濃縮となり，貧血が検出されないこともある．この場合は見た目の貧血が

ないにもかかわらず貧血症状を伴っていることが多く，患者を診察したり循環のモニタリングを行ったりすることで総合的に判断する．

3 麻酔で貧血は進行する

　麻酔の導入後には血管拡張による前負荷の減少を補うために輸液を行うことが多いが，これによって血液希釈が生じ，貧血が増悪する．多くの場合は血管内容量を保つことで貧血の進行に耐えられるが，術前に脱水が存在する患者や心血管系に予備力の少ない患者では麻酔導入後の貧血の進行に耐えられないことがある．このような患者の場合はあらかじめ赤血球製剤をオーダーし，必要時に速やかに輸血を開始できるよう準備することを考慮する．

4 貧血患者の術前準備

　血型や手術術式も重要なチェック項目である．稀な血型や不規則抗体を保有している貧血患者では適合する血液製剤が院内にあるかどうかを輸血部に問い合わせる必要があるし，出血する可能性が高い手術であれば準備血液の有無も確認する必要がある．ただし，出血する可能性が少ない場合はタイプアンドスクリーン（メモ参照）で準備をしておくことも多い．

> **メモ　タイプアンドスクリーン**
> 前もってABO血液型，RhD抗原の陽性，不規則抗体陰性が確認されていれば，交差適合試験を行わずに輸血を行う方法のこと．輸血の可能性が低い手術では交差適合試験が無駄になることが多いので，その費用，人手を省くことができ，スムーズに血液製剤の払い出しを行うことが可能．

第 3 章 術前合併症

10 血小板減少症（後天性）

松成泰典

ポイント
- 原因と出血症状の有無を確認する．
- 手術の大きさを考慮する（出血する手術かどうか）．
- 凝固検査も合わせて評価する．

1 血小板減少の定義と問題点

　血小板減少の定義は血小板 10 万/μL 以下とされ，問題となる点は易出血性である．手術は出血を伴うものであり，血小板減少は手術中の出血量増加をきたす恐れがあるため，十分な術前評価を行う．表に血小板減少をきたす疾患を挙げる．血小板減少は何らかの疾患が原因で起こることが多く，原疾患をコントロールすることも重要である．

表　血小板減少の起序と原因となる疾患

起序	代表的疾患
血小板産生低下	再生不良性貧血 白血病 骨髄異形成症候群 ウイルス性抑制 薬物誘発性
破壊亢進	特発性血小板減少性紫斑病 輸血後紫斑病 HIV 関連性血小板紫斑病 ヘパリン誘発性 播種性血管内凝固症候群 血栓性血小板減少性紫斑病 溶血性尿毒症症候群 妊娠性血小板症 肝硬変 脾機能亢進症 大量出血 体外循環の使用

2 術前評価と管理

　術前患者で血小板減少がみられた場合は，まず血小板減少となっている原因と出血症状を問診または観察する．血小板減少の原因疾患の中には血小板輸血を避けた

方がよい場合（血栓症のリスクが高い）があるので，血小板減少の原因とその病態を必ず確認すること．

また，出血症状は鼻出血，皮下出血，歯磨き時の歯肉出血などが参考になる．血小板減少だけでなく，凝固障害も合併している患者も存在するため（肝障害や血液疾患など），検査所見とあわせて臨床症状をチェックすることが重要である．

血小板減少が単独で無症候性の患者でも，血小板数が1万/μL以下になると自発的に出血することがあるので，血小板数2万/μL以下で血小板輸血を考慮する．

周術期では一般的に，小外科手術を行う場合または凝固障害が併存する場合は3万/μL以上，大きな侵襲を伴う手術の場合は5万/μL以上を保つことが推奨され，必要であれば術前に血小板輸血を行い，手術中に血小板を使用できるように準備する．これに凝固障害が合併している場合はさらに出血が促進されることが予想されるため，新鮮凍結血漿を準備して凝固障害を是正することが望ましい．

また明確な根拠はないが，手術の種類によっても血小板を維持する目標は変わってくる．体表の手術であれば手術中の止血は比較的容易であるし，術後も圧迫止血が可能であるが，胸部や腹部の手術では術後に圧迫止血を行うことが不可能である．さらに体外循環を用いるような手術の場合は血小板の消費が激しく，血小板機能障害を起こす可能性がある．術中・術後の止血が容易でない場合は，血小板数を通常よりも高めに維持することを考慮する．

> **ワンポイント** EDTA依存性偽性血小板減少症
>
> 血小板数は通常自動血算機で測定するが，異常値は用手的に確認する．
> 一部の患者では，採血管の中のethylenediaminetetra-acetic acid (EDTA) によって血小板凝集が起こることが知られている．これは入院患者の約2%に起こるといわれており，病的意義はない．その場合，クエン酸化試験管に採血して血小板数を再計測する．

> **ワンポイント** HIT (heparin induced thrombocytepenia：ヘパリン起因性血小板減少症) 患者と既往患者の対応
>
> ヘパリンは通常，抗凝固療法に使用されるが，HIT患者では生体内に投与されたヘパリンが免疫反応により血栓症を引き起こし，血小板数が減少する．治療はヘパリンの中止と，代替薬による抗凝固療法である．動脈ラインやヘパリンロックに使用する少量のヘパリンでもHITの原因となるため注意が必要である．ただし，HIT抗体が陽性であっても真のHITでないことがあるため，HIT抗体陽性患者に抗凝固療法を行う際は専門家に相談すべきである．
> またHIT抗体が陰性となったHIT既往患者では，ヘパリンの単回再投与は安全である可能性が高いと認識されているため，ヘパリンの使用を考慮してよいが，HIT再発症のリスクと代替抗凝固療法のリスクとのバランスで判断すべきである．

第3章 術前合併症

11 腎機能障害

西和田　忠

> **ポイント**
> - 腎機能障害の原因を把握する．
> - 貧血，高血圧，電解質異常の有無を確認する．
> - 特に透析患者では冠動脈疾患，凝固異常を評価するとともに，術前の透析の状況を確認する．

1 定義
- **慢性腎臓病（CKD）の定義**：下記の①，②のいずれか，または両方が3カ月以上持続する
  ① 尿異常，画像診断，血液，病理で腎障害の存在が明らか，特に蛋白尿の存在が重要
  ② 糸球体濾過量（GFR）＜ 60 mL/分/1.73 m^2

2 分類
- 原因，腎機能，蛋白尿（アルブミン尿）による分類で評価する（表1）

3 リスク
- CKDは心血管疾患のリスクが高い（蛋白尿陽性，GFR ＜ 60 mL/分/1.73 m^{2}の場合，心血管疾患による死亡は正常の2〜6倍）
- 周術期においてCKDの重症度が高いほど**急性腎障害（AKI）**の発症リスクが高い（Cr ＞ 1.2 mg/dLで約3倍）
- 術後長期的生存率の悪化（死亡するリスクがCKDでは約2.5〜3.5倍，維持透析患者では約4.5倍），術後入院期間の延長が報告されている

> **ワンポイント　周術期AKIとCKD**
> 術前に腎機能障害がなくても，周術期AKIを発症するとそれ以降CKDへ移行するリスクが高くなる．その予防や治療に明確に有効な方法は現在のところないが，術前のスタチン内服や術中低血圧（平均血圧＜55 mmHg）の回避が期待されている．

4 術前評価ポイント（表2）
- CKDの重症度および原因疾患を把握する
- 心合併症の有無，程度を評価する
- 維持透析患者では，シャントの位置，周術期の透析スケジュールを確認する

表1　CKDの重症度分類

原疾患	蛋白尿区分		A1	A2	A3
糖尿病	尿アルブミン定量（mg/日） 尿アルブミン/Cr比（mg/gCr）		正常 30未満	微量アルブミン尿 30〜299	顕性アルブミン尿 300以上
高血圧 腎炎 多発性嚢胞腎 移植腎 不明 その他	尿蛋白定量（g/日） 尿蛋白/Cr比（g/gCr）		正常 0.15未満	軽度蛋白尿 0.15〜0.49	高度蛋白尿 0.50以上
GFR区分 (mL/分/ 1.73 m^2)	G1	正常または高値	≥90		
	G2	正常または軽度低下	60〜89		
	G3a	軽度〜中等度低下	45〜59		
	G3b	中等度〜高度低下	30〜44		
	G4	高度低下	15〜29		
	G5	末期腎不全(ESKD)	<15		

重症度は原疾患・GFR区分・蛋白尿区分を合わせたステージにより評価する．CKDの重症度は死亡，末期腎不全，心血管死亡発症のリスクを▨のステージを基準に，▨，▨，▨の順にステージが上昇するほどリスクは上昇する
（KDIGO CKD guideline 2012を日本人用に改変）
文献1より転載

表2　腎機能の術前評価

身体所見	体重，浮腫，脱水，血圧，シャントの位置
心電図	心肥大，虚血性変化，不整脈，高カリウム血症
胸部X線	心拡大，肺うっ血，動脈硬化（大動脈石灰化）
末梢血液像	腎性貧血
血液生化学検査	BUN，Cr，eGFR，Na，K，Cl，Ca
血液凝固能検査	PT，APTT，出血時間
内分泌検査	BNP（脳性Na利尿ペプチド），ANP（心房性Na利尿ペプチド）
動脈血液ガス検査	代謝性アシドーシス

5 管理法

- プロポフォールは腎機能に影響しない．セボフルランが二酸化炭素吸収剤で分解されるとコンパウンドAが生成され腎機能を障害する可能性があるが，臨床的には危険性は明らかでない
- フェンタニル，レミフェンタニルはCKD患者において影響は少ない．モルヒネは肝代謝産物に薬理作用があり注意する

- ロクロニウムは肝代謝産物に薬理作用はないが，CKD患者ではクリアランスが低下するという報告があり，筋弛緩モニターを使用するべきである．スガマデクスはロクロニウムと複合体を形成すると腎から排泄される．CKD患者ではクリアランスが低下するが，いったん結合すると解離しないため再クラーレ化への影響はないと考えられる

1 非透析患者
- 出血，脱水，血圧低下に対し，適切な輸液，輸血を施行し，循環管理に注意を払う
- NSAIDs，ヒドロキシエチルスターチ製剤などの腎毒性物質を避ける

2 透析患者
- シャントのある四肢への静脈ライン，動脈ライン確保は避ける
- カリウム投与，輸液の過量負荷を避ける

参考文献
1) 「CKD診療ガイド2012」（日本腎臓学会/編），東京医学社，2012

第3章 術前合併症

12 肝機能障害

西和田　忠

ポイント
- 肝機能障害の原因（感染症か否か），程度を把握する．
- 区域麻酔の可否について，血小板数や凝固能を確認する．
- 食道・胃静脈瘤の有無を確認する．

1 分類

　一概に肝機能障害と表現しても，ASTやALTなどの軽度上昇から肝硬変にいたるまでさまざまである．肝機能障害（肝硬変）の程度はChild-Pugh分類で評価する（表1）．

表1　Child-PughスコアとChild-Pugh分類

	1点	2点	3点
肝性脳症	なし	軽度（1〜2度）	重度（3〜4度）
腹水	なし	軽度	中等度
血清ビリルビン値（mg/dL）	< 2.0	2.0〜3.0	> 3.0
血清アルブミン値（g/dL）	> 3.5	2.8〜3.5	< 2.8
プロトロンビン時間延長（秒）またはPT-INR	< 4 < 1.7	4〜6 1.8〜2.3	> 6 > 2.3

Child-Pugh分類　A：5〜6点，B：7〜9点，C：10〜15点

2 リスク（表2）

　周術期死亡率はおおむねChild-Pugh分類A：10％，B：17〜30％，C：63〜82％と報告されている．A，B，C全体の周術期死亡率は12％，周術期合併症発症率は30％程度である．

3 術前評価ポイント

- 肝機能障害の重症度（Child-Pugh分類）および原因疾患（感染症の有無）を把握する
- 食道・胃静脈瘤の有無を確認する
- 血液凝固能や血小板数を確認し，硬膜外麻酔，脊髄くも膜下麻酔を施行可能か判断する

表2　肝硬変患者の周術期危険因子

- 男性
- 高Child-Pughスコア
- 腹水
- 原発性胆汁性肝硬変以外の肝硬変
- 血清クレアチニン値上昇
- 慢性閉塞性肺疾患合併
- 術前の感染
- 上部消化管出血
- 高ASA-PS
- 侵襲の大きい手術
- 呼吸器系手術
- 術中低血圧

文献1より引用

- 重度の肝硬変患者では，腎機能障害や呼吸機能障害を伴うこともあるため，それぞれ確認する

4 管理法

- 不要な薬剤投与は避ける
- 食道・胃静脈瘤が疑われる症例では胃管や経食道心エコープローブの挿入を極力避ける
- プロポフォールやチオペンタールは導入量による影響は少ないが，持続投与は作用が延長する可能性がある．吸入麻酔薬はハロタン以外安全に使用できる
- フェンタニルおよびモルヒネは肝代謝であるため作用が延長する．特に術後鎮痛目的に持続投与する場合は減量する．レミフェンタニルは血中の非特異的エラスターゼ代謝であるため影響はない
- ロクロニウムは肝硬変患者でクリアランスが低下するという報告があり，筋弛緩モニターを使用する．スガマデクスは肝硬変患者でも安全に使用できる

> **ワンポイント　肝炎ウイルスの感染力**
>
> 周術期に関わる医療従事者にとって影響が大きいのは主にB型肝炎ウイルス（HBV）とC型肝炎ウイルス（HCV）である．HBs**抗原**陽性であれば，現在HBVが活動している．針刺し事故による感染率は，事故を起こした人がHBs**抗体**陰性の場合，患者がHBe**抗原**陽性であれば37～62％，HBe**抗体**陽性であれば23～37％である．患者がHBs**抗体**陽性であればB型急性肝炎の治癒後もしくは予防接種後と判断するが，治癒後であってもHBV DNAが残存している可能性があるため注意を要する．
> HCV**抗体**は慢性C型肝炎，治癒済みいずれも陽性となる．針刺し事故による感染率は患者のHCV RNA量にもよるが，約1.8％である．
> 肝炎ウイルスに限らず未知の感染症の可能性もあるため，いつでも針刺し事故を含めた感染には十分注意して従事しなければならない．

参考文献

1) 「麻酔科診療プラクティス8：よくある術前合併症の評価と麻酔計画」（岩崎 寛/編），文光堂，2003

第 3 章 術前合併症

13 アレルギー

松成泰典

ポイント
- 問診の手間を惜しまない．
- 原因物質とアレルギーの重症度を意識する．
- ラテックスアレルギーの危険性を考えて，どれがラテックス製品かを知っておく．

1 アレルギーの分類（表1）

表1　アレルギーの分類

反応の型	名称	起序	主な疾患・症状
1型	即時型・アナフィラキシー型	IgEを介してヒスタミンなどが放出され，血管透過性亢進・平滑筋収縮などが起きる．通常10分程度で症状が現れる	気管支喘息・蕁麻疹・アレルギー性鼻炎・アナフィラキシー
2型	細胞傷害型	自己抗体が組織に結合し，それを認識した白血球が組織を傷害する	自己免疫性溶血性貧血・血小板減少性紫斑病・重症筋無力症・輸血反応
3型	免疫複合体型	抗原・抗体・補体などが免疫複合体を形成し，組織を傷害する．症状が現れるまでに数時間を要する	糸球体腎炎・血清病・膠原病による腎炎・関節炎・血管炎
4型	遅延型・細胞免疫型	抗原がT細胞に反応して組織を傷害する．発症までに24〜48時間かかる	接触皮膚炎・ツベルクリン反応・移植片対宿主反応

2 アレルギー反応はアナフィラキシーか？

　最も重要なアレルギー反応はアナフィラキシーである（6章11参照）．重篤な場合，患者から問診で"救急車で運ばれた"，"意識がなくなった"，"呼吸困難になった"といった症状が聞かれることが多い．このような場合はできるだけ原因物質を特定し，その物質が患者に暴露されることを防ぐ．そのほかに"顔が腫れた"，"身体が真っ赤になった"といった浮腫や皮膚症状を訴えることもある．一方で接触皮膚炎といった4型アレルギーでは皮膚症状のみが表われ，抗原に暴露されてから発症するまでの時間が長いという特徴から，アナフィラキシーと鑑別できる．
　ただし，丁寧に問診を行っても原因薬物を特定できるとは限らないし，同定された場合でも，薬効成分そのものが原因とは限らない．薬物には添加物が含まれている場合があるため（防腐剤や基剤など），幅広い選択肢を意識しつつ問診を行うこ

表2 アレルギー検査法

検査名	特徴
IgE-RAST試験	物質に対する特異的なIgEの存在を血液検査で調べる．抗体があってもアナフィラキシーを起こすかどうかはわからない
スクラッチテスト	皮膚を軽く引っ掻くまたは穿刺し，そこに抗原液を添加して皮膚の反応を見る（発赤・膨疹など）
皮内試験	抗原液を皮内注射して反応を見る試験． 1型に対するものと4型に対するものがある
薬剤リンパ球刺激試験	末梢血リンパ球を薬剤とともに培養し，DNA合成量を測定する．細胞性免疫に対する検査．やや感度が低い
再投与試験	被疑薬を実際に投与して反応を見る検査． 常用量の1/10から1/100で検査を行う． 薬剤の代謝産物や添加物による反応も含むため，偽陰性が少ない

とが重要である．

複数の薬物が原因として疑われる場合は各種アレルギー検査を行うことがある（表2）．

3 アレルギーと喘息の関連

食物アレルギーの多い人はアトピー性皮膚炎や気管支喘息の合併が多いことが知られている．このような患者では喘息の既往がなくても喘息のリスク患者として扱う．

問診を行う際も，普段から咳が出やすいか，運動後に息苦しい症状がないかといった喘鳴以外の症状も問診しておくことが望ましい．

4 ラテックス対応

手術室で働く際に必ず知っておかなければいけないアレルギーにラテックスアレルギーがある．バナナ・キウイ・アボガドといったフルーツとの関連が知られているので，ゴム製品を扱ったときの症状だけでなく，フルーツを食べたときにアレルギー関連症状があれば必ずラテックス対応を行う．手袋や尿道カテーテルなど職場にある物品のうち，何がラテックス対応品で何がそうでないのかを知っておくことが重要である．対応すべき物品を一覧にした表を作成しておくとわかりやすい．

第3章 術前合併症

14 神経筋疾患

林　浩伸

- 筋弛緩薬，鎮静薬，オピオイドに対して感受性が強い．
- 神経筋接合部疾患を除くすべての神経筋疾患でサクシニルコリンは禁忌．
- ミトコンドリア病を除くすべての筋原性疾患では吸入ガス麻酔薬は禁忌．

1 定義

中枢神経（脳，脊髄），末梢神経，神経筋接合部または筋肉細胞の障害によって起こる疾患の総称．症状は進行性の筋力低下と筋萎縮．

2 分類

- **神経原性疾患**：脊髄性筋萎縮症，筋萎縮性側索硬化症，ギラン・バレー症候群など
- **神経筋接合部疾患**：重症筋無力症，Lambert-Eaton症候群
- **筋原性疾患**：筋ジストロフィー（Duchenne型，Becker型など），ミオトニア症候群（筋強直性ジストロフィーなど），ミオパチー，ミトコンドリア病など

3 リスク

- 周術期の呼吸機能障害，心機能障害，誤嚥の高リスク．疾患によって，麻酔薬が原因で**悪性高熱症**，横紋筋融解症，高カリウム性心停止などの致死的反応を誘発することがある（表）．

表　神経筋疾患患者に対するサクシニルコリンと吸入ガス麻酔薬の使用禁忌

神経筋疾患	サクシニルコリンや吸入ガス麻酔薬使用による致死的症状	サクシニルコリン	吸入ガス麻酔薬
神経原性疾患	高カリウム性心停止	禁忌	使用可能だが注意
神経筋接合部疾患		使用可能だが注意 ・重症筋無力症は感受性低下 ・Lambert-Eaton症候群は感受性増大	使用可能だが注意
筋原性疾患	・悪性高熱症 ・横紋筋融解症 ・筋攣縮	禁忌	禁忌 （ミトコンドリア病は除く）

非脱分極性筋弛緩薬とオピオイドに対しては，すべての神経筋疾患で感受性が増大している．

> **ワンポイント 悪性高熱症の家族歴**
>
> 悪性高熱症は稀な疾患であるが，吸入ガス麻酔薬や脱分極性筋弛緩薬（サクシニルコリン）への暴露によって誘発される致死的な常染色体優性遺伝の疾患である．即座に積極的治療を開始しても11.7％の致死率と報告されている[1]．術前に予測することは困難であり，遺伝性疾患であることから詳細に血縁者の麻酔歴について聴取することが重要で「血縁者の異常な麻酔歴（死亡など）」を確認する．筋疾患のなかでも特にX染色体劣性遺伝のDuchenne型筋ジストロフィーは，悪性高熱症との関連があるので患者本人，血縁者について問診しておく．悪性高熱症を発症するリスクがある患者の麻酔計画は万全を期す．

4 術前評価ポイント

疾患タイプを知っておく．呼吸機能障害，心機能障害，胃腸障害の評価をして周術期合併症を回避できるように対策を立てる．

- 呼吸機能評価：努力肺活量（forced vital capacity：FVC）＜50％，咳最大流量（peak cough flow：PCF）＜270 L/分，最大呼気圧（maximum expiratory pressure：MEP）＜60 cmH_2O を認めれば術後に厳重な呼吸管理が必要
- 心機能評価：筋ジストロフィー，ミオトニア症候群，先天性ミオパチー，ミトコンドリア病では不整脈，伝導障害，拡張型心筋症に注意
- 気道評価，挿管困難への対策
- 診断がついていないこともあるので，クレアチンキナーゼ高値や神経学的な臨床所見を認める場合に本疾患の可能性を考慮

5 管理法

1 術中

- 疾患タイプによって，サクシニルコリンと吸入ガス麻酔薬の使用によって致死的合併症が起こることがある（表）
- プロポフォールによる全静脈麻酔で行う
- 非脱分極性筋弛緩薬の使用は可能だが，不使用または使用する場合でも少量投与に制限し筋弛緩モニターを装着する
- 全身麻酔が避けられるなら脊椎麻酔，硬膜外麻酔，局所麻酔を選択する

2 術後

- 胸部，上腹部，脊椎手術後では，痛みによる低換気を予防するために十分な鎮痛が必要．アセトアミノフェン，NSAIDs，硬膜外麻酔，末梢神経ブロックはオピオイドの使用量を減少できるので安全で効果的
- 術前から呼吸筋障害のある患者では，術後の厳重なモニター管理や呼吸補助が必要．再挿管や気管切開を避けるために非侵襲的陽圧換気療法を使用する

参考文献
1) Rosero EB, et al：Trends and outcomes of malignant hyperthermia in the United States, 2000 to 2005. Anesthesiology, 110：89-94, 2009

第3章 術前合併症

15 深部静脈血栓

瓦口至孝

> **ポイント**
> - 術前の深部静脈血栓の存在は周術期における急性肺血栓塞栓症発症の大きなリスクとなる.
> - 静脈血栓の大きさ・存在部位・性状などを評価し, 状態によっては手術を延期して抗凝固療法を行うことや下大静脈フィルター留置下に手術を行うことを考慮する.

1 定義

深部静脈血栓とは, 下肢の筋膜下を走行する深部静脈（大腿静脈や膝窩静脈など）や下大静脈, 骨盤内静脈に血栓が形成された状態とされる.

2 分類

病歴や血栓性状から急性期または慢性期に分類され, 血栓範囲から病型（腸骨型, 大腿型, 下腿型）を判定する. 次に血栓の中枢端の位置を確認し, 血流状態・血栓性状から安定性（陳旧性）か不安定性（浮遊性）かを評価する.

3 リスク

静脈血栓形成の3つの成因, つまり, 静脈の内皮傷害, 血液の凝固能亢進, 静脈の血流停滞を引き起こすものが危険因子とされる（表）.

表 深部静脈血栓症の危険因子

内皮傷害	手術・外傷 骨折
凝固能亢進	手術 先天性凝固能亢進 悪性腫瘍 経口避妊薬 妊娠 抗リン脂質抗体症候群
血流停滞	長期臥床 妊娠 肥満 カテーテル留置・検査・治療 脳血管障害 四肢麻痺

4 術前評価ポイント

- 急性期を思わせる症状（急速に発症した下肢の腫脹, 疼痛, 色調の変化）がないか問診し, 上記危険因子がないかを確認する
- 特にリスクの高い術式（産婦人科や整形外科など）では, 各施設で定められたDダイマーのカットオフ値に照らし合わせ, 必要があれば下肢静脈エコー検査を施行する
- 下肢静脈エコーでは大腿静脈, 膝窩静脈, 腓骨・後脛骨静脈, ヒラメ筋静脈内の血栓の有無を調べ, 性状や大きさを評価する

- Dダイマーは陰性的中率が高い（陰性であれば血栓症が存在する可能性が低い）検査であり，Dダイマー陰性であれば他のリスクファクターがあっても下肢静脈エコーなどの追加検査は不要とされる

5 管理法

- 術前の下肢静脈エコーにおいて遊離しやすい不安定な浮遊型血栓が確認されれば，可能であれば手術を延期して抗凝固療法を開始する．手術が延期できない場合は下大静脈フィルター留置下の手術施行を考慮する
- 下肢静脈エコーで陳旧性血栓がみられた場合は，間欠的空気圧迫法は使用せずに弾性ストッキングを用いる
- 術中から術後にかけては早期離床をめざすことに加えて下記の予防法を実施する

1 弾性ストッキング

足首または足先から圧迫し，大腿に向かって段階的に圧を減少させることで，深部静脈の血流速度を最大化する．深部静脈血栓の予防効果はあるが肺血栓塞栓症を予防できるかについては不明である．また，掻痒感や褥瘡などの皮膚トラブルに注意する必要がある．

2 間欠的空気圧迫法

足底部や下腿を圧迫することで下肢静脈血の鬱滞を軽減し，さらに静脈内皮損傷予防や線溶系亢進により深部静脈血栓形成を予防する．肺血栓塞栓症を予防できるかについては不明である．1日に18時間以上の装着が推奨され，長時間手術に使用する場合は総腓骨神経麻痺に注意が必要である．

3 抗凝固療法（主に術後）

- **未分画ヘパリン**：ブタ腸粘膜から生成されるムコ多糖類で，アンチトロンビンと結合し凝固因子のⅡaとXaを阻害する．APTT（活性化部分トロンボプラスチン時間）でモニタリングできる
  ヘパリンNa持続投与　　10,000～15,000単位/日
  ヘパリンCa皮下注　　　5,000単位×3回/日
- **低分子ヘパリン**：分子量4,000～5,000で凝固因子Xaを選択的に阻害する．
  エノキサパリン（クレキサン®）2,000単位×2回/日
- **フォンダパリヌクス（アリクストラ®）**：凝固因子Xaを特異的に阻害（Ⅱaを阻害しない）する．2.5 mg×1回/日
- **ワルファリン（ワーファリン®）**：ビタミンKに拮抗し凝固因子Ⅱ, Ⅶ, Ⅸ, Xを阻害する．術前に服用している患者が手術を受ける場合があり，その場合は未分画ヘパリンに変更する．出血リスクのある緊急手術の場合はビタミンK 20 mg静注で拮抗する

第4章 術中麻酔管理と合併症

1 全身麻酔

内藤祐介

ポイント
- 全身麻酔は，鎮静，鎮痛，筋弛緩の三要素から構成される．
- それぞれの要素は麻酔導入，手術中の維持，覚醒・抜管により適宜調整する必要がある．

1 麻酔の導入

- **術前の確認**：患者入室後，血圧，心電図，経皮的酸素飽和度など必要なモニターを装着する．全身麻酔は当然ながら意識の消失を伴うので，患者の名前や術式などはこの時期に確認することが重要である．当院においてはWHOの手術安全チェックリストをもとに患者確認を実施している（表1）
- **酸素投与**：必要事項の確認後，マスクによる酸素投与を行う．酸素投与は肺内の脱窒素により患者の自発呼吸が消失した後の低酸素血症予防に重要である．十分な酸素化の後，薬剤の投与を開始する（表2）
- **気道確保**：気道確保は患者の状態，術式などを考慮し選択する．経口気管挿管のほか，経鼻挿管，ラリンジアルマスクなどの声門上器具も術式によっては選択可能である．また非常に短時間の手術の場合は，バッグマスク換気による維持も選択肢となる
- **麻酔中に使用される主な薬剤**：表3

2 術中維持

術中の状態に応じて鎮静・鎮痛・筋弛緩を適宜調整する．

- **鎮痛薬**：特に鎮痛薬は術野やバイタルサインを参考に手術侵襲に応じて必要量を投与する必要がある．レミフェンタニルは超短時間作用型の麻薬であり術中の調節性に富むものの，術後鎮痛には不向きである．硬膜外麻酔などの局所麻酔もしくはフェンタニル，モルヒネなどの投与を考慮する
- **鎮静薬**：鎮静薬は大きな調整が必要なことは少ないものの，鎮痛薬との相互作用により必要量が増減するためBIS（bispectral index）モニターなどを参考にしながら微調整を行う
- **筋弛緩薬**：筋弛緩薬は追加が必要な症例はボーラスもしくは持続投与を行う．筋弛緩薬の追加を行う場合は，筋弛緩モニターによるモニタリングは必須である

表1 WHO手術安全チェックリスト

麻酔導入前	皮膚切開前	手術室退室前
患者のID，部位，手術法と同意の確認 部位のマーキング 麻酔器と薬剤のチェック パルスオキシメーターの装着 アレルギーの有無 気道確保困難，誤嚥のリスク 500 mL以上の出血のリスク	チームメンバーの名前と役割の確認 患者の名前，手術法，皮膚切開の部位 抗菌薬の投与終了の有無 いつもと違う手順の有無 手術時間，予想出血量 麻酔上の特有の問題 器具の滅菌確認と機材の問題 必要な画像表示	手術式名 器具，ガーゼと針のカウント 標本とラベル付けが適正か 対処するべき機材の問題 患者の回復と管理について主な問題点

表2 麻酔導入方法

急速導入 (rapid induction)	静脈より鎮静薬を投与し麻酔導入を行う．最も一般的
緩徐導入 (slow induction)	小児など静脈路確保が困難な場合などで適応．吸入麻酔薬により麻酔導入を行う
迅速導入 (rapid sequence induction)	フルストマックなど誤嚥が予想される場合で適応．マスク換気を行わずに挿管する．

表3 麻酔中に使用される主な薬剤とその用量

分類	一般名	商品名	用量	特徴
鎮静薬 (吸入麻酔薬)	デスフルラン	スープレン®	1 MAC =6.6%	血液ガス分配係数が低く速やかな覚醒が期待できる
	セボフルラン	セボフルラン	1 MAC = 1.73%	維持が簡便．PONVのリスクとなる
鎮静薬 (静脈麻酔薬)	プロポフォール	プロポフォール ディプリバン®	導入：1〜2 mg/kg静注 維持：TCIで 1.5〜3 ng/mL， 2〜3 mg/kg/時間	PONVが吸入麻酔に比べて少ない．小児では持続投与は禁忌
	ミダゾラム	ドルミカム®	導入：0.05〜0.1 mg/kg	プロポフォールに比べて心機能抑制が少なく低心機能症例でも使用可能
	チアミラール	ラボナール®	導入：4〜6 mg/kg	喘息を誘発するので，喘息患者には禁忌
	ケタミン	ケタラール®	導入：0.5〜1.0 mg/kg	解離性麻酔薬．鎮痛・鎮静両方の効果をもつ
鎮痛薬 (オピオイド)	フェンタニル	フェンタニル	導入：1〜3 μg/kg	作用持続時間がレミフェンタニルに比べて長く，術後鎮痛に適している
	レミフェンタニル	アルチバ®	導入・維持： 0.2〜0.5 μg/kg/時間	超短時間作用型麻薬．術後鎮痛のためには他の鎮痛薬との併用が必要
筋弛緩薬	ロクロニウム	エスラックス®	導入：0.6〜0.9 mg/kg	非脱分極性筋弛緩薬
	スガマデクス	ブリディオン®	2〜4 mg/kg（筋弛緩の程度による）	筋弛緩拮抗薬

MAC：minimum alveolar concentration（最小肺胞内濃度）
PONV：postoperative nausea and vomiting（術後悪心・嘔吐）

表4 修正Aldreteスコア

評価項目	基準	スコア
運動	自発的または指示により，四肢すべてを動かすことが可能	2
	自発的または指示により，四肢のうち2カ所を動かすことが可能	1
	自発的にあるいは指示により，四肢を動かすことができない	0
呼吸	深呼吸や咳ができる	2
	呼吸困難，弱い呼吸	1
	無呼吸	0
血行動態	術前と比較し，収縮期血圧±20％以内の変化	2
	術前と比較し，収縮期血圧±20〜49％以内の変化	1
	術前と比較し，収縮期血圧±50％以上の変化	0
意識レベル	完全に覚醒している	2
	声をかけて覚醒する	1
	反応しない	0
動脈血酸素飽和度	空気呼吸下で92％以上	2
	酸素投与で90％以上を維持	1
	酸素投与下でも90％未満	0

スコアが9点以上となるまでモニタリングの継続を推奨

3 覚醒・抜管

- **覚醒**：手術終了後，鎮静薬の投与を終了し患者を覚醒させる．筋弛緩薬の残存がある場合にはスガマデクスなどの投与により十分な回復を得る必要がある
- **抜管**：十分な意識，呼吸の回復が得られた後に抜管する．意識状態が悪い症例，大量のカテコラミンが循環維持に必要な症例，酸素化不良の症例，長期間鎮静が必要な症例などは挿管したまま退室することを検討する．抜管した場合は，その後も患者の状態を注意深く観察し必要に応じて酸素投与を行う
- **抜管後の評価**：抜管後，手術室や回復室からの退室許可は意識，循環，呼吸，筋力の回復などを総合的に評価したうえで行う必要がある．Aldreteスコア（表4）は簡便に評価可能で有用であるが，疼痛や嘔気，シバリングなど抜管直後の患者の主訴が含まれないことに留意する必要がある

> **ワンポイント** TCI（target controlled infusion）とは？
>
> 薬物の血漿濃度は投与速度に比例するものの，定常状態に達するまでには一定の時間が必要である．そのためプロポフォールで麻酔維持を行う場合，はじめにボーラス投与した後に高用量の持続投与を開始し，徐々にステップダウンする方式などが採用されていた．TCI（target controlled infusion）とは効果器において設定した目標濃度になるよう，投与速度をコンピューターにて計算しコントロールする持続投与方法である．全静脈麻酔を簡便にする方法として急速な普及を果たしたものの，あくまで薬物動態モデルを用いてのコントロールであるため脳波モニターなどを用いて麻酔深度を観察する必要がある．

第4章 術中麻酔管理と合併症

2 脊髄くも膜下麻酔

熱田　淳

ポイント
- 止血・凝固能と抗凝固薬・抗血小板薬内服の有無を術前に確認し，脊髄くも膜下麻酔が施行可能かどうかを判断する．
- 脊髄くも膜下麻酔によって起こりうる合併症を理解し，適切に対応する．

1 脊髄くも膜下麻酔とは
- 腰椎間を穿刺してくも膜下腔に局所麻酔薬を投与することで，下腹部，下肢の感覚神経を遮断する麻酔法である．脊椎麻酔とも呼ばれる

2 適応
- 下肢，下腹部の手術

3 禁忌
- 止血・凝固能に異常がある患者は禁忌である
- 穿刺時の体位保持に協力できない患者や，脳圧亢進患者，穿刺部位の感染がある患者も禁忌である

4 抗血小板薬・抗凝固薬の取り扱い
- 抗血小板薬や抗凝固薬を内服している患者に脊髄くも膜下麻酔を行う場合，術前休薬期間（表1）を設ける必要がある．休薬の可否については，処方している医師か，循環器科などの専門家にコンサルトすることが望ましい
- 出血リスクが比較的低いために抗血小板薬・抗凝固薬を服用した状態でも手術可能と考えられる場合は，脊髄くも膜下麻酔を行わず，全身麻酔で手術を行う

5 使用薬剤
- 局所麻酔薬のうち，ブピバカイン（マーカイン®）やテトラカイン（テトカイン®）が用いられる．ブピバカインは高比重液と等比重液があり，テトラカインは溶解する溶媒によって高・等・低比重液を作成することができる．比重により麻酔薬の広がり方に差があり，手術に応じて使い分けられる
- 鎮痛効果増大や鎮痛時間延長を目的として，麻薬であるフェンタニルやモルヒネを添加することもある

表1　主な抗血小板薬・抗凝固薬・血管拡張薬の手術前休薬期間の例

一般名（代表的な商品名）	術前休薬期間の目安
アスピリン（バイアスピリン®，バファリン81mg®）	7日
チクロピジン塩酸塩（パナルジン®）	14日
クロピドグレル（プラビックス®）	14日
イコサペント酸エチル（エパデール）	7〜10日
シロスタゾール（プレタール®）	2〜3日
ジピリダモール（ペルサンチン®，アンギナール®）	1〜2日
ベラプロストナトリウム（ドルナー®，プロサイリン®）	1日
リマプロストアルファデクス（オパルモン®，プロレナール®）	1日
サルポグレラート塩酸塩（アンプラーグ®）	1〜2日
ダビガトランエテキシラート（プラザキサ®）	1〜3日
リバーロキサバン（イグザレルト®）	1〜2日
アピキサバン（エリキュース®）	1〜2日
ワルファリンカリウム（ワーファリン）	3〜5日　PT-INR正常化を確認する

6 術中合併症

1 低血圧，徐脈
- 交感神経遮断による低血圧，徐脈が起こりうる．低血圧に対して昇圧薬投与（エフェドリンなど）や急速輸液，下肢挙上を行う．徐脈に対してはアトロピン投与により対応する

2 呼吸抑制
- 麻酔高が上位胸髄や頸髄に及んだ場合は呼吸抑制が生じる可能性がある．必要に応じて酸素投与や人工呼吸を行う

3 嘔気・嘔吐
- 低血圧や交感神経遮断の影響により，嘔気・嘔吐を誘発する可能性がある．昇圧薬などにより低血圧を補正しつつ，メトクロプラミド（プリンペラン®）などの投与を行う

7 術後合併症

1 脊椎麻酔後頭痛／硬膜穿刺後頭痛（postdural puncture headache：PDPH）
- 硬膜穿刺孔からの脳脊髄液漏出が遷延した場合に生じる．頻度は約0.5％．発症を予防するため，術後は頭高位にせず，臥床を保つことが重要である
- 起き上がる時間を必要最小限とし，臥位安静を保つことで治癒することが多いが，硬膜外自己血パッチ術が必要となる場合もある

2 嘔気・嘔吐
- 上記の頭痛に伴って嘔気・嘔吐をきたす．そのほか，脊髄くも膜下麻酔の薬剤にモルヒネやフェンタニルを添加した場合にも嘔気を訴えることがある

3 術後神経障害
- 術後にみられる下肢の痛みやしびれなどの知覚異常の多くは一過性神経障害（transient neurologic symptoms：TNS）と言われる神経障害であり，大部分は数日のうちに回復する．しかし，稀ではあるが馬尾症候群，硬膜外血腫などの可能性もあるため，慎重な対応が必要である

4 排尿困難
- 脊髄くも膜下麻酔の後，尿閉が起こることがある．尿道カテーテルを留置していない場合は，必要に応じて導尿を行う

5 掻痒感
- 脊髄くも膜下麻酔の薬剤にモルヒネやフェンタニルを添加した場合に出現することがある

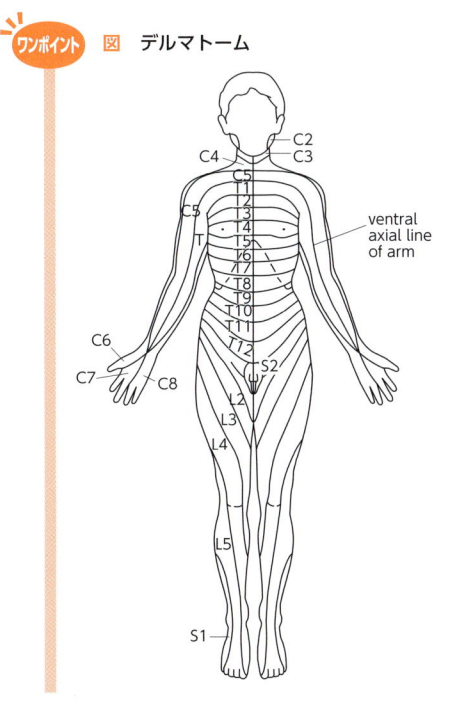

ワンポイント 図 デルマトーム

表2 脊髄くも膜下麻酔で必要な麻酔高

術式	麻酔高
子宮全摘	T7
卵巣摘出	T7
虫垂切除術	T4〜5
恥骨後式前立腺摘出術	T10
膀胱部分切除	T10
外鼠径ヘルニア	T10
経尿道的手術	T10
精巣の手術	T10
下肢の手術	T10
外陰部，肛門の手術	S2

文献1を参考に作成

参考文献
1) 「麻酔科学スタンダード 1 臨床総論」（小川節郎，他／編），p241，克誠堂出版，2003

第4章 術中麻酔管理と合併症

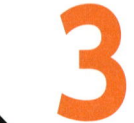

3 硬膜外麻酔

熱田 淳

ポイント
- 止血・凝固能と抗凝固薬・抗血小板薬内服の有無を術前に確認し，硬膜外麻酔が施行可能かどうかを判断する．
- 硬膜外麻酔によって起こりうる合併症を理解し，適切に対応する．

1 硬膜外麻酔とは
- 硬膜外腔（図）にカテーテルを挿入し，局所麻酔薬を投与することで鎮痛を得る麻酔法である．術前にカテーテルを挿入し，術中・術後の鎮痛管理を行う
- 全身麻酔と併用されることが多いが，術式や患者の状態によっては硬膜外麻酔単独で手術することもあり得る．また，脊髄くも膜下麻酔と併用されることもある

図 脊椎部の矢状断面

（棘間靱帯，棘上靱帯，皮下組織，皮膚，棘突起，硬膜外針，硬膜外カテーテル，黄靱帯，硬膜外腔，くも膜下腔，くも膜，馬尾神経，硬膜，椎体）

2 適応
- 胸部，腹部，下肢の手術

3 禁忌
- 止血・凝固能に異常がある患者は禁忌である
- 穿刺時の体位保持に協力できない患者や，穿刺部位の感染がある患者，脊椎に高度の変形がある患者も硬膜外麻酔の適応とならない

4 抗血小板薬・抗凝固薬の取り扱い

- 抗血小板薬や抗凝固薬を内服している患者に硬膜外麻酔を行う場合，術前休薬期間（前項：表）を設ける必要がある．休薬の可否については，処方している医師か，循環器科などの専門家にコンサルトすることが望ましい

> **ワンポイント　周術期のヘパリン置換療法**
>
> 近年，血管内治療の普及や血栓予防の概念の浸透により，多くの患者が抗血小板薬・抗凝固薬を服用しているため，その取り扱いは周術期スタッフにとって必須の知識と言える．
> 抗血小板薬・抗凝固薬を休薬することはできないが，手術を行わざるを得ない場合には，術前に抗血小板薬・抗凝固薬を中止して未分画ヘパリンの持続静脈投与に置換する．手術開始の数時間前にヘパリンを中止し，術後一定の時間を空けてからヘパリン投与を再開する方法である．麻酔科医の判断によっては手術直前に硬膜外麻酔を行うこともある．この場合，硬膜外カテーテル挿入時だけでなく，術後の抜去時にも出血のリスクがあることを理解しておく必要がある．**カテーテル抜去は，ヘパリン中止から4時間後，または，ヘパリン投与再開の1時間前に行うことが推奨されている**[1]．

5 使用薬剤

- 局所麻酔薬のうち，ロピバカイン（アナペイン®）やレボブピバカイン（ポプスカイン®）が用いられる．同じ薬剤でも術中と術後では投与する濃度が異なることに注意する．術後は，一定の速度で持続注入を行いつつ，患者が疼痛に応じて追加投与（PCEA：patient controlled epidural analgesia）を行う方法が一般的である（5章3参照）
- 鎮痛効果増大や鎮痛時間延長を目的として，モルヒネやフェンタニルなどのオピオイドを添加することもある

6 術中・術後合併症

1 低血圧
- 交感神経遮断により低血圧が起こる．術後の場合，硬膜外薬剤注入の注入速度の低下や一時中止，輸液増量，昇圧薬投与などの対処を行う

2 呼吸抑制
- 硬膜外腔に投与する薬剤にモルヒネやフェンタニルなどのオピオイドが含まれている場合には，呼吸抑制の出現に注意が必要である

3 嘔気・嘔吐
- 血圧低下や硬膜外腔に投与されたオピオイドによって，嘔気・嘔吐を生じることがある

4 下肢運動麻痺

- 比較的頻度の高い合併症であり，硬膜外腔に投与する局所麻酔薬の影響で生じる．運動麻痺が発生した場合は，硬膜外腔への薬剤投与を中止し，麻痺が改善することを確認する．中止後も麻痺が改善しない場合は，血腫などのより重篤な合併症の可能性を考えて対応する必要がある

5 硬膜外血腫

- 硬膜外カテーテル挿入や抜去時の操作により血管損傷をきたして血腫を生じる可能性がある．発生頻度は10万〜15万人に1人程度．血腫による脊髄圧迫がある場合は緊急手術が必要となるため，すみやかにMRI・CTで評価を行う

6 硬膜外膿瘍・髄膜炎

- 硬膜外カテーテル刺入部の感染兆候に対して常に注意を払い，刺入部位に圧痛や発赤がみられる場合は早期にカテーテルを抜去する．硬膜外膿瘍により麻痺や髄膜炎を起こす可能性があるため，疑った場合には速やかに専門家にコンサルトする

7 硬膜穿刺

- 偶発的に硬膜穿刺した場合は，硬膜外麻酔を中止するか，別の高位からの硬膜外カテーテルを挿入する．硬膜穿刺により，術後に硬膜穿刺後頭痛（PDPH）をきたす可能性があり，その場合は硬膜外自己血パッチ術が必要となることがある

8 全脊髄麻酔

- 偶発的な硬膜損傷やカテーテルのくも膜下迷入によって，薬剤が脊髄くも膜下腔に投与される可能性があり，投与量が多い場合は全脊髄麻酔になり得る．疑われる場合は薬剤投与を中止し，呼吸不全と循環不全に適切に対応して意識の回復を待つ

9 局所麻酔薬中毒

- 局所麻酔薬の血管内注入によって起こる可能性がある

参考文献

1) 「肺血栓塞栓症／深部静脈血栓症（静脈血栓塞栓症）予防ガイドライン」〔肺血栓塞栓症／深部静脈血栓症（静脈血栓塞栓症）予防ガイドライン作成委員会／著〕，メディカルフロントインターナショナルリミテッド，2004

第4章 術中麻酔管理と合併症

4 神経ブロック

熱田 淳

ポイント
- 末梢神経ブロック全般に共通する神経損傷や局所麻酔薬中毒などのリスクに加えて，各神経ブロック特有の合併症について理解しておく．

1 末梢神経ブロックについて

- 末梢神経ブロックとは，末梢神経の周囲に局所麻酔薬を投与することで鎮痛を得る麻酔法である．エコーガイド下神経ブロック（図）も普及してきており，より安全で確実に施行できるようになっている
- 手術により，神経ブロック単独で行う場合と，神経ブロックと全身麻酔を併用する場合がある．また，神経ブロックを単回投与で行う場合と，カテーテル留置により持続投与する場合がある
- すべての神経ブロックに共通する合併症として，局所麻酔中毒，神経損傷，血腫，感染がある
- 一般に，エコーガイド下に行うことで安全性と確実性は高まるが，超音波画像を描出する技術を習得する必要がある．特に，針の先端を画面に描出しつつ操作することが必須であり，その技術の習得にはトレーニングを要する

2 神経ブロック施行前の管理

- 神経ブロック施行医は，術式に応じて使用する局所麻酔薬の種類と濃度，投与量を決定する．その際，手術執刀医の方針（例えば「手術終了直後に運動麻痺の有無を確認する」など）にも配慮する

図 エコーガイド下末梢神経ブロックで用いられるプローブ（探触子）

エコーガイド下末梢神経ブロックでは，リニアプローブ（左）が最も頻用される．高周波数で解像度が高いことが長所で，体表面の描出に優れており，多くの神経ブロックで有用である．逆に，深部の描出が必要な場合は，コンベックスプローブ（右）が使用される．そのほか，マイクロコンベックスプローブ，ホッケー型リニアプローブが使用されることもある

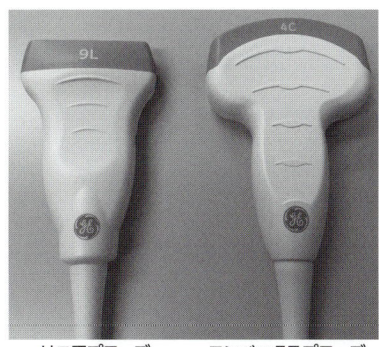

リニアプローブ　　コンベックスプローブ

- 患者評価では，一般的な術前評価に加えて，止血・凝固能のチェック，抗血小板薬や抗凝固薬の内服，アレルギー既往（特に局所麻酔薬）の有無を確認する．また，予想される術後の状態（感覚異常や運動麻痺の有無など）について，十分に患者に説明しておく
- 神経ブロックを安全に施行できる止血・凝固能のレベルや，抗血小板薬・抗凝固薬の休薬期間，術後の抗凝固薬の使用方法について，本邦で統一された見解は今のところ存在しない．施設ごとに基準を定めておく必要がある

3 神経ブロック施行後の管理

- 施行された神経ブロックの種類と使用麻酔薬について，病棟スタッフに確実に申し送りを行う．病棟スタッフは予想されるリスク（下肢ブロックでの運動神経麻痺による転倒リスクなど）に応じた対応が求められる
- 神経ブロックの種類によっては比較的多量の局所麻酔薬を使用することがあり，偶発的血管内注入のリスクもあることから，局所麻酔薬中毒の可能性を考慮しておく必要がある．めまいや耳鳴，口周囲の違和感，多弁などの初期症状を見逃さず，迅速に対応する必要がある

4 各種神経ブロックについて

周術期に施行される代表的な末梢神経ブロックについて概要を以下に記す．具体的な手技については，他書を参照されたい．

1 上肢の手術

- 腕神経叢ブロック：上肢の手術で用いられる．穿刺する部位により，斜角筋間アプローチ，鎖骨上アプローチ，鎖骨下アプローチ，腋窩アプローチがある．いずれの方法も合併症として血管穿刺，気胸がある．また，斜角筋間アプローチでは横隔神経麻痺が避けられないため，両側に施行することはできない．

使用する局所麻酔薬の濃度と投与量によっては，術後に上肢の運動麻痺をきたすことがある

2 体幹の手術

- 腹横筋膜面ブロック（TAPブロック）：下腹部手術，鼠径部の手術で広く用いられる
- 腹直筋鞘ブロック：腹部正中切開の手術，臍の手術，腹腔鏡手術に適応がある
- 腸骨鼠径神経ブロック：鼠径部，陰嚢の手術で用いられる
- 閉鎖神経ブロック：脊髄くも膜下麻酔で経尿道的膀胱切除術（TUR-Bt）を行う際，手術操作により内転筋が収縮して膀胱を損傷することを予防するために用いられる

3 下肢の手術

- **大腿神経ブロック**：大腿前面の手術，膝の手術に適応がある
- **坐骨神経ブロック**：足関節より遠位の手術に適応があり，大腿神経ブロックと併用で膝関節の手術に用いられることもある

　使用する局所麻酔薬の濃度と投与量によっては，術後に下肢運動麻痺をきたすことがある．

> **ワンポイント　深部静脈血栓症（DVT）予防と神経ブロック**
>
> 周術期に末梢神経ブロックを行う頻度は，近年飛躍的に増加してきている．その理由の1つに，周術期のDVT予防として低分子ヘパリン製剤を使用する施設の増加がある．すなわち，術後の比較的早期にヘパリン製剤を使用する際，硬膜外麻酔ではカテーテル抜去により硬膜外血腫を生じるリスクがあるため，硬膜外麻酔を行わず，術前または術直後の単回穿刺による神経ブロックを選択するケースが増加しているものと思われる．

第4章 術中麻酔管理と合併症

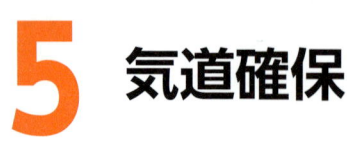

5 気道確保

吉村季恵

ポイント
- 術前から，麻酔中の気道確保の計画をたて，準備をしておく．
- 換気困難・挿管困難を合わせて気道確保困難と呼ぶが，術前に気道確保困難を予想し，その対策を立てる必要がある．

1 気道確保法

- **フェイスマスク**：短時間手術に用いられる場合もあるが，主に麻酔導入時に使用
- **声門上器具**：ラリンジアルマスクなど．比較的短時間の手術，誤嚥のリスクの少ない手術に用いられる
- **気管挿管**：最も確実な気道確保法．経口挿管や経鼻挿管もある．体位や術式により必要なチューブの種類を選択する

2 挿管困難の予測（表1）

- 術前に挿管困難を予測することが重要で，挿管困難が予想される場合は気道確保法の計画を立てておく

3 マスク換気困難の予測（表2）

- マスク換気困難予測は挿管困難予測よりはるかに重要．マスク換気困難であることは挿管困難のリスク因子でもある

表1 挿管困難予測因子

1）開口制限の有無：2横指（4〜6 m）
2）Mallampati 分類（図1A）：Class Ⅲ以上で挿管困難の可能性が高い．坐位で正面を向き，発声させずに舌を完全に突出させる．頸部が進展した状態ではスコアが下がる
3）肥満，小顎症の有無
4）下顎の可動域制限：下顎を前方に移動し，下の歯列を上の歯列より前方に移動できない
5）頸部の後屈制限がある
6）おとがい−甲状切痕間隔（6 cm以下），おとがい−胸骨切痕間隔（12.5 cm以下）（図1B）
7）挿管困難の既往
8）気道閉塞症状（睡眠時無呼吸，いびき，など），妊娠，気道周囲の病変の有無
9）気道確保困難の最良の予測因子は気道確保困難歴を調べること．次回につなげるためにも挿管困難があった場合には報告，記録，患者への説明が必要

表2 マスク換気困難予測因子

高いBMI
睡眠時無呼吸症候群
ひげ
歯がない，総入れ歯
年齢が55歳以上
Mallampati 分類がⅢ以上
男性
気道に腫瘍や腫瘤がある

地域で活躍する医師の必読誌！

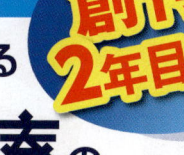

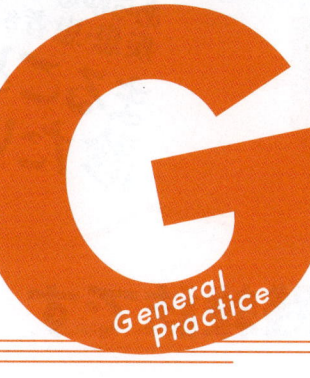

創刊2年目！

患者を診る　地域を診る　まるごと診る

総合診療の
Gノート
General Practice

地域の最前線でプライマリ・ケアに従事するスタッフにとっては非常に有益な雑誌です
（プライマリ・ケア医より）

患者を診る！地域を診る！まるごと診る！！

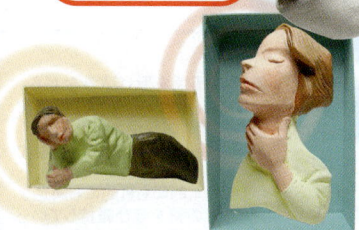

現実的かつEBMに基づいていて診療に直結します
（総合診療科 勤務医より）

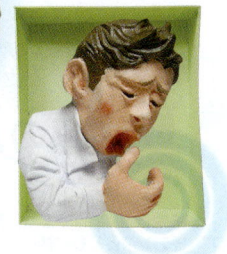

■ 隔月刊（偶数月1日発行）
■ B5判
■ 定価（本体2,500円+税）

羊土社 YODOSHA

患者を診る 地域を診る まるごと診る
総合診療の Gノート
General Practice

あらゆる疾患・患者さんをまるごと診たい！

そんな医師のための「総合診療」の実践雑誌です

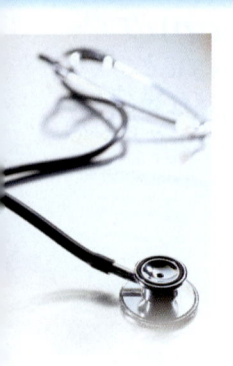

- **現場目線の具体的な解説**だから，かゆいところまで手が届く
- 多職種連携，社会の動き，関連制度なども含めた**幅広い内容**
- 忙しい日常診療のなかでも，**バランスよく知識をアップデート**

Keyword　地域包括ケア，2025年問題，高齢者医療，在宅医療，介護，緩和ケア，慢性疾患，薬の使い分け，小児診療，多職種連携，EBM，などなど

編集ボード
- 前野哲博 先生（筑波大学附属病院総合診療科 教授）
- 南郷栄秀 先生（東京北医療センター総合診療科 医長）
- 大橋博樹 先生（多摩ファミリークリニック 院長）

創刊直後より大好評 読者の声

非常に実践的であり，豊富なエビデンスとともに詳しく記載されている点は，現場で働く者にとってとてもありがたく参考になる
（後期研修医）

単なる説明ではなく，臨床上のクリニカルパールもうまく含めているのが素晴らしいと思います
（プライマリ・ケア医）

プライマリ・ケア医にとって大切なトピックスがわかりやすく解説されている
（大学病院 勤務医 総合内科）

専門外の開業医にとって，日常戸惑う視点に立って書かれている
（開業医 小児科）

"かゆいところに手が届く"そういった一冊です．指導医が教えてくれない内容がたくさんあります
（初期研修医）

今まであやふやだったところに対して明快なエビデンスと評価があり，大変役立つ内容であった
（薬剤師）

最新の情報を取り込みながら，EBMに基づいて，診療現場で役立つ形で情報提供されている
（市中病院 勤務医 総合診療科）

ボリューム的にも質的にも満足な内容．この質をぜひ維持していってほしいと思います
（診療所 医師）

新しい分野への雑誌と感じた
（大学病院 勤務医 循環器内科）

何よりも着眼点が面白い．今後に期待しています
（開業医）

連載も充実！

医療だけでなく，総合診療で知っておくべきあらゆるテーマを取り上げています！

忙しい診療のなかで，必要な知識を効率的に，バランスよくアップデートできます！

▶どうなる日本!? こうなる医療!!

これからの医療をめぐる環境がどう変わっていくのか，医療提供システムはどのように変わっていくべきかなど，さまざまなテーマを取り上げます！

掲載テーマ
「超高齢社会」「地域包括ケア」
「多職種協働」「住民主体の医療」
「医療・介護総合確保推進法」など

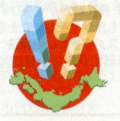

研修では教えてくれない！
▶ノンテクニカルスキル （編集／前野哲博）

地域医療のさまざまなフィールドで活躍する総合診療医にとって重要となるノンテクニカルスキル．体系的に学べて，日常活動に役立ちます！

掲載テーマ
「チームビルディング」「業務改善のしかた」
「仕事の教え方」「会議の進め方」
「コミュニケーションスタイル」など

医師として知っておくべき
▶介護・福祉のイロハ （編集／大橋博樹）

介護と福祉の仕組みについて，今さら恥ずかしくて聞けないレベルの基本から，現場で今日から使える知識と具体的な提案が満載です！

掲載テーマ
「介護認定審査の裏側」「訪問看護って？」
「通所サービスのあれこれ」
「在宅診療にかかわる保険点数」など

Common disease診療のための
▶ガイドライン早わかり
（編集／横林賢一，渡邊隆将，齋木啓子）

総合診療医が押さえておくべき各種ガイドラインのポイントをコンパクトにお届けします！

掲載テーマ
「睡眠障害」「骨粗鬆症」
「脂質異常症」「COPD」
「慢性腎臓病」「うつ病」など

▶誌上EBM抄読会
診療に活かせる論文の読み方が身につきます！
（編集／南郷栄秀，野口善令）

エビデンスを知っているだけでなく，現場での判断にどう活かしていくか，考え方のプロセスをご紹介します．実際のEBM抄読会を誌上体験！

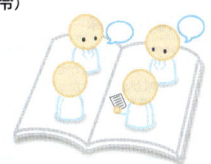

▶総合診療　十人十色

全国の各地域で診療している先生方に「この道を選んだ理由」「日常診療で思うこと」などをインタビュー．総合診療医のさまざまな横顔が見られます！

▶聞きたい！ 知りたい！ 薬の使い分け

日常診療で悩むことの多い治療薬の使い分けについて，専門医や経験豊富な医師が解説します！

掲載テーマ
「トリプタン製剤」
「抗パーキンソン病薬」
「抗凝固薬」「骨粗鬆症薬」「抗うつ薬・抗不安薬」など

▶思い出のポートフォリオを紹介します

印象に残ったポートフォリオの実例を難しかった点・工夫した点などにフォーカスしてご紹介いただくコーナー．ポートフォリオ作成・指導のヒントに！

なるほど！ 使える！
▶在宅医療のお役立ちワザ

在宅医療の現場で役立つツールや，その先生独自の工夫など，明日からの診療に取り入れたくなるお役立ちワザをご紹介！

掲載テーマ
「ポケットエコー」「ITツール」など

「Gノート」は年間定期購読がオススメです！

- **買い忘れの心配なし**
  発行後すぐにお手元に届きます
- **送料サービス**
  全国どこでも送料無料
- **知識のアップデート**
  継続的なご購読で、必要な知識を効率的に
  バランスよくアップデートできます！

現場で活躍中の執筆陣による
すぐに役立つ実践的な情報をお届けします

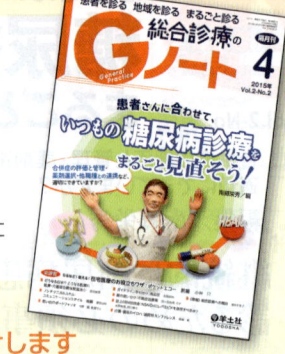

最新の情報は「Gノート」ホームページをcheck！！

http://www.yodosha.co.jp/gnote/

特集・連載の誌面見本もご覧いただけます！

Gノート ご購読お申し込みはこちらから

この用紙に必要事項をご記入のうえ羊土社書籍取扱書店へお持ちください．もしくは小社営業部へ直接ご注文ください．

☐ **年間定期購読**
（隔月刊／年6冊　本体 15,000円＋税）　　　年　　　月号より　　　年間

☐ **単冊購入**
（1冊　本体 2,500円＋税）　　　年　　　月号を　　　冊

ご注文・お問い合わせ先　羊土社
〒101-0052　東京都千代田区神田小川町2-5-1
TEL▶03-5282-1211　　FAX▶03-5282-1212　　E-mail▶eigyo@yodosha.co.jp
URL▶http://www.yodosha.co.jp/

<取扱店>

ふりがな
お名前

ご送付先　〒

TEL　　　　　（　　　　　）

E-mail※：

※お申し込みの確認をメールにてお送り申し上げますのでメールアドレスをご記入ください．
※弊社では羊土社メールマガジン，また小社出版物のご案内をさせていただいております．
　ご希望の場合には右に✓を入れてください．⇒ ☐羊土社メディカルON-LINEの配信を希望する

本用紙にご記入いただきました内容は，購読に関連するご連絡に使用させていただきます．また，ご本人の許可なく第三者へ提供することはございません．内容のご確認，修正，削除のご希望がございましたら，小社担当までご連絡をお願い申し上げます．尚，羊土社の個人情報の取扱いに関しては下記URLをご覧いただきますようお願い申し上げます．
http://www.yodosha.co.jp/ppi/index.html

[2015.4]

図1 A) Mallampati分類，B) おとがい－甲状切痕間隔（a）とおとがい－胸骨切痕間隔（b）

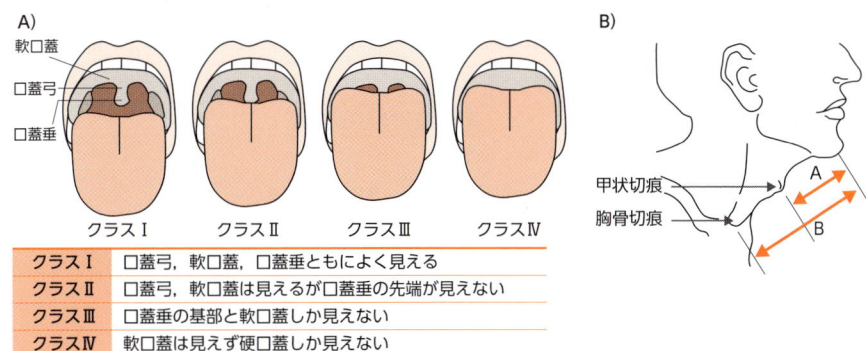

クラスⅠ	口蓋弓，軟口蓋，口蓋垂ともによく見える
クラスⅡ	口蓋弓，軟口蓋は見えるが口蓋垂の先端が見えない
クラスⅢ	口蓋垂の基部と軟口蓋しか見えない
クラスⅣ	軟口蓋は見えず硬口蓋しか見えない

A：文献1より引用，B：文献2より引用

> **ワンポイント 新しい気道評価法**
>
> Mallampati分類など上記の評価法は簡易でベッドサイドで行うことができるが，気道確保困難を予想するうえでの感度，特異度はそれほど高くないのが難点である．そこで術前に気道確保困難が疑われる患者には，気管支鏡やエコーで気道の解剖を評価する方法が新しく提唱されている．

4 術前準備と麻酔中の管理法（図2）

- 挿管困難の可能性があるが，マスク換気が可能である場合は，エアウェイスコープやMcGRATH®などのビデオ喉頭鏡による挿管を考慮する．頸椎症などで頸部後屈を避けたい場合も，ビデオ喉頭鏡を選択する
- 挿管困難と，マスクによる換気困難も予想される場合は，自発呼吸を残した状態での，気管支ファイバー挿管を選択する．覚醒（鎮静）下での局所麻酔薬の投与や挿管操作などが必要になるため，その必要性と方法について患者に説明し，協力を得ることが重要である
- 誤嚥の危険性がある症例が全身麻酔を行う場合は，誤嚥性肺炎を予防するため，確実な気管挿管が必要となる．緊急手術などでフルストマックなら特に誤嚥の危険性が高い．予定手術であれば絶飲食期間を設けているので，経口摂取，経管栄養が中止されているか確認する．胃食道逆流症候群，喉頭機能不全，胃内容貯留をきたしやすい患者（消化管通過障害，肥満，妊婦，糖尿病，オピオイド使用者など）は絶飲食を実施しても誤嚥に注意すべきである

5 気管挿管に伴う合併症

気管挿管に伴う合併症についてあらかじめ患者に説明しておく必要がある．

1 嗄声

- 発生率：全身麻酔後に40％．90％は3日以内に改善．10日以上続くものが2％程度．1カ月以上続くものが0.5％程度

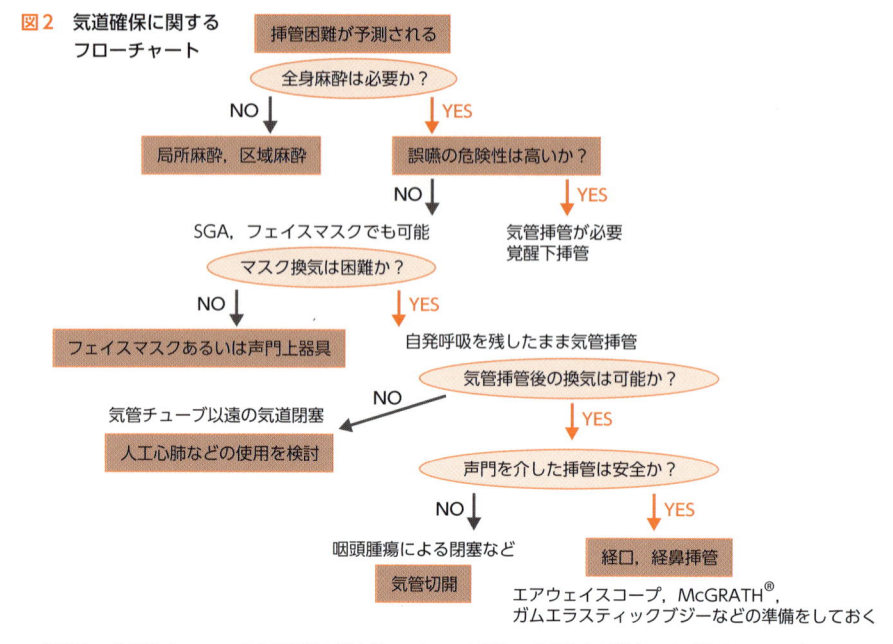

図2 気道確保に関するフローチャート

挿管困難が予測される
↓
全身麻酔は必要か？
- NO → 局所麻酔，区域麻酔
- YES ↓

誤嚥の危険性は高いか？
- YES → 気管挿管が必要 覚醒下挿管
- NO ↓

SGA，フェイスマスクでも可能
マスク換気は困難か？
- NO → フェイスマスクあるいは声門上器具
- YES ↓

自発呼吸を残したまま気管挿管
気管挿管後の換気は可能か？
- NO → 気管チューブ以遠の気道閉塞／人工心肺などの使用を検討
- YES ↓

声門を介した挿管は安全か？
- NO → 咽頭腫瘍による閉塞など／気管切開
- YES → 経口，経鼻挿管

エアウェイスコープ，McGRATH®，ガムエラスティックブジーなどの準備をしておく

- 原因：気管チューブや喉頭鏡操作による声門の血腫や浮腫，気管チューブによる直接的な刺激による声帯自体の変形や披裂軟骨脱臼，手術操作による反回神経麻痺など
- 治療法：挿管による嗄声は自然治癒によるものがほとんど．2週間以上の遷延例，嚥下困難（特に水分）を伴う場合は披裂軟骨脱臼や術操作による反回神経麻痺が疑われるので耳鼻科医の診察を受ける

2 歯牙損傷

- 全身麻酔では0.01〜12.1％の発生率．患者とのトラブルを避けるためにも術前より抜けそうな歯や欠けている歯を確認する．小児では6歳前後が乳歯の生え変わり時期であり特に注意する．成人では歯牙プロテクタを作成し導入前に装着してもらうこともできる．当院では歯牙プロテクタ未着用の歯牙損傷の発生率0.20〜0.72％に比べ着用では0.06％と有意に発生率が低かった

3 咽頭痛

- 発生率は全身麻酔の約40％．自然治癒が多いが，愛護的な気管挿管と胃管挿入を心がける．胃管挿管時の損傷を咽頭痛として訴えることもある

参考文献

1) Mallampati SR, et al：A clinical sign to predict difficult tracheal intubation: a prospective study. Can Anaesth Soc J, 32：429-434, 1985
2) Vaughan RS：Difficulties in tracheal intubation. second edition（Latto, I. P. & Vaughan, R. S. eds.）．pp79-87, Bailliere Tindall, 1997

第4章 術中麻酔管理と合併症

6 モニター

吉村季恵

ポイント

- 全身麻酔，脊髄くも膜下麻酔，硬膜外麻酔中に使用する必須モニターは日本麻酔科学会による安全指針で示されている．
- 追加で使用すべきモニターの適用・管理法・リスクを理解し，適切に使用する．

1 麻酔中のモニター指針（日本麻酔科学会）[1]

① 現場に麻酔を担当する医師が居て，絶え間なく看視
② **酸素化**のチェックについて：皮膚，粘膜，血液の色などを看視．パルスオキシメータを装着すること
③ **換気**のチェックについて：胸郭や呼吸バッグの動き及び呼吸音を監視．全身麻酔ではカプノメータを装着する．換気量モニターを適宜使用する
④ **循環**のチェックについて：心音，動脈の触診，動脈波形または脈波のいずれか一つを監視する．心電図モニターを用いる．原則として5分間隔で血圧を測定し，必要ならば頻回に測定する．観血式血圧測定は必要に応じて行う
⑤ **体温**のチェックについて：体温測定を行う
⑥ **筋弛緩**のチェックについて：筋弛緩モニターは必要に応じて行う
⑦ **脳波モニター**の装着について：脳波モニターは必要に応じて装着する

2 必須モニターの特徴

1 パルスオキシメーター

- 健常な成人の経皮的酸素飽和度（SpO_2）の正常範囲は96〜99％
- 一酸化炭素中毒，メトヘモグロビン血症，メチレンブルーやインジゴカルミンなど色素注射，低灌流，体動，マニキュアなどにより値が変化する

2 カプノメーター

- 呼気終末二酸化炭素分圧（end-tidal CO_2：$EtCO_2$）は動脈血の二酸化炭素分圧に近似している．全身麻酔中の正常範囲は30〜40 mmHg

3 心電図モニター

- 不整脈や心筋虚血の早期発見を目的とする．一般的には3誘導を選択し，P波が最もよく見えるⅡ誘導を表示する．心筋虚血や不整脈の発生リスクの高い症例には5極誘導を選択する．Ⅱ誘導と前胸部誘導（V誘導）を表示することで術中の虚血検出率は80％に上昇する

4 **血圧測定（非観血的）**
- 体動，不整脈は測定値の信用不能となることがある．カフの幅は上腕の2/3の長さのものを準備する．適正でないと測定値が不正確になる

5 **体温計**
- 連続モニターとして，膀胱温，咽頭温，食道温，鼓膜温などで測定する

3 追加すべき一般モニターの特徴

1 **観血的血圧測定**
- **適応**：厳密な動脈圧コントロールが必要な手術，頻回な採血が必要な場合
- **合併症**：動脈ライン留置は安全な手技であり，大きな合併症は1％未満．内訳は一時的な橈骨動脈の閉塞（19％），血腫（14％），限局的な感染（0.72％），出血，敗血症，永久的な虚血障害，血栓，仮性動脈瘤，動静脈ろう，空気塞栓，神経損傷，大腿動脈解離
- 2014年の報告[2]ではカテーテル関連感染症の原因にはなりにくいとされているが，穿刺時には清潔な操作を心がけるべきである

2 **筋弛緩モニター**
- 筋弛緩薬の効果や回復度を評価する
- ルーチンでの使用が望ましい．筋弛緩薬の拮抗薬を投与する場合，筋弛緩薬の投与量を厳密に調節する場合（重症筋無力症，神経モニタリング使用時など）は必須

3 **麻酔深度モニター**
- 脳波を用いたBIS（bispectral index）などが一般的．術中は40～60を目標とする
- 完全静脈麻酔施行時は必要量の個人差が大きいので麻酔深度モニターの装着が必要

4 侵襲性の高い循環モニター

術前にリスクの説明と同意が必要．

1 **中心静脈カテーテル**
- 中心動脈圧を測定．右内頸静脈を選択することが多いが，鎖骨下静脈，大腿静脈も選択される
- **適応**：大量出血が予測される手術，心機能低下症例，カテコラミンなどの薬剤の使用，透析患者の長時間手術，術後管理で必要な場合など
- **合併症**：機械的合併症は0～12％とさまざまに報告[3]されているが，術者の技術，経験，また合併症の定義によるためばらつきがある．合併症は主に動脈穿刺，気胸，縦隔気腫，血胸，周囲の神経損傷を含む．最も多い動脈穿刺については凝

固異常のある患者では特に注意が必要
- 合併症軽減のため，エコーガイド下での中心静脈カテーテル挿入が望ましい

2 肺動脈カテーテル

- 肺動脈圧・肺動脈楔入圧，右房圧，心拍出量などの測定．心拍出量の連続的な測定も可能
- **適応**：心臓血管手術，心不全の患者の手術など
- **合併症**：最も重篤な合併症に肺動脈破裂がある．頻度は0.001～0.47%で，発症すると死亡率は50%程度．肺高血圧，高齢，凝固機能異常，ステロイド長期服用，手術による低体温，手術による心臓の操作がリスク因子であり，以上の患者は特に注意してカテーテルを扱う必要がある．
 その他の合併症として，中心静脈カテーテル挿入と同様のものに加え，仮性動脈瘤，壁在血栓，心内膜炎，静脈内空気塞栓，右脚ブロック，不整脈などがある

3 経食道心エコー

- **適応**：心臓血管手術，心機能が低下した非心臓手術，下大静脈の腫瘍塞栓など．原因不明の低血圧が持続し，心筋梗塞，空気塞栓を疑うとき
- **合併症**：口腔内の損傷，食道穿孔，消化管出血など．食道静脈瘤，胃静脈瘤，食道に接する動脈瘤があれば使用は慎重に行うべきである

> **ワンポイント** 術中に使用する脳神経モニター
>
> ・**近赤外線脳酸素モニター**：連続的かつ非侵襲的に脳循環代謝バランスをモニターできる．相対的変化が重要で，麻酔開始前にコントロールの値を測定する．心臓血管手術や頸動脈狭窄を有する患者で使用される．
>
> ・**運動誘発電位**（motor evoked potemtial：MEP）や**体性感覚誘発電位**（sensory evokedpotential：SEP）などの誘発電位．近年は，視覚誘発電位（visual evoked potential：VEP）なども使用されている．プロポフォールとレミフェンタニルを用いた完全静脈麻酔を使用する場合が多い．MEP施行時は，筋弛緩薬の使用も制限される．神経モニターに適した麻酔法を選択することが重要．

参考文献
1) 「安全な麻酔のためのモニター指針」，日本麻酔科学会，2014
2) O'Horo JC, et al：Arterial catheters as a source of bloodstream infection: a systematic review and meta-analysis. Crit Care Med, 42：1334-1339, 2014
3) Akmal AH, et al：The incidence of complications of central venous catheters at an intensive care unit. Ann Thorac Med, 2：61-63, 2007

第5章 術後疼痛管理

1 痛みとその評価法

渡邉恵介

ポイント
- チームで情報を共用できる簡便な評価法を使用する．
- 痛みの強度だけではなく，性状や誘発因子を問診する．
- 丁寧に診察することは患者の満足度を向上する．

1 術後痛を評価しよう

　術後の痛みは周術期における患者満足度に直結する問題である．適切に評価し数値化することは，チーム内での情報の共有や鎮痛処置の評価，アウトカム測定に必要である．しかし痛みとは不快な感情の体験（ワンポイント参照）であり，感情の量を客観的に数値化することは難しい．以下の評価法からチーム内で測定する項目を決めておく．

　一方，痛みを記述することが重要である．患者の表情や姿勢を観察する．創部痛以外にも，筋肉痛や虚血痛，神経障害性痛を訴えるときもある．痛みとともに，痛みによりどの程度の機能障害（不眠，体動や歩行の制限）が引き起こされているかを判断する．

> **ワンポイント　痛みは感情である**
> 国際疼痛学会では「痛みは実際に何らかの組織損傷が起こったとき，または組織損傷を起こす可能性があるとき，あるいはそのような損傷の際に表現される，不快な感覚や不快な情動体験」と定義している．意味することは，組織損傷があるなしにかかわらず，不快な感覚を体験した患者が「痛い」と言えばすべて痛みとして扱うことが要求されている．痛みは感覚であるとともに「つらい感情」なのである．
> 患者の痛み（つらい感情）を丁寧に診察する行為自体が，患者の苦痛を緩和する．さらに痛みの評価を患者に伝え迅速に対応することが重要である．

2 VAS（visual analogue scale）（図1）

　現在のところ最も正確に痛みの強さを評価する指標とされている．左端に「無痛」と記し，右端に「想像できる最も強い痛み」と記した100 mmの直線に，患者の痛みをマークさせ左端からの距離を測定する．直線上に目盛を入れてはならない．また，想像できる最も強い痛みを，例えば「無麻酔で爪を剥ぐような」などと説明する必要がある．

　この数値は連続変数として統計処理で扱えることが優れている．しかし100 mmの直線を示した用紙を必要とし，小児や高齢者に検査の意味を理解させることが難しく術後に行うことは煩雑である．

図1 VAS (visual analogue scale)

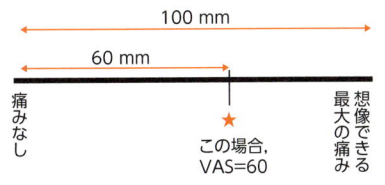

100 mm (10 cm) の線を描き，左側が「痛みなし」，右側が「最大の痛み」とする．どの程度の痛みか，その場所にたて線を引いてもらう．左からの距離をはかり mm で記録する

図2 face scale

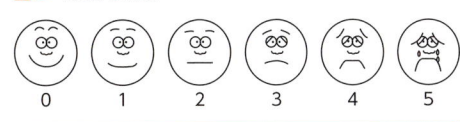

スコア	痛み
フェース0	痛みが全くなく，とても幸せである
フェース1	わずかな痛みがある
フェース2	軽度の痛みがあり，少し痛い
フェース3	中等度の痛みがあり，辛い
フェース4	かなり痛みがあり，とても辛い
フェース5	耐えられないほど痛みがある

感じている痛みの強さを，痛みを表している顔の絵で選ぶ．
文献1を参考に作成

3 NRS (numerical rating scale)

0から10までの11段階に区切り「痛みのない状態を0，想像できる最大の痛みを10として，今の痛みを教えてください」と問う．VASより簡便であるが，連続指標ではなく集めた測定値はノンパラメトリック検定を必要とする．VASと同様に検査の意味を理解させるのは難しい．

4 VRS (verbal rating scale)

言葉により痛みの強さを段階的に評価する．(0：痛みなし，1：少し痛い，2：痛い，3：耐え難い痛み，などと分ける)．簡便であり，術後のベッドサイドで行うに適している．

5 face scale (図2)

笑顔から泣き顔まで段階的に描かれた表情を見せ，最も患者に当てはまるものを選ばせる．小児や高齢者にも使用しやすい．

6 プリンスヘンリー痛みスケール (表1)

術後痛を咳嗽・深呼吸などの機能面から評価したスケールで有用である．

表1 プリンスヘンリー痛みスケール

0	咳をして痛まない
1	咳をすると痛むが，深呼吸では痛まない
2	深呼吸をすると痛むが安静にしていれば痛まない
3	多少安静時痛はあるが鎮痛薬は必要でない
4	安静時痛があり，鎮痛薬が必要である

参考文献
1) Whaley, L. & Wong, D.：Nursing Care of Infants and Children. ed 3. p.1070, 1987

第5章 術後疼痛管理

2 神経学的評価法

渡邉恵介

- 急激・激烈な発症は硬膜外血腫の可能性を考える．
- 神経障害部位の範囲を丁寧に診察する．

1 術後神経障害の原因

　神経学的評価が問題となる状況は，①伝達麻酔にかかわる合併症，②血管穿刺時の異常，③術中の体位や固定具による圧迫，④手術操作による神経損傷，などで患者とのトラブルになりかねないデリケートな問題を含んでいる（ワンポイント参照）．患者の訴えに迅速に対応することが肝要である．

> **ワンポイント　トラブルケースへの対応**
> 　原因となる手技を行った医療者は，素直に遺憾の意を示すべきである．しかし手技に合併症はつきものであり，医療過誤でなければ謝りすぎず理不尽な落ち度は認めない．医療過誤であると患者に誤った認識をもたれることは，患者の予後を悪化させる（補償問題などが発生すれば痛みが慢性化する）．安易に麻酔手技が原因とされることが多いが，診断は慎重に行う．
> 　重篤な神経障害には当事者だけではなくチームで，できるだけ迅速かつ丁寧に対応する．病因の診断に目が向きがちであるが，原因の如何にかかわらず早期に治療を開始することが大切で，メチコバール®などの副作用の少ない投薬から開始し，早急に専門医に相談する．

2 神経障害を疑う際の診察

　いつ，どこに，どのように発症したのかを問診する．伝達麻酔を施行していれば，穿刺椎間レベルとそのときの様子を確認する．穿刺困難で難渋していれば術後血腫の可能性を想起する．穿刺時に電撃痛があれば針による神経損傷の可能性がある．また術中の体位，手術時間，術式などの情報を集める．
　痛みがあれば，その性状を確認する．ビリビリ，チクチク，刺し込むようなどと表現される痛みや，アロディニア（異痛症：触るだけで痛みを誘発），知覚鈍麻，知覚過敏の存在は神経障害を疑う．
　病因の主座がどこにあるかを考えながら神経学的所見を取る．アロディニアがあり痛みが強い患者に対しては，患部を触ってよいか確認してから診察する．デルマ

図　シェーマ

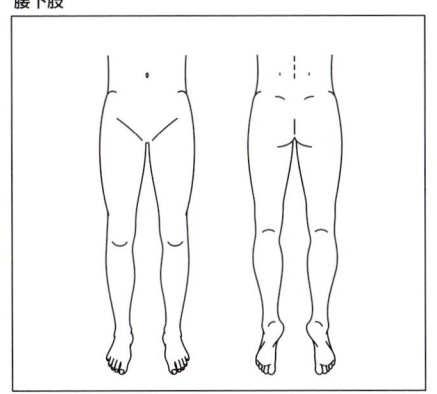

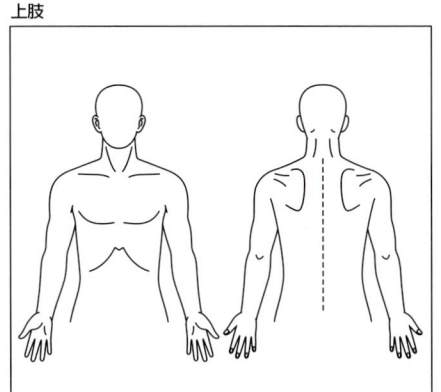

腰下肢　　　　　　　　　　　　　　上肢

トームを想定しながら知覚異常の範囲を確認する．筆やティッシュペーパーを"こより"状にして触覚やアロディニアを調べ，シェーマ（図）に異常範囲を記載する．徒手筋力検査や深部腱反射，バビンスキー反射などを大まかに検査する．

3 脊髄くも膜下麻酔時の神経障害

- 馬尾神経損傷：腰椎穿刺時に電撃痛があり，単神経根領域に神経障害があればスパイナル針による馬尾神経損傷を疑うが頻度は高くない
- 一過性神経障害：よく遭遇する病態は局所麻酔薬の毒性による一過性神経障害（transient neurologic symptom：TNS）で，その症状は一時的に起こる臀部や下肢の軽微なしびれ・痛みなどの知覚障害である
- 痛みが激烈で麻痺を伴い経時的に悪化すれば血腫を疑って脊椎MRIを撮影する

4 硬膜外麻酔時の神経障害

- 脊髄くも膜下麻酔と同様に穿刺時のエピソードを確認する
- 神経根損傷：穿刺領域の片側神経障害があれば神経根損傷を疑う
- 持続硬膜外麻酔をしている際には麻酔薬による知覚鈍麻や運動神経麻痺との鑑別が問題となる
  対応：持続投与の中止・減量を検討する
- くも膜下腔へのカテーテル迷入や硬膜損傷があれば強い運動神経麻痺が出る
- 経時的な観察により麻痺が進行するようであれば血腫を疑うが，通常，激烈な痛みを当該神経領域に伴う

5 血管穿刺時の神経障害

- 穿刺時の放散痛や血腫形成があれば，神経障害を発症する可能性を念頭に置いて観察する．しびれや異常知覚の広がる範囲を調べる
- 複合性局所疼痛症候群：色調変化や腫脹の有無，皮膚温や汗の程度に左右差があれば難治性である複合性局所疼痛症候群に移行する可能性があり，神経内科医やペインクリニック医に早期に介入を依頼する

6 絞扼性神経障害

- 術中の体位や下肢支持具により末梢神経障害をきたす
- 末梢神経の支配領域に一致した痛みや感覚異常，アロディニアを訴える
- 絞扼され損傷した末梢神経を軽く殴打すると痛みが放散する（Tinel sign）
- 下垂足：脊髄くも膜下麻酔で切石位の手術を行った際の合併症
- 前脛骨筋の麻痺だけであれば下腿固定具による腓骨神経麻痺，股関節の外転筋群の筋力低下（主にL5）を伴えば，腰神経叢損傷や伝達麻酔による神経根症を疑う．障害部位を明らかにするためには神経伝導速度検査が必要である

7 手術操作

- 骨盤腔の手術ではレトラクターによる大腿神経圧迫などの腰神経叢損傷の可能性を考える
- 大動脈瘤手術では脊髄虚血が有名であるが，他の手術操作でも外腸骨動脈虚血による大腿神経損傷の可能性がある
- 長時間のタニケット使用による橈骨神経障害なども知っておく必要がある

3 患者調節型鎮痛法

藤原亜紀

> ● PCAは患者主導の優れた鎮痛法である．患者が安全かつ安楽に過ごせるように医療者が調整する必要がある．

1 患者調節型鎮痛法（patient controlled analgesia：PCA）とは

　患者が痛みを感じたときに，患者の判断で患者自身が操作することにより，鎮痛薬を投与し鎮痛を得る方法である．従来の鎮痛法は，患者が痛みを訴えてから看護師が評価して医師に報告し，医師が鎮痛薬を処方し，それから鎮痛薬が患者に投与されるという流れであった．これでは，患者が医療者に遠慮して痛みを我慢したり，患者が痛みを訴えてもそこから処置がなされるまでの間に苦痛を与えてしまう．
　PCAを用いることにより，患者が必要に応じて鎮痛薬を投与できるようになるため，苦痛を減らすことができる．

2 安全に鎮痛を行うために

　患者に鎮痛の主導権を渡すためには，PCAに用いるオピオイドや局所麻酔薬の薬液量および濃度，持続投与流量，ボーラス1回投与量，ロックアウト時間などを医療者が設定する必要がある．
　手術の侵襲や患者の状態から術後の必要鎮痛量を想定して設定する．必要鎮痛量を判定する方法は，上からのタイトレーション（滴定）と下からのタイトレーションがある．

- **上からのタイトレーション**：持続投与量を想定される必要鎮痛量の上限から開始し，患者状態を見ながら漸減していく方法．利点は，患者が麻酔から目覚めた時点から痛みを自覚することがほとんどなく，咳や体動などの強い刺激のときのみPCAを使用するだけでよいので，患者満足は高くなる．しかし，副作用が強く出る可能性があり，十分な観察を怠ると生命の危機に直結する．さらに術後経過とともに創部痛が緩和されると鎮痛必要量も減少するので，相対的に過量投与になりえる
- **下からのタイトレーション**：持続投与量を想定される必要鎮痛量の下限から開始し，患者状態を見ながら漸増していく方法．利点は，呼吸抑制などの生命の危機に直結する副作用を起こす可能性が低いことである．欠点は，患者を痛がらせる時間が必ず存在することである

表　奈良県立医科大学附属病院でのPCEA処方の一例

手術部位	年齢	薬品	規格	量
上腹部開腹手術	30歳〜69歳	フェンタニル注射液	0.5 mg/10 mL	3管
		ドロレプタン®	25 mg/10 mL	0.3瓶
		アナペイン®	200 mg/100 mL	2.67袋
	70歳以上	フェンタニル注射液	0.5 mg/10 mL	2管
		ドロレプタン®	25 mg/10 mL	0.2瓶
		アナペイン®	200 mg/100 mL	2袋
		生理食塩水	100 mL	0.78瓶

持続投与：4 mL/時間，PCA：3 mL/回，ロックアウト時間：1時間

> **メモ　PCEA処方の注意**
> 患者の全身状態や術中の出血量なども考慮し，局所麻酔薬や麻薬の投与量を適宜増減する．

　実際は，痛みの閾値は個人差があり，鎮痛薬の必要量に決まった計算式は存在しないため，経験と患者状態を勘案しながら薬液量や濃度，持続投与流量，ボーラス1回投与量，ロックアウト時間などを設定し，さらに術後回診で痛みや副作用の程度を評価したうえで，安全かつ安楽な量を投与できるように調整する．
　当院での実際のPCEA処方の例を示す（表）．

3 PCEAとivPCA

　術後に用いるPCAの方法には硬膜外投与（PCEA）と静脈内投与（ivPCA：図）がある．術後早期に静脈路が抜去される予定の患者には皮下投与（isPCA）も可能であるが，多くは前2者であるため，それらについて述べる．

- **PCEA**：硬膜外腔にカテーテルを留置して行う．手技に熟練が必要であり，硬膜外血腫や膿瘍など重篤な合併症を起こし得る．手技が手間取った場合，患者にストレスを与える．禁忌は，止血凝固機能異常，易感染状態，全身状態が著しく悪い，穿刺部位に感染がある，意思疎通が困難，術後に抗凝固療法などを予定している患者である．ivPCAに比べ，安静時も体動時も鎮痛効果が強い．さらに，局所麻酔薬を併用することにより，オピオイド使用量を減じることができ，副作用発現を減じられる．硬膜外カテーテル留置高位に応じて局所麻酔薬投与量は考慮が必要である．胸椎レベルでは血圧低下が，下位胸椎から腰椎レベルでは下肢筋力低下が起こりやすい
- **ivPCA**：末梢静脈路から投与できるため手技の熟練を必要としない．止血凝固機能異常のある患者にも施行可能であり，多くの患者がその恩恵を受けることができる．PCEAに比しオピオイドを多く使用するため，嘔気・嘔吐，掻痒感，便秘，眠気などの副作用は多くなる．それぞれに応じた対策が必要である

図　ivPCA の装置と模式図

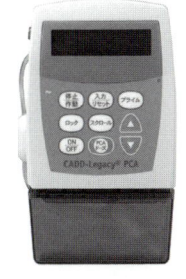

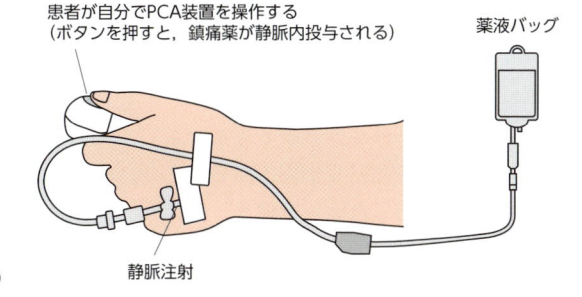

患者が自分でPCA装置を操作する
(ボタンを押すと，鎮痛薬が静脈内投与される)

薬液バッグ

PCA装置（機械式の場合）

静脈注射

4　PCEAとivPCAの使い分け

　PCEAは，硬膜外鎮痛を行うことが可能な手術部位で，抗凝固療法などを行う予定がなく，硬膜外穿刺が禁忌でない患者が対象となる．消化管運動の早期回復という点からも消化管手術にはPCEAが良い適応である．

　硬膜外穿刺が禁忌の場合や患者が拒否する場合にはivPCAを行う．近年，深部静脈血栓症対策として術後早期に抗凝固療法を開始する症例も増加しており，ivPCAによる疼痛管理も増加している．

> **ワンポイント　制吐薬による錐体外路症状**
>
> 　PCEAやivPCA中の麻薬による嘔気対策としてドパミンD_2受容体遮断薬であるドロペリドール（ドロレプタン®），ハロペリドール（セレネース®），メトクロプラミド（プリンペラン®）などを併用する場合，錐体外路症状に注意が必要である．錐体外路症状が出現した場合，直ちに投与を中止し，他の鎮痛法を考慮する．多くは一過性であり，投与を中止すれば回復するが，患者本人や家族の動揺は強く，十分な説明が必要である．高齢者に多いとされるが，若年者にも注意が必要である．

4 鎮痛薬の使い方

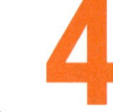

藤原亜紀

> **ポイント**
> - 痛みの部位や性状を注意深く聴取する．
> - 必要に応じて身体所見や画像所見をとり，総合的に痛みの原因を判定する．
> - 痛みの原因に応じた薬剤を使う．

1 多くは術創部の痛み（侵害受容性痛）である

　侵害受容性痛には，オピオイドや非ステロイド性抗炎症薬（NSAIDs），アセトアミノフェンが有効である．術後数日〜1週間程度で軽減するため，その期間は積極的に鎮痛薬を使用し患者の苦痛を減らす．

　PCEAやivPCA使用例ではそれらを積極的に活用する．オピオイドには内服薬・注射薬・坐剤・経皮吸収薬とさまざまな剤形がある．癌性痛のみに適応のある薬剤・剤形もあるため非癌性痛患者に対して使用する際（例：人工股関節置換術など）には注意が必要である．

　オピオイドとNSAIDsの併用には相加・相乗効果があるため，NSAIDs禁忌の症例でなければ併用する．NSAIDs禁忌の場合は，アセトアミノフェンを併用する．近年，トラマドールとアセトアミノフェンの合剤（トラムセット®）が発売され，消化性潰瘍や腎機能障害のある症例に対して使用できる．

　オピオイドの種類と非癌性痛に対して使用できる剤形を**表1**に示す．

表1　オピオイドの剤形と適応

成分	用法	薬品名	適応
モルヒネ	内服	塩酸モルヒネ	激しい痛み
	注射薬	モルヒネ塩酸塩	激しい痛み
フェンタニル	内服	アブストラル®	癌性痛
	注射薬	フェンタニル注射液	激しい痛み
	貼付薬	デュロテップ®パッチ，ワンデュロ®	癌性痛・非癌性痛
ブプレノルフィン	注射薬	レペタン®	麻酔補助・術後痛
	坐剤	レペタン®坐剤	術後痛，癌性痛
	貼付薬	ノルスパン®テープ	変形性膝関節症・腰痛症
ペンタゾシン	内服	ペンタジン®錠	癌性痛
	注射薬	ペンタジン®注射液	術後痛・癌性痛

注：モルヒネは非常に多種類の薬剤があるため，非癌性痛で使用可能なものだけを示す．
　　オキシコドンは各剤形があるがすべて癌性痛のみの適応であるため割愛．

> **ワンポイント　術前からオピオイドを使用している患者の周術期管理**
>
> 緩和医療への認識が高まり，担癌患者に対して以前よりオピオイドが使用されるようになった．さらに非癌性痛に対しても一部のオピオイドが使用可能になったことから，術前からオピオイドを使用している患者の麻酔管理を行う機会が増えた．
> 注意することは，決して急にオピオイドを中止してはいけないこと．退薬症状が起こり，時には生命に危険が及ぶこともある．術前のオピオイドは必ず継続し，手術侵襲によって加わる痛みに対してさらに必要な量のオピオイドを追加する．
> 術後に内服が不可能な状態が予想される症例（消化管手術など）では，投与経路を変更し継続する（注射，経皮，坐剤）．その際は換算表（表2）に従って計算する．

表2　オピオイド換算表

経口・坐剤・経皮	経口モルヒネ（mg/日）	30	60	120	240
	モルヒネ坐剤（mg/日）		40	80	160
	オキシコンチン®（mg/日）	20	40	80	160
	フェントス®テープ（mg/日）	1	2	4	8
	デュロテップ®MTパッチ（mg/日）	2.1	4.2	8.4	16.8
	コデイン（mg/日）	180			
	トラマール®（mg/日）	300			
	レペタン®坐剤（mg/日）	0.5	1.2		
静脈・皮下	モルヒネ（mg/日）		30	60	120
	フェンタニル（mg/日）		0.6	1.2	2.4
	オキファスト注®（mg/日）		30	60	120

奈良県立医科大学 緩和ケアチームで使用している換算表（平成21年7月）をもとに作成

2 神経障害による痛み

術中の体位や，術操作，硬膜外麻酔や脊髄くも膜下麻酔による神経損傷，薬剤性神経障害などさまざまな原因で起こり得る．神経障害性痛に対して，NSAIDsは無効なだけでなく有害である．注意深い診察から神経障害性痛の関与が疑われた場合は，他のアプローチが必要となる．

内服が可能であれば，抗痙攣薬，抗うつ薬，抗不安薬を考慮する．内服が不可能な場合は，NMDA受容体拮抗薬やリドカイン（キシロカイン®）を考慮するが，リドカインは不整脈の発生に注意が必要である．

障害神経に対するステロイド注入や交感神経節ブロックなどの神経ブロック治療は有効であるが，全身状態が安定し，止血凝固機能に問題がない場合に限られるため，術直後からの施行は困難な場合が多い．

図に神経障害性疼痛診断アルゴリズムを示す．

3 注意が必要な痛み

注意が必要な痛みとして，くも膜下出血やイレウスなどの疾患，弾性ストッキン

図　神経障害性疼痛診断アルゴリズム（文献1より引用）

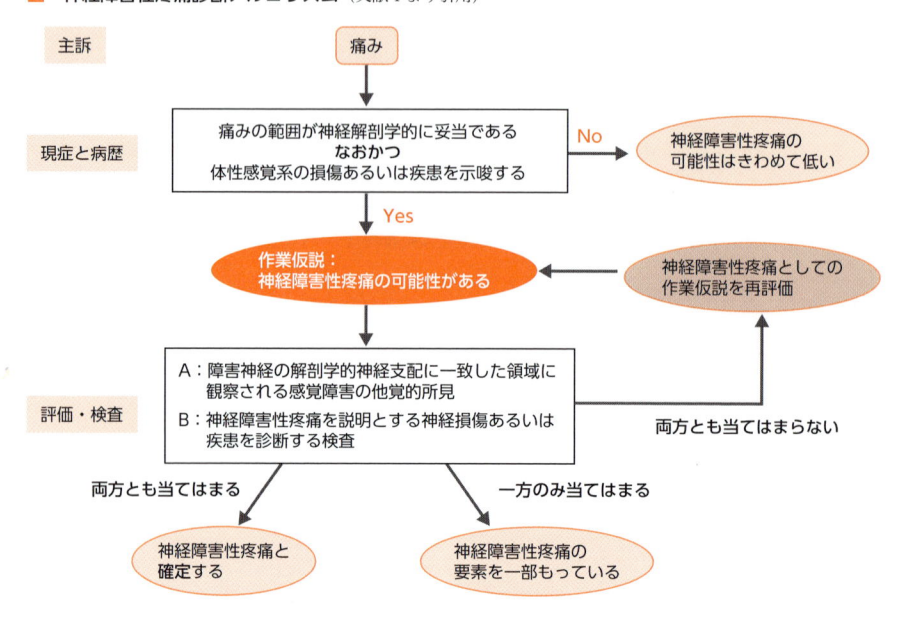

```
主訴                          痛み
                               ↓
現症と病歴      ┌─────────────────────────┐
               │ 痛みの範囲が神経解剖学的に妥当である │ No    ┌─────────────┐
               │ なおかつ                          │─────→│ 神経障害性疼痛の │
               │ 体性感覚系の損傷あるいは疾患を示唆する│      │ 可能性はきわめて低い│
               └─────────────────────────┘      └─────────────┘
                              │Yes
                      ╭───────────────╮        ╭───────────────╮
                      │ 作業仮説：       │←──────│ 神経障害性疼痛としての│
                      │ 神経障害性疼痛の可能性がある │       │ 作業仮説を再評価    │
                      ╰───────────────╯        ╰───────────────╯
                              ↓                              ↑
評価・検査    ┌─────────────────────────┐
              │ A：障害神経の解剖学的神経支配に一致した領域に │
              │    観察される感覚障害の他覚的所見          │
              │ B：神経障害性疼痛を説明とする神経損傷あるいは│ 両方とも当てはまらない
              │    疾患を診断する検査                    │
              └─────────────────────────┘
          両方とも当てはまる        一方のみ当てはまる
                  ↓                      ↓
          ╭─────────╮          ╭─────────╮
          │神経障害性疼痛と│          │神経障害性疼痛の│
          │確定する     │          │要素を一部もっている│
          ╰─────────╯          ╰─────────╯
```

グなどの締めつけによる虚血，帯状疱疹，ギプス固定後のCRPS（複合性局所疼痛症候群），硬膜外血腫や膿瘍がある．これらはいずれも強い痛みを起こし，それぞれに迅速な対応が必要な疾患である．患者が強い痛みを訴えているにもかかわらず漫然とNSAIDsを投与している事態があってはならない．患者が痛みを訴える部位を実際に視て（色調変化，腫脹，熱感，皮疹），触って（皮膚温，発汗），痛みの原因を診断する．

ワンポイント　帯状疱疹痛

周術期は帯状疱疹を発症するリスクが高い．帯状疱疹の治療は，発症72時間以内に抗ウイルス薬を投与することである．患者が痛みを訴えたときは，必ず皮疹の有無を確認する．また，発症早期（2週間以内）に集中的に神経ブロックを施行することにより，帯状疱疹後神経痛への移行を抑制する可能性があり，ペインクリニックへの早期の紹介も重要である．

参考文献
1）「神経障害性疼痛薬物療法ガイドライン」（日本ペインクリニック学会神経障害性疼痛薬物療法ガイドライン作成ワーキンググループ/編），p15，真興交易医書出版部，2011

5 遷延性術後痛

井上聡己

ポイント
- 術後少なくとも2カ月続く慢性疼痛.
- 乳癌, 肺癌術後に生じやすい.
- 周術期チームでの認識は低い.

1 定義

①外科的操作後に出現する, ②術後少なくとも2カ月続く, ③腫瘍の残存, 慢性感染などほかの原因による痛みを除外する, ④術前から存在した痛みを精査のうえ除外するものとされる.

2 遷延性術後痛の成因

術後痛は一般的にみられる術後の治癒過程である. 当然ながら手術部位の組織が損傷することや炎症反応が起こることによって痛みが生じる. 術後痛は手術直後が最も痛く, 安静時の痛みは1〜5日程度で軽減していくのが普通である. しかしながら損傷部分で炎症が続く, または瘢痕形成部が神経を圧迫するなどすると痛みが遷延する場合がある. また, 術中に神経を損傷すると神経障害性疼痛となり病的な痛みが遷延する. さらに術中, 術後の神経への血行障害も関連するといわれる. 痛みが強い部分は交感神経緊張などで血流が阻害される場合があり増悪因子となる. また, 血流阻害は発痛物質などの組織からのクリアランスを低下させ炎症が遷延する. 中枢神経と末梢神経の常態的な興奮により痛みは増幅していく (痛みの悪循環説: 図). 神経が損傷している場合, 損傷部位での異常ナトリウムチャネルの発火, 知覚神経と交感神経との短絡などさまざまな異常修復が起こり正常な知覚神経活動が行われなくなる.

3 症状

損傷された神経の支配領域の感覚低下やしびれ感がみられる. 感覚は低下があるにもかかわらず, 本来痛みのない刺激でも痛みを感じるアロディニアといった現象が生じる. 患者の表現としては「灼けつくような痛み」,「電気で刺すような痛み」など普段経験しない異常な痛みを訴える.「服が擦れるだけで痛い」,「風が吹くだけで痛い」という場合もあり日常生活に制限が生じる.

図　痛みの悪循環
科学的に証明されてはいないが先行鎮痛などに効果があるため学説としては魅力的である

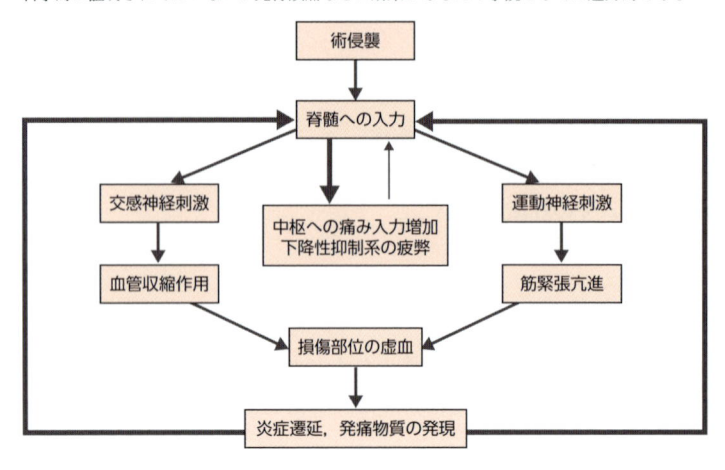

4 発生率 [1)2)]

　海外においては乳癌手術後の患者の47％が持続的な疼痛〔乳房切除後疼痛症候群（postmastectomy pain syndrome：PMPS）〕を訴えていると報告されている．肺癌開胸術後には70％の患者に慢性的な痛みがあり29％では神経障害性疼痛に発展していると報告されている〔開胸術後疼痛症候群（post-thoracotomy pain syndrome：PTPS）〕．日本においては乳癌，肺癌ともに遷延性術後痛の発症は20％程度といわれているが現状が把握しきれていない可能性がある．また根治的頸部郭清術後や四肢切断術後にも生じやすいようである．四肢切断術後は幻肢痛として有名である．

5 予防法

　神経を損傷しない手術や低侵襲手術を心がけるのは当然である．開胸手術においては硬膜外麻酔が遷延性術後痛の発症率を約70％低下させるようである．また，乳癌手術においても傍脊椎ブロックも約60％低下させる．その他の手術を対象とした研究においても局所麻酔を併用することである程度効果があるようである[3)]．また，術前からガバペンチン（またはプレガバリン）やケタミンを投与することで予防できるという報告も散見されるが効果は定かでない．
　現時点では遷延性術後痛の起こりやすい手術には神経ブロックを併用した麻酔を計画することが大切である．術後急性期の疼痛により痛みの悪循環が形成され痛みに対し中枢性感作が生じてしまう．この早期の痛みの入力を区域麻酔で遮断することで中枢性感作を防ぐことが予防の機序と考えられている[3)]．

6 対処法

　残存する炎症や瘢痕のある場合は外科的に対応が可能である．その他の場合は神経障害性疼痛が主体なので，非ステロイド性抗炎症薬（NSAIDs）や拮抗性鎮痛薬あるいは麻薬性鎮痛薬は効果が低い．抗うつ薬，抗痙攣薬，プレガバリンなどの投与が主体となる．交感神経の過剰興奮が増悪因子の場合，硬膜外ブロックや交感神経節ブロックも試みる．

　遷延性術後痛の形成には痛みの増幅機構の関与が非常に重要である．増幅していく前に**早期に発見し早期に対応する**ことが大切である．

7 今後の展望

　現状の問題点としては高率に発症するにもかかわらず周術期に携わるスタッフに遷延性術後痛の認識が低いことが挙げられる．

　当院の例を挙げてみると，奈良県立医科大学麻酔科は術後合併症と急性痛の把握のため術後回診を数日間行い，1～2週後には術後外来で麻酔関連合併症を評価している．2011年1月～2014年3月の間に14,025麻酔科担当症例があったが遷延性術後痛を訴えてペインクリニック外来を受診した症例は19例であった．開胸術後疼痛が半数を占めていたが，19例中1例でしか回診チームは発症を把握できていなかった．回診チームの主な業務であるacute pain serviceなどは急性期のみしか対応しておらず遷延性術後痛を拾い上げられていない．また術後訪問なども1～2週間以内に終了してしまう．遷延するにしても術後1～2週間以内では急性期痛の影響もあり患者本人もスタッフも自然な術後治癒経過ととらえがちである．また，前向き研究と比較しても0.13％のペインクリニック受診率は低すぎる．これは遷延性術後痛の認識の低さと我慢を強いられているケースが非常に多いことがうかがえる．今後，**周術期チーム**での遷延性術後痛を拾いあげて対処する**システム構築**が切望される．

参考文献

1) Loftus LS & Laronga C：Evaluating patients with chronic pain after breast cancer surgery: the search for relief. JAMA, 302：2034-2035, 2009
2) Guastella V, et al：A prospective study of neuropathic pain induced by thoracotomy: incidence, clinical description, and diagnosis. Pain, 152：74-81, 2011
3) Andreae MH & Andreae DA：Regional anaesthesia to prevent chronic pain after surgery: a Cochrane systematic review and meta-analysis. Br J Anaesth, 111：711-720, 2013

第6章 周術期合併症

1 嘔気・嘔吐

岡本亜紀

ポイント
- 術後の悪心嘔吐は麻酔における重要な合併症の1つである．
- 早期離床を妨げ術後合併症の原因となるので，リスク因子の評価と対策が重要である．

1 定義
- 全身麻酔の術後に発生する嘔気や嘔吐をpostoperative nausea and vomiting（PONV）と定義する．患者にとって不快であり，早期離床をさまたげ，日帰り麻酔においては退院の遅れや再入院の原因になる

2 分類
- 嘔気のみの場合もあれば，嘔吐のみや，両方の症状を呈するものまでさまざまである

3 発生率
- 全身麻酔における嘔気（nausea）は50％，嘔吐（vomiting）は30％に起きるとの報告もあり，相対リスクの高い患者においては80％にものぼるといわれる（表1）

表1 成人におけるPONVのリスク因子

患者因子	女性 PONVの既往 非喫煙者 動揺病歴/車酔い 年齢（50歳以下）	より高リスク ↑
麻酔因子	揮発性麻酔薬使用 亜酸化窒素（笑気） 手術中と手術後のオピオイド使用	容量依存性にリスク増大
手術因子	手術時間 →手術時間が30分増すごとにPONVリスクを60％増加させる．例えば，基本リスクが10％の患者では30分後には16％に増加する	
手術の種類	腹腔鏡，耳鼻咽喉科，脳外科，乳腺，斜視，開腹術，形成外科の各手術	

リスク因子	点数
女性	1点
非喫煙者	1点
PONVの既往	1点
術後のオピオイド使用	1点

リスク因子の合計が相対危険度
0点→10％
1点→20％
2点→40％
3点→60％
4点→80％ となる

4 リスク因子の評価法

- 術前・術後の問診が重要である

5 管理法

- PONV のリスクが高いと判断される患者においてはできるなら全身麻酔を避け，全身麻酔においても PONV の少ない麻酔方法を工夫する
- 具体的には，
  ① 吸入麻酔薬主体の麻酔ではなく，**全静脈麻酔（TIVA）で行う**
  （プロポフォールを用いた TIVA で 25％ リスクを減少させたとの報告あり）
  ② 神経ブロックの併用
  ③ 術中・術後の麻薬使用量を最少量にする
  具体的には NSAIDs（非ステロイド性抗炎症薬）などの他の作用薬物（局所麻酔薬含む）を併用してオピオイド使用量を減らす工夫
  ④ 適切な輸液
- 発生した PONV に対しては，
  ① オピオイドを中止しほかの鎮痛薬を用いる
  ② 制吐薬による治療を行う

> **ワンポイント　制吐薬と保険診療**
>
> PONV のハイリスク群においては，積極的に予防薬を用いたうえで，複数の薬剤とリスクを下げるための方法をとるべきであるとされている（例：オンダンセトロンとドロペリドールを用いた TIVA による麻酔）．
> 海外では 5-HT$_3$ 受容体拮抗薬（オンダンセトロン），デキサメサゾン，NK$_1$ 受容体拮抗薬などの有効性の高い制吐薬がガイドラインに従って処方されており，ハイリスク患者を中心に有効な PONV 対策がとられている．しかし，日本において PONV に対して保険適応のある薬剤はメトクロプラミド，プロクロルペラジン，ヒドロキシジンだけであり（表2），PONV の予防薬としてのエビデンスには欠ける．PONV の予防に有効な薬剤が保険適応になることを望む．

表2　日本における保険診療内の周術期使用可能薬物

プロクロルペラジン（ノバミン®）	手術終了時	5〜10 mg iv
ヒドロキシジン（アタラックス®P）	悪心嘔吐時，手術終了時	25〜50 mg iv
メトクロプラミド（プリンペラン®）	治療的投与	10 mg iv　量を増やしても効果増えず

iv：静脈内注射

参考文献

1) Gan TJ, et al：Consensus guidelines for the management of postoperative nausea and vomiting. Anesth Analg, 118：85-113, 2014

第6章 周術期合併症

2 嗄声・咽頭痛

岡本亜紀

> ポイント
> - 全身麻酔症例の多くで嗄声・咽頭痛は起こりうるが，患者満足度の低下につながる．
> - ほとんどの場合は自然に軽快するが，長引く場合は専門医の診察を必要とする．

1 嗄声

1 定義
- 気道確保に伴って術後に声かれが発生する
- 経食道心エコー挿入によっても発生する

2 発生率
- 14.4～50％

3 発生機序
① 挿管に伴うもの：喉頭領域の浮腫や粘膜障害や潰瘍，披裂軟骨（図1B）脱臼，カフによる反回神経（図1A）麻痺
② 手術の影響：外科的操作による反回神経の損傷
- 声門開大に関する筋肉（後輪状披裂筋：図1B）は反回神経に支配されているが，挿管チューブのカフによる圧迫や手術操作によって損傷を受けると嗄声が発生する
- リスク因子：手術時間・年齢・糖尿病・高血圧

図1 迷走神経（A）および内喉頭筋（上から見た図）（B）

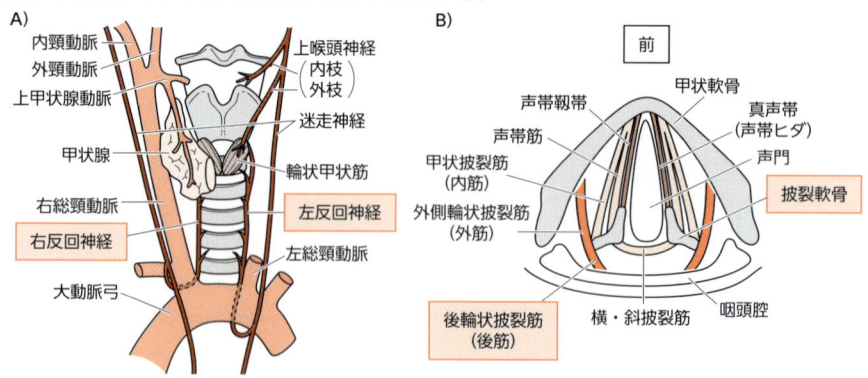

図2　嗄声発生時の対策アルゴリズム

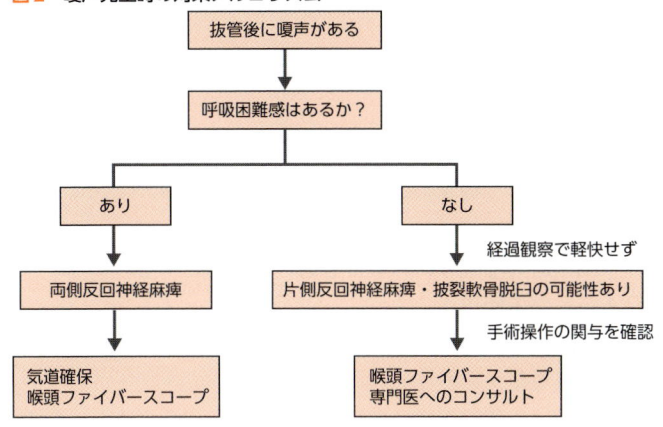

```
抜管後に嗄声がある
       ↓
呼吸困難感はあるか？
   ┌────┴────┐
   あり        なし
   ↓          ↓ 経過観察で軽快せず
両側反回神経麻痺  片側反回神経麻痺・披裂軟骨脱臼の可能性あり
   ↓          ↓ 手術操作の関与を確認
気道確保      喉頭ファイバースコープ
喉頭ファイバースコープ  専門医へのコンサルト
```

4　予防法
- 適正な気管チューブを使用し，チューブのカフ圧や過伸展に注意を払う

5　管理法
- 嗄声のリスク高い手術：甲状腺手術・前方固定術，呼吸器外科，大動脈手術，心臓手術・内頸動脈剥離術
  →反回神経損傷の有無を術者に確認
- その他の手術：術後経過日数や症状の変化を確認

6　予後
- 多くは数日で軽快する．ビタミン剤と吸入療法が時折行われる
- 1週間から10日ほど長引く場合には反回神経麻痺や披裂軟骨脱臼が存在する可能性あり（図2）
- 反回神経麻痺や披裂軟骨脱臼の場合，嗄声以外に誤嚥や嚥下困難などの症状を伴っていることが多い．反回神経麻痺は手術による完全切断でなければ数カ月の経過で自然治癒することが多い．披裂軟骨脱臼の場合は術後2週間以内ならば非観血的整復が可能で予後は良好である

2　咽頭痛

1　定義
- 挿管や声門上器具の挿入に伴い，術後にのどのいがらっぽさや痛みが発生する

2　発生率
- 30〜70％
- 咽頭痛の患者の50％に嗄声を，18.5％に咳を，70.5％にのどの乾燥を伴う

- リスク因子：①女性，②年齢（60歳以上），③不適切な太い挿管チューブ，④高いカフ圧，⑤粗雑な手技
- 咽頭痛を訴えるピークは抜管後の2〜6時間
- 96時間後に訴えるのは11％

3 発生機序
- 気道確保器具挿入による咽頭粘膜のびらんや潰瘍，外傷，乾燥による

4 予防法
- 気管挿管・声門上器具どちらにおいても低いカフ圧とする
- 細めの挿管チューブの使用
- ラリンジアルマスクの場合は大きめのサイズを使用
- 愛護的な手技で気道確保を行う
- 挿管チューブにつける潤滑剤には水溶性の局所麻酔薬を含まないものを使用する

5 管理法
- 症状が強い場合にはベクロメタゾンまたはフルチカゾン吸入
- うがいの推奨（ベンジダミンなどの薬剤を含むもの）
- NSAIDsの全身投与
- 原因が口腔内の傷（挿管ブレードなどによる）なら局所抗生物質を使用

6 予後
- 大部分で特別な治療を必要とせず2〜3日で自然軽快する

ワンポイント　歯牙損傷と保護床

挿管や抜管，神経モニタリングなどによって手術中に歯牙損傷が起こることがある．喉頭鏡操作によるものが大部分で，歯の脱落や脱臼，脱落歯による損傷が問題となる．頻度は3,000例に1例であり，リスク因子として動揺歯，挿管困難，未熟な挿管技術，耳鼻咽喉科症例がある．そこで当院では術前外来受診時に口腔内診察を行い，リスクが高い患者や希望者には口腔外科医にて個人の歯型にあわせた歯牙プロテクター（保護床）を作製している．歯牙損傷防止効果とともに患者満足度の低下を防ぐことが期待できる．

3 手術部位感染

岡本亜紀

> **ポイント**
> - 感染のリスクの高い手術という医療行為においては，周術期における手術部位感染（SSI）をできるだけ最小限に抑えることが重要である．
> - SSI発生に関連する因子が存在する．
> - SSIの予防のため米国疾病予防管理センター（CDC）がガイドラインを示している．医療スタッフおのおのが複数部署の連携によりSSI防止対策をとることが重要である．

1 定義・分類

手術に直接関連して発生する術野の感染を手術部位感染（surgical site infection：SSI）とよぶ．深さによって3種類に分かれ，表層切開創感染，深部切開創感染，臓器・体腔手術部位感染に分けられる．それぞれの部位によって定義は異なるが，基本的には手術後30日以内に，手術手技が直接関連した切開創や組織において感染が発生することをいう．

2 診断

創部からの膿性浸出液や疼痛や圧痛，限局性腫脹や発赤，熱感などの炎症所見に加え，主治医や手術医がSSIだと主観的に診断することによって行われる．

3 頻度

SSIは院内感染のなかで尿路感染・呼吸器感染症についで発生頻度が高く，病院感染のうち14～16％，手術を受けた患者の2～7％が発症するが，手術部位によってその発生率は異なる．

4 SSIに関連する因子（表1）

SSIに関連する因子として，ASAスコア（2章2参照）・手術創の清浄度分類（表2）・手術の種類やその時間が関係する．SSIのリスクは，ASAスコア，創の汚染度，手術時間にそれぞれ比例して増大する．

5 対策

術前・術中・術後と各段階での対策がある．具体的な対策方法はCDCガイドラインに詳細に述べられているので，各医療従事者の役割に応じて参照にされたい．

表1　SSI発生に関連する因子

患者	手術
年齢	手洗い時間
栄養状態	患者の皮膚の消毒
糖尿病	術前の剃毛
喫煙	術前の皮膚の準備
肥満	手術時間
手術創から離れた部位に存在する感染	予防感染抗菌薬
微生物の定着	手術室の換気
免疫反応の変化	手術機器の不適切な滅菌
手術前入院期間	ドレナージ
	手術手技

表2　手術創分類

清潔手術 Class Ⅰ	感染や炎症がなく，気道・消化器・生殖器・未感染尿路に到達しない非感染手術創（例：整形外科手術，心臓外科手術）
準清潔手術 Class Ⅱ	管理された状態で，気道・消化器・生殖器・尿路に達した異常な汚染のない手術創（例：胃切除・感染のない肝胆膵手術，腸切除）
汚染手術 Class Ⅲ	術中に不慮に汚染が生じるが，感染は成立していない手術．無菌操作に破綻があった手術（例：急性胆嚢炎や操作中に便汁の漏れた腸切除）
不潔／感染手術 Class Ⅳ	手術時すでに汚染が起こっているか，感染が成立している部位の手術（例：汎発性腹膜炎）

1　術前の対策
- 予定手術の前に遠隔感染がある場合は治療し，感染が治るまで手術を延期する
- 除毛は必要な場合のみ電気クリッパーを用い手術直前に行う
- 外来の時点で禁煙を勧める
- 手術の執刀30分～1時間前に適正な抗菌薬投与を開始し，執刀時には投与を完了する．長時間手術では追加投与する
- 予防的抗菌薬投与期間は手術日を含め基本的に48時間（手術部位に感染がある場合などはその限りではない）とする

2　術中の対策
- 過度なブラッシングはしない
- 創縁ドレープを用いる
- 手術用手袋は吻合終了時に交換する
- 縫合糸は絹糸を使用しない
- ドレーンは必要時のみ．使用する際は閉鎖式ドレーンを使用し，早期撤去する
- 腹腔内洗浄を行い，創閉鎖時に消毒薬は使用しない
- 創閉鎖時に器具を変える

3 術後の対策

- 血糖値コントロールは手術中から手術後48時間，200 mg/dL以下とする
- ドレッシング材は手術中から手術後までで，消毒薬は使用しない
- 処置時には手指衛生を行い，手袋を着用する
- 発症率を低下させるために個々の医療従事者が防止対策を厳密に行い，SSIサーベイランス（メモ参照）を病院として継続して行うことが必要である

> **メモ　SSIサーベイランス**
> SSIの実態をリスク因子ごとの発生率やその原因菌に関するデータを集めて調査・解析することによって，感染防止活動につなげること．

第6章 周術期合併症

4 肺合併症

井上聡己

> **ポイント**
> - 術前の禁煙が大切．
> - 全身麻酔後は中枢性呼吸抑制，気道閉塞が生じやすい．
> - 術後鎮痛に用いる過剰なオピオイドにも注意が必要．

1 定義・因子

　術後に生じた呼吸器感染，呼吸不全，気管支痙攣，無気肺，胸水，誤嚥性肺炎などを術後肺（呼吸器）合併症という．成因としては麻酔薬や筋弛緩薬残存による直接的な呼吸抑制による呼吸不全のほか，麻酔薬による呼吸機能の抑制や反射の抑制が生じることに加え，術中の気管チューブによる気道への刺激，炎症が生じて分泌物増加が起こる．この分泌物を有効に排泄できない場合などに無気肺，肺炎などを生じる．また分泌物が気管支痙攣などを誘発する．手術そのものが呼吸機能を抑制するものもある．増悪因子は術前合併症がある，または高齢，肥満，喫煙などである．臨床経験的に FEV1％＋％VC＜100％や1秒量＜1Lも要注意である．

2 種類

- **筋弛緩薬残存による呼吸不全**：スガマデクスの登場により減少したが，長時間手術の場合，再筋弛緩も起こりうるので注意する
- **麻薬残存による呼吸不全**：術後鎮痛法の普及により増加している．呼吸数の減少が特徴である．呼吸数のモニタリングが必要である
- **上気道閉塞**：麻酔後口腔咽頭容積は著減する．容易に気道閉塞を起こしやすい．閉塞性睡眠時無呼吸などを合併していると要注意である．頭頸部，口腔外科手術後も注意が必要である
- **陰圧性肺水腫**：筋力は十分に回復しているが上気道閉塞を起こしている場合，過度の陰圧が生じ肺水腫を生じる
- **無気肺**：肥満など機能的残気量減少状態だけでなく，高濃度酸素投与下では正常人でも無気肺は生じやすい．また体位の影響で無気肺を生じる．適宜リクルートメントを行う．術後鎮痛が不十分な場合，離床，十分な咳嗽，深呼吸ができなく無気肺が生じる
- **気管支痙攣**：上気道感染後や喫煙者など気道分泌が増えている場合生じやすい
- **誤嚥性肺炎**：術前の絶食が守られていない場合や，緊急手術の場合に生じうる．抜管時に生じるよりも導入時に生じるほうが重篤である（反射がないから）

3 発生率
- 5％程度に生じるとされるが呼吸器合併症を生じると死亡率は上昇するとされる．

4 対処法
- 術前からの**呼吸リハビリ**の介入は術後肺合併症を減少させる可能性があり，現在積極的に導入されつつある
- 禁煙：喫煙の関与は重要である．少なくとも4週以上の喫煙を指導することが大切で，呼吸器合併症を減らせる．また，喫煙は呼吸器合併症だけでなく創部感染にも影響を与えるとされる．短期間の術前禁煙はかえって肺合併症を増加させる可能性が示唆されているが，この悪影響はわずかなものであり喫煙関連の合併症も考慮すると短時間であっても喫煙するほうがよいと考えられる
- 高濃度酸素は肺障害を惹起するだけでなく無気肺の成因にもなるので，術中**高濃度酸素を避ける**必要がある
- 高侵襲長時間手術では術中から**肺保護的な換気**（PEEP & 低換気量）を心がけることで，術後の肺障害を防ぐことが可能であると言われている
- 術直後に関しては，呼吸不全の場合，薬剤残存が考えられるので**拮抗薬の使用**を考慮する．呼吸数が極端に少ない場合はナロキソン，浅い呼吸の場合はスガマデクスを考慮する
- 筋力は十分だが上気道閉塞が強い場合，陰圧性肺水腫に発展する可能性があるので気道確保とPEEPが必要である
- 術後鎮痛に麻薬を使用する場合，酸素飽和度だけでなく**呼吸数のモニタリング**が大切である

5 再挿管

適切な処置を行っても改善しない場合，再挿管を躊躇してはならない．再挿管を必要とした場合，死亡率は高くなると一般的に報告されているが（15～20％程度），再挿管に至るまでの過程で状態が悪化するからであると思われる．挿管そのものが原因ではない．再挿管を避けるためには初回の抜管時に評価を十分に行うことが大切であり，挿管を躊躇するより早めの非侵襲的陽圧換気（NPPV）を試すのも手段である．

6 予後

30日死亡率は術後肺合併症があった患者で有意に高くなると言われる．つまり術後肺合併症は発症すると予後が悪くなるので予防が大切である．予防にはコントロールできる増悪因子を調節することが大切で，**禁煙**が重要である．可能なら手術までの**減量**と**呼吸リハビリ**も有用であると考えられる．

第6章 周術期合併症

5 肺塞栓症

瓦口至孝

> **ポイント**
> - 急性肺血栓塞栓症は発生頻度が低いにもかかわらず，発症した場合は予後不良である．
> - 各施設に適した予防策の徹底と，発症した場合にすみやかな対応ができるよう周術期管理チームとして準備しておくことが重要である．

1 定義

深部静脈血栓症（deep vein thrombosis：DVT）と肺血栓塞栓症（pulmonary thromboembolism：PTE）を合わせて静脈血栓塞栓症（venous thromboembolism：VTE）という．中でも静脈や右心系で形成された血栓が遊離して，急激に肺血管を閉塞することによって生じる疾患（塞栓源の90％以上は下肢または骨盤内静脈）を急性肺血栓塞栓症という．

2 発生率と予後

黒岩らの報告[1]によると，本邦において2009年から2011年の3年間の発症率は2.93/1万手術，発症した場合の死亡率は14.1％であった．また，2004年周術期肺塞栓症発症調査結果[2]では，本邦における周術期肺血栓塞栓症発症時期は術前9％，術中16.9％，術後72.9％であった．

3 評価法

- **自覚および他覚症状**：胸痛や呼吸困難を自覚症状として認めるが，特異的な症状はない．また突然の意識消失やショックで発症することもあり，周術期のいかなる場面でも肺塞栓症を疑うことが重要である
- **心電図**：S1Q3T3パターン（Ⅰ誘導で深いS波，Ⅲ誘導で異常Q波および陰性T波）や肺性P波がみられることがあるが，特異的ではない
- **血液検査所見（動脈血ガス分析）**：術後に病棟で発症した場合には，動脈血酸素分圧（PaO_2）低下および頻呼吸に伴う二酸化炭素分圧（$PaCO_2$）の低下と呼吸性アルカローシスが特徴的である．気道確保下の全身麻酔中であれば，呼気終末炭酸ガス分圧（$ETCO_2$）の突然の低下および$PaCO_2$との解離増大がみられることがある
- **経胸壁心エコー**：肺動脈の閉塞が高度であれば，右心系負荷所見であるMcConnell徴候（心尖部以外の右室壁運動の高度低下と右室拡大）がみられる

- **肺動脈造影**：急性肺血栓塞栓症確定診断の gold standard であり，造影欠損や血流途絶などの所見が得られる一方で，侵襲的であり合併症も報告されている
- **造影CT**：機器の進歩により，低侵襲かつ短時間で広範囲の画像を得ることができ，分解能も向上していることから肺動脈造影よりも優先させることが増えてきている
- **経食道心エコー**：右室負荷のみならず肺動脈主幹部と右主肺動脈の血栓描出が可能である．また，心肺停止例で胸骨圧迫中であっても評価が可能で，経皮的心肺補助装置（percutaneous cardio-pulmonary support：PCPS）の送脱血管挿入の際のガイドとしても有用である
- **肺換気血流シンチグラフィー**：換気シンチグラフィーで異常所見がない部位に，血流シンチグラフィーで欠損像を示す．緊急時の検査には不向きである

4 管理法

- **呼吸循環評価と心肺蘇生**：肺塞栓症発症を疑う患者が発生した場合は，急変する場合があるため応援を要請する．呼吸および循環を評価しながらショック状態にも対応できる体制を整える．ショックや心肺停止に至った場合は心肺蘇生を開始する（心肺停止にまで至ると予後が悪い）
- **抗凝固療法**：血栓や塞栓の拡大予防に，抗凝固療法として未分画ヘパリン5,000単位（もしくは80単位/kg）を静注する．以降18単位/kg/時間（もしくは1,300単位/時間）で持続投与する．出血のリスクがあるため，術中においては手術進行状況を外科医と相談してから判断する
- **血栓溶解療法**：血行動態改善効果・血栓溶解効果に優れるが出血のリスクが高く，明らかな予後改善効果は未だ証明されていない．遺伝子組換え組織型プラスミノーゲンアクチベータ（tPA）であるモンテプラーゼ（クリアクター®）を13,750〜27,500単位/kgを2分間かけて静注する
- **下大静脈フィルター**：出血のリスクがあり抗凝固療法がためらわれる場合は，一時的な下大静脈フィルター留置を考慮する
- **体外循環**：心肺停止に至った場合はPCPS確立をめざす

参考文献

1) 黒岩政之，他：2009-2011年周術期肺塞栓症調査結果から見た本邦における周術期肺血栓塞栓症の特徴—（公社）日本麻酔科学会安全委員会周術期肺塞栓症調査報告—．麻酔，62：629-638，2013
2) 黒岩政之，他：2004年周術期肺塞栓症発症調査結果からみた本邦における周術期肺血栓塞栓症発症頻度とその特徴—（社）日本麻酔科学会肺塞栓症研究ワーキンググループ報告—．麻酔，55：1031-1038，2006

第6章 周術期合併症

6 心合併症

瓦口至孝

> **ポイント**
> - 心臓手術，非心臓手術ともに周術期には心筋における酸素需給バランスが崩れる危険性があるため，心筋虚血（心筋梗塞や狭心症）に最も注意が必要である．心筋虚血は生命にかかわる致死的不整脈や急性心不全などを惹起する危険性がある．
> - その他，不整脈の監視と心不全や肺うっ血兆候を見逃さないことが重要である．

1 定義と分類

1 心筋梗塞

　冠動脈のプラークが破綻することで急激に冠動脈血栓が形成されることが原因とされる．**表**に示すような一般的な急性冠症候群（acute coronary syndrome：ACS）を発症する場合に加えて，周術期特有の状況として疼痛や交感神経興奮などによる頻脈や過度な高血圧，脱水による低血圧，さらに貧血などにより心筋での酸素需給バランスが崩れることが誘因となる．

表　急性冠症候群の分類

	ST変化	トロポニン
STEMI（ST elevation myocardial infarction）	上昇	上昇
NSTEMI（non-ST segment elevation myocardial infarction）	非上昇	上昇
不安定狭心症（unstable angina：UA）	非上昇	ごくわずかな上昇

2 不整脈

　術前の心電図異常として上室性および心室性期外収縮，右脚ブロックなどが時折見受けられるが，良性で一過性のことが多く，問題となることはほとんどない．心原性脳梗塞を発生し得る心房細動の周術期管理や，非常に稀ではあるが上記心筋虚血のリスクのある患者では致死的な不整脈（心室細動，脈のない心室頻拍など）が発生し得るので注意が必要である．

3 心不全

　心臓に器質的あるいは機能的異常が生じ，ポンプ機能障害から心室拡張末期圧の上昇や主要臓器への灌流不全をきたした状態である．術前から心不全の状態にある患者，特に左室駆出率（ejection fraction：EF）が29％以下に低下している場合や

心不全の既往のある患者は周術期死亡リスクが高いとされており，周術期の輸液管理として過剰輸液を避けることが重要である．また，心不全に心房細動などの不整脈を合併することがあり注意が必要である．

2 発生率

　周術期心合併症の発生率に関する最近のデータはない．なかでも最も予後に影響を与える周術期心筋梗塞の発生率は，非心臓手術において，0.05〜5%とされている（報告によって心筋梗塞の診断基準が異なるため幅がある）．年齢が上がるほど発生率が高まり，周術期心筋梗塞を発症した場合は死亡率も高まる．

3 評価法

1 心筋虚血

　胸部症状の有無に注意し，心電図モニターにおいてST変化に注意する．ただし周術期の心筋虚血においては無症候性（胸痛のない）の場合も多いことに注意が必要である．心筋虚血を疑った場合は積極的に12誘導心電図記録やトロポニン測定を行う．

2 不整脈

　心電図による不整脈診断とともに意識や呼吸，脈拍の有無などバイタルサインを確認する．心筋虚血の場合と同様，12誘導心電図も有用である．

3 心不全

　心不全および肺うっ血兆候（下腿などの浮腫，頸静脈怒張，ラ音の聴取，酸素化の悪化，呼吸数増加，尿量減少など）の出現に注意し，必要があれば胸部X線や心エコー検査，BNP（brain natriuretic peptide：脳性ナトリウム利尿ペプチド）測定などを行う．

4 管理法

- 心拍数の過度な上昇やシバリングによる酸素需要増加を避けるべく，術後鎮痛と術中から術後の体温管理に注意する
- 周術期のβ遮断薬の使用は，心臓手術で上室性および心室性不整脈の発生を抑制するが，心筋梗塞の発生率や死亡率を低下させる効果があるかについては不明である．一方，非心臓手術では死亡率を上昇させるというデータも散見される
- 糖尿病を合併している場合は血糖コントロールにも注意を払う
- 致死的不整脈が発生した場合は直ちに適切な心肺蘇生を行う
- 長時間の開腹手術や大量出血により術中輸液量や輸血量が多くなった場合は，サードスペースから血管内に水分が戻ってくる数日後に心不全や肺うっ血を疑わせる所見がないか注意する．必要があれば適宜利尿薬を使用する

7 中枢神経合併症（卒中，せん妄，認知障害）

林 浩伸

> - 周術期中枢神経合併症は，重症合併症，長期入院期間，死亡と関連がある．
> - 術前のリスク評価，ハイリスク症例に対する術前術中の対策，早期診断，早期治療が大切．

1 卒中

1 定義
- 術中または術後30日以内に発生した虚血か出血を原因とする脳梗塞

2 全体的な発生率
- 1／1,000症例（原因：出血＜＜虚血）
  （心臓血管手術，頸動脈手術，脳神経外科手術を除く）

3 評価方法
- 重症度評価法：NIHSS（National Institutes of Health Stroke Scale）
- 初期治療開始前に画像診断（CT，MRI）が必要

4 危険因子
- 高齢，腎不全，卒中既往，一過性脳虚血発作，6カ月以内の心筋梗塞，高血圧，高度肥満，慢性閉塞性肺疾患，喫煙
- 周術期卒中発生率：危険因子3または4項目で0.7％，5項目以上で1.9％

5 術前管理
- **卒中後の手術**：卒中後は脳血管自動調節能が障害されているため，発症後1〜3カ月は手術を延期
- **抗凝固薬**：低出血リスク手術では継続．高出血リスク手術では術前中止するが，術後は出血リスクが低くなれば早期再開
- **アスピリン**：継続することによる卒中予防効果のエビエンスはない[1]
- **β遮断薬，スタチン**：周術期継続

2 せん妄

1 定義（表1）
- 急性に発症する一過性の注意，認知および意識レベルの障害

2 発生率
- 全体的には5〜15％，高齢者で25〜60％

表1 術後せん妄と術後認知障害の特徴

	せん妄	認知障害
発症	数時間から数日	数週から数カ月
発現様式	急性	緩徐
持続	数日から数週	数週から数カ月
注意力	低下	低下
意識	変化	正常
可逆性	可逆的	可逆的だが遷延あり

3 診断方法

- CAM（confusion assessment method）が簡便で世界中で広く利用されている（**表2**）
- MMSE（mini mental state examination）も簡便で有用

表2　CAMの診断アルゴリズム

①急性発症と動揺性
②注意力の欠如
③思考の錯乱
④意識レベルの変化

①と②は必須事項で，③と④のどちらかが存在すれば診断できる

4 危険因子

- 高齢，術後疼痛，睡眠障害，術前からの認知障害，感染，脱水，血糖コントロール不良，電解質異常，薬物／アルコール乱用歴

5 管理方法

- 危険因子を避けることによる予防が大切
- 周術期を通して高齢者に対してはコミュニケーションを維持し（geriatric consultation），術中は，BISモニターをガイドとして深すぎない麻酔管理を行う
- 海外では入院中の高齢者のせん妄を防ぐプログラム（hospital elder life program：HELP）が導入されている[2]

6 予後

- 高い死亡率，合併症率，在院日数の延長，医療費の増加，機能的回復の遅延と関連する．せん妄が認知機能障害に移行することもある

3 認知障害

1 定義（表1）

- 手術後に生じる長期的な脳機能障害（記憶，注意力，実行機能など）

2 発生率

- 術後数週間以内：30〜50％，術後3カ月：10〜15％

3 診断方法

- 術前と術後の神経心理学的検査が必須で，術前のベースラインからの変化で診断
- 神経心理学的検査には多くの種類があるが，国際的に統一した診断基準がない

4 危険因子

- 高齢，術後疼痛，睡眠障害，術前からの認知障害，過度の手術侵襲，全身性炎症

5 管理方法

- 危険因子を避けることによる予防が大切．特異的な管理方法は現在のところない

6 予後

- 高い死亡率，合併症率，在院日数の延長，医療費の増加，機能的回復の遅延と関連

参考文献

1) Devereaux PJ, et al：Aspirin in patients undergoing noncardiac surgery. N Engl J Med, 370：1494-1503, 2014
2) Rubin FH, et al：Sustainability and scalability of the hospital elder life program at a community hospital. J Am Geriatr Soc, 59：359-365, 2011

第6章 周術期合併症

8 輸血関連合併症

西和田　忠

> ポイント
> - 輸血は臓器移植であるので安易な輸血を避ける．
> - 輸血には輸血関連急性肺障害（TRALI）や移植片対宿主病（GVHD）などの致命的な合併症が伴うことがある．

1 重篤な輸血関連合併症

- **輸血関連急性肺障害（TRALI）**（表1）：発症率は0.01～0.04％，死亡率は6～10％
- **輸血後移植片対宿主病（輸血後GVHD）**：輸血血液に混入したドナーのリンパ球が受血者の体内で増殖し，臓器を攻撃する（拒絶反応）病態．10日程度で発症し，死亡率は80～90％．日本では日本赤十字社で2000年に放射線照射が導入されて以降，献血血による発症の報告はない

2 その他の輸血関連合併症

- **溶血反応**：急性（数分）もしくは遅発性（1週間～数ヵ月）に発症する．重篤な急性溶血反応のほとんどはABO不適合輸血から生じる．輸血を中止し循環動態の維持に努める．ハプトグロビン製剤の投与を考慮する．再度血液型不適合がないか確認する

表1　TRALIおよびpossible TRALIの診断基準（文献1より引用）

1.	TRALIの診断基準
	a. ALI（急性肺障害）
	i. 急性発症
	ii. 低酸素血症 $PaO_2/FiO_2 \leq 300$ または $SpO_2 < 90\%$（room air）またはその他の低酸素血症の臨床症状
	iii. 胸部正面X線上両側肺野の浸潤影
	iv. 左房圧上昇（循環過負荷）の証拠がない
	b. 輸血以前にALIがない
	c. 輸血中もしくは輸血後6時間以内に発症
	d. 時間的に関係のある輸血以外のALIの危険因子＊がない
2.	possible TRALIの診断基準
	a～cはTRALIの診断基準と同じ
	d. 時間的に関係のある輸血以外のALIの危険因子＊が存在する

※ALIの危険因子
　直接的肺障害：誤嚥，肺炎，有害物吸入，肺挫傷，溺水
　間接的肺障害：重症敗血症，ショック，多発性外傷，熱傷，急性膵炎，心肺バイパス，薬物過剰投与

- **非溶血性発熱反応**：数時間以内に発症する．比較的頻度が高いが重篤になることは少ない
- **アレルギー反応**：蕁麻疹様反応は重篤になることは少ない．抗ヒスタミン薬を投与する．アナフィラキシー（様）反応がみられたときは速やかに対処する（6章11参照）
- **循環過負荷**：血液量の急激な増加は，うっ血性心不全を呈することがある
- **希釈性凝固障害**：出血時の人赤血球液やアルブミン製剤の大量投与により，希釈性に凝固因子活性が低下する
- **電解質異常**：人赤血球液は保存に伴い上清中のカリウム濃度が上昇するため，大量投与による高カリウム血症に注意する．また，抗凝固薬としてクエン酸が使用されており，血液中のカルシウムと結合しイオン化カルシウムが減少する
- **感染症**：人赤血球液や新鮮凍結人血漿の細菌感染は稀であるが，人血小板濃厚液は室温で保存されるため注意する．人血小板濃厚液の細菌感染率は0.04％という報告がある．B型肝炎ウイルスは0.005％，C型肝炎ウイルスは0.00007％，ヒト免疫不全ウイルス（HIV）は0.00005％程度の感染率と推定されている

> **ワンポイント　人赤血球液の輸血基準**
>
> 厚生労働省の血液製剤使用指針には，「通常はHb値が7〜8 g/dL程度あれば十分な酸素の供給が可能である」とされている．Hbは酸素供給を保つために必要であり，酸素供給量は以下の式で表される．
>
> 酸素供給量（DO_2）＝心拍出量（CO）×動脈血酸素含量（CaO_2）
> CaO_2＝1.34×Hb値×動脈血酸素飽和度（SaO_2）＋0.003×動脈血酸素分圧（PaO_2）
>
> PaO_2はその係数が小さく無視できるため，CO，Hb，SaO_2がDO_2の規定因子である．つまり実際にはHb値が7 g/dL以下であっても，COが代償性に増加すればDO_2は保たれる．
> 組織の酸素需要に変化がなければ，DO_2が不足すると中心静脈血酸素飽和度（$S_{CV}O_2$）が低下する．そのためDO_2の不足は混合静脈血酸素飽和度（S_VO_2）の測定で把握できる．しかしすべての症例に肺動脈カテーテルを挿入することは非現実的であるので，Hb値，CO増加の限界，心電図の虚血性変化などを総合的に判断し輸血の必要性を判断する．

参考文献

1) Kleinman S, et al：Toward an understanding of transfusion-related acute lung injury: statement of a consensus panel. Transfusion, 44：1774-1789, 2004

9 体位と末梢神経障害

井上聡己

ポイント
- 良肢位に保つことに心がける．
- とらせたい体位を自分でやってみて大丈夫か確認する．
- 腹臥位では眼球圧迫に注意する．

1 概要

　体位による末梢神経障害は神経の圧迫虚血または過伸展が原因である．一般的には髄鞘の障害であるが軸索断裂が加わると治癒が遷延する．麻酔中患者は訴えないため無理な体位もとれてしまう．無理な体位をとることや体位を変えないことが末梢神経障害の大きな原因である．これを防ぐには基本的に**自分が保持できない体位をとらないこと**や物理的な圧迫を避けることが重要である．圧を分散させる工夫も大切であり，保護パッドの使用が推奨される．セッティング時は大丈夫でも体位のずれで圧迫，伸展される場合があるので術中の定期的な確認も怠らないようにする．発生頻度であるが程度の差はあるが全身麻酔後の約1％に生じる．

2 仰臥位での末梢神経障害

- **上腕神経叢障害**：90°以上の過度の上腕の外転で発生しやすい．また術中，術者が手台に体重をかけてしまい，患者の上腕を過剰外転させることがあるので注意する．上肢全体の運動障害，感覚障害をきたす
- **橈骨神経障害**：上腕が離被架により圧迫されることにより発生する．離被架との間にクッションは必ず入れておく．下垂手となる
- **尺骨神経障害**：もともと加齢変形で男性に発症しやすい．上腕外転，肘関節屈曲，前腕回内により尺骨神経は圧迫される．環小指の屈曲障害，母指球を除く手の中の筋肉が麻痺し巧緻運動障害が生じる
- **腓骨神経障害**：膝関節の過伸展により発生する．切石位では下腿保持具の直接圧迫で生じる．弾性ストッキング，下腿間欠的圧迫装置によっても生じる．足指の背屈障害，下垂足となる
- **脳神経障害**：眼窩周囲の圧迫，顔面の圧迫で顔面神経麻痺が生じうる．また，挿管チューブ，バイトブロックの圧迫で舌，口唇のしびれが生じうる

3 切石位での末梢神経障害

- **閉鎖神経障害**：股関節の過度屈曲により発生する．大腿内側の知覚障害，下肢内転障害
- **坐骨神経障害**：股関節の過度外旋屈曲により発生する．膝より下の筋力低下，下肢外側と足全体の知覚障害
- **大腿神経障害**：股関節の過度の外転外旋により発生する．開腹器のリトラクターの直接圧迫でも生じる．大腿前面や下腿内側の知覚障害や膝立不可，膝伸展不可

4 側臥位での末梢神経障害

- **上腕神経叢障害**：下側になった上腕骨頭部圧迫による上腕神経叢が起こりやすい．腋窩枕を入れる
- **腓骨神経障害**：下側の腓骨神経圧迫による障害が出やすい

5 腹臥位での末梢神経障害

- **視神経障害**：失明の報告あり．直接圧迫だけでなく術中の低血圧なども関与
- **上腕神経叢障害**：過度の頭低位や上腕の過外転により上腕神経叢が過伸展されて障害される

6 神経障害を助長する因子

- **患者状態**：糖尿病，ビタミン欠乏症，アルコール中毒，悪性腫瘍，先天性奇形，神経麻痺を生じやすい神経疾患
- **手術の種類**：胸骨縦切開による心臓手術，リトラクターの使用
- **長時間の手術**：4時間を超える同一体位
- **長時間のタニケット**：2時間を超える場合

7 治療，予後

　一般的に感覚障害のみのものは1～2週で軽快する場合が多い．運動麻痺を伴う場合，遷延することが考えられる．治療に関してであるが著効するものはない．自然治癒を待ち経過観察するのが一般的である．神経修復を期待してビタミンB_{12}を投与することが多いが効果は定かでない．ステロイドも効果は期待できない．症状緩和に対し各種神経ブロック，抗うつ薬，抗痙攣薬，プレガバリンなどが用いられ，それぞれ副作用に注意して適用する．もともとが合併症に対しての治療なので十分にインフォームドコンセントを講じることが必要である．麻酔関連末梢神経障害は米国麻酔科学会のClosed Claims Databaseでも訴訟原因の16％を占める．予防に取り組むこととインフォームドコンセントが重要である．

第6章 周術期合併症

10 局所麻酔薬中毒

藤原亜紀

> ポイント
> - 局所麻酔薬の投与量に注意する．
> - 注意深く患者を観察する．
> - 局所麻酔薬中毒が疑われたら投与を中止し，すぐに対処する．

1 原因

局所麻酔薬の直接血管内投与や，その他の部位に投与した局所麻酔薬が血液中に吸収されることにより，血中の局所麻酔薬濃度が上昇して起こる反応である．

2 症状は濃度依存性に発現する

局所麻酔薬は血中濃度の上昇に応じて中枢神経系と心血管系に影響を及ぼす．通常，心血管系は中枢神経系より抵抗性がある．中枢神経系症状は，めまい，耳鳴り，口のしびれなどの症状を訴えた後，多弁や錯乱，痙攣などの興奮症状を生じ，さらに血中濃度が上昇すると鎮静・意識消失へと至る．心血管系症状は，頻脈や高血圧の後，低血圧となり，さらに血中濃度が上昇すると徐脈や不整脈，伝導障害から心停止に至る場合もある（表）．

表 局所麻酔薬中毒の症状

中枢神経症状	軽症	舌や口のしびれ，耳鳴り，めまい，ふらつき，多弁，興奮
	中等度	痙攣，不穏状態，頻脈，血圧上昇，チアノーゼ，悪心・嘔吐
	重症	意識消失，昏睡，呼吸抑制
心血管系症状	軽症	高血圧，頻脈
	中等度	心筋抑制，心拍出量低下，低血圧
	重症	末梢血管拡張，高度低血圧，徐脈，伝導障害，不整脈，心停止

3 局所麻酔薬中毒の予防

- **局所麻酔薬の血中濃度を意識して投与する**：リドカインであれば，2 mg/kg を1回静脈内投与すると中枢神経系症状を生ずる血中濃度の閾値に達する．したがってこれを超える量を投与する場合には，異常知覚の訴えや興奮症状が生じていないかを確認するのが，局所麻酔薬中毒を防ぐのに有効である
- **患者観察を十分に行う**：通常は興奮，多弁，頻脈，高血圧などの興奮症状が徐脈や心停止に先行するため，興奮症状の有無を注意深く観察することが重篤な心血管系合併症の予防につながる

図　局所麻酔薬中毒発症時の対応チェックリスト

- □ 助けを呼ぶ

- □ 初期治療
  - □ 気道マネージメント：100%酸素で換気
  - □ 痙攣を抑える：ベンゾジアゼピンが適当
      循環動態が不安定な症例にはプロポフォールは避ける
  - □ 人工心肺の使用可能な近くの施設に連絡をする

- □ 不整脈の管理
  - □ BLS/ACLSの施行
  - □ バソプレッシン，カルシウム拮抗薬，β遮断薬，局所麻酔薬は避ける
  - □ アドレナリンの投与を1μg/kg未満にする

- □ 20%脂肪乳剤の静脈内投与（70 kgの患者の場合）
  - □ 1.5 mL/kg（除脂肪体重換算）を1分以上かけて初回ボーラス投与（〜100）
  - □ 0.25 mL/kg/分で持続投与する（〜18 mL/分，ローラークランプで調節）
  - □ 循環虚脱が続けば，再度ボーラス投与を2回まで
  - □ 低血圧が続けば，持続投与量を2倍に増量（0.5 mL/kg/分）
  - □ 循環が安定した後も少なくとも10分間は持続投与を継続
  - □ 最初の30分で10 mL/kgを超えないようにする

American Society of Regional Anesthesia and Pain Medicine. Checklist for treatment of local anesthetic systemic toxicity より引用

- **投与時の注意**：エコーガイド下末梢神経ブロックでは比較的多量の局所麻酔薬を使用するため，血管内注入になっている可能性も考慮し，患者の状態を確認しながら少量ずつ投与する．硬膜外カテーテルからの投与は，局所麻酔薬の投与に先立ち血液の逆流がないことを確認するのは当然であるが，逆流がないからといって血管内注入になっていないとは限らないことを意識する．追加投与の際には初回投与時よりも量を減らし，かつ緩徐に投与するなど，十分な注意が必要である

4　局所麻酔薬中毒の治療

米国局所麻酔学会発表の局所麻酔薬中毒に対する推奨治療法[1]を図に示す．

脂肪乳剤の作用機序は，血漿中の局所麻酔薬を脂肪乳剤中に取り込み，血漿中局所麻酔薬濃度を低下させ，局所麻酔薬の心筋から血漿への洗い出しを促進し，心筋内の局所麻酔薬濃度を低下させると考えられている．

脂肪乳剤に10μg/kg以上のアドレナリンを併用すると，脂肪乳剤単独よりも蘇生率を低下させるという報告[2]があり，アドレナリンは使用量を考慮する．

参考文献
1) Neal JM, et al：ASRA practice advisory on local anesthetic systemic toxicity. Reg Anesth Pain Med, 35：152-161, 2010
2) Hiller DB, et al：Epinephrine impairs lipid resuscitation from bupivacaine overdose: a threshold effect. Anesthesiology, 111：498-505, 2009

11 アナフィラキシー

井上聡己

ポイント
- アナフィラキシーを疑うことが大切．
- 治療は抗原暴露を避けることとアドレナリン投与．
- アナフィラキシーが起これば24時間治療観察が必要．

1 定義
- 4つのタイプのアレルギー反応のうちの1つであり，Ig-Eを介した過敏反応で肥満細胞と好中球が活性化することによって生じる．肥満細胞，好中球よりヒスタミン，プロテアーゼ，プロテオグリカン，血小板活性因子，ロイコトリエン，プロスタグランジン，メディエーターなどの顆粒が放出され，さまざまな臨床症状が生じる．メディエーター放出とcyclic AMP（cAMP）濃度は反比例の関係，cyclic GMP（cGMP）とは比例の関係があるとされる．

2 分類
- **アナフィラキシー**：抗原暴露直後に起こるアナフィラキシー
- **遅発性アナフィラキシー**：アナフィラキシー発症および治療後2相性に発症する場合があり10％程度にみられるといわれる．原因は不明

3 発生率
- 周術期全体におけるアナフィラキシーの頻度は1／10,000～20,000程度である．その中でも筋弛緩薬は1／6,500と頻度は高くなる．その他ラテックス，抗生物質の頻度が高い．消毒薬，局所麻酔薬の防腐剤であるパラベン，ヒドロキシデンプンなどのコロイドなども注意が必要である

4 評価法

症状は分単位で発症，進行し激烈である（表）．以下の検査方法があるが，原因の同定は難しい場合が多い．
- **抗原特異的IgE抗体**：ダニ，花粉などはあるが個々の薬剤については困難
- **ヒスタミン**：発症後30分以内に採血する．尿中メチルヒスタミン

表　アナフィラキシーの臨床症状

部位	症状，兆候
皮膚	発赤，発疹，掻痒，蕁麻疹，顔面浮腫
腸管	悪心，嘔吐，腹痛，下痢，味覚異常（金属様味覚）
呼吸器	喉頭浮腫，浅呼吸，ウィージング，気管支攣縮，呼吸停止
心血管	頻脈，低血圧，不整脈，循環不全
腎	尿量減少
血液系	DIC

は24時間以内は判定可能
- トリプターゼ：発症後6時間まで判定可能．冷蔵保存で数日間安定

5 管理法

　遭遇頻度が低いことと，周術期は循環に作用する薬剤を多用するためにアナフィラキシーだと思いつかないことが多い．したがってアナフィラキシーと疑うことが最重要である．いったん疑えば抗原への暴露を避けることが大切（薬剤の投与中止）．ついで生命を脅かす諸症状（上気道狭窄，気管支痙攣，低血圧，循環不全）に対し対症療法を行う．以下にポイントを列挙する．

- アドレナリン：細胞内cAMPを増加させメディエーターの放出を抑制する．循環呼吸の改善として第一選択薬である．静注できる場合0.05～0.1 mgから投与．筋注なら0.3～0.5 mg（皮下注は効果ない）
- 抗原が体外へ排出されるか，代謝分解されるまで反応は続く
- 呼吸不全：喉頭浮腫と気管支収縮が原因で生じる．気道確保（挿管または気管切開）と気管支拡張薬（アドレナリン）が必要．透過性亢進の肺水腫が生じればPEEP（呼気終末陽圧）が必要
- 循環不全：極度の血管拡張と血管透過性亢進が原因．大量輸液と血管収縮薬（アドレナリン）が必要となる
- ヒスタミンブロックとしてH_1受容体拮抗薬であるヒドロキシジン25～50 mg，H_2受容体拮抗薬であるファモチジン20 mgを6～12時間ごとに投与する
- β遮断薬服用時はアドレナリンの反応が低下している場合がある．場合によりグルカゴン1～5 mgを投与する．グルカゴンには末梢血管拡張作用があるためアドレナリン投与後に投与する
- 遅発性アナフィラキシーの可能性があるため24時間は集中治療室で管理する
- 遅発性反応の予防的治療にはステロイドが考慮される．ヒドロコルチゾン50 mgを6時間ごとに投与

6 予後

- 適切に管理されれば予後はよい．アナフィラキシーへの対応だけでなくアナフィラキシー後の全身管理が非常に大切である

> **ワンポイント　アナフィラキシーとステロイド**
>
> ステロイドには組織のβ作用に対する反応性の上昇，メディエーターの放出の抑制，細胞活性化の抑制，好中球・血小板の凝集抑制，Ig-E発現の抑制といったアナフィラキシーに対する有効な作用があるのは事実ではあるが，アナフィラキシーに対する第一選択薬とするには否定的な意見が多い．即効性でないことと，ステロイド誘発のアナフィラキシーの報告や大量急速のステロイド投与による突然死，心筋梗塞などの報告があるためである．また予防的投与に関してもその副作用だけでなく即時的な症状を弱めるがゆえに，アナフィラキシーの診断を遅らせる可能性も指摘されている．しかし遅発性（2相性アナフィラキシー）の予防目的には必要な薬剤である．

第6章 周術期合併症

12 褥瘡とその対策

駒田行生

- 手術前の情報収集から患者をアセスメントし，褥瘡発生のリスクを評価する．
- 手術中に褥瘡を発生させないような予防対策をとる．
- 手術後，皮膚の状態を観察し病棟看護師へ申し送りを行い継続して観察する．

1 定義

褥瘡とは，「体に加わった外力は骨と皮膚表層の間の軟部組織の血流低下，あるいは停止させる．この状況が一定時間継続されると組織は不可逆的な阻血性障害に陥り褥瘡となる」と定義されている．手術室で発生する褥瘡は，主に医療機器の圧迫による創傷（medical device ralated pressure ulcer：MDRPU）である．

2 分類

褥瘡の深達度分類は，日本ではDESIGN-R®（表）が用いられている．一方，国際的には，米国褥瘡諮問委員会（National Pressure Ulcer Advisory Panel：NPUAP）のステージ分類やヨーロッパ褥瘡諮問委員会（European Pressure Ulcer Advisory Panel：EPUAP）のグレード分類が用いられる．

3 発生率

日本褥瘡学会による2010年度の調査報告では，大学病院における推定発生率は0.78％であった．

4 評価法

褥瘡好発部位に発生した発赤に対して，まず大きさを確認する．そして，褥瘡と判断するかどうかの方法として，**ガラス板圧診法や指押し法**がある．ガラス板圧診法は透明のプラスチック板を用いて3秒間圧迫し，指押し法は示指で3秒間圧迫する．どちらも白っぽく変化するかどうかを目で見て評価する．白くなる場合は可逆性のある皮膚とみなし褥瘡とみなさない．消退しない場合は持続する発赤となる．

表　褥瘡の重症度分類（DESIGN-R®）より深さ（Depth）

d0	d1	d2	D3	D4	D5	DU
皮膚損傷・発赤なし	持続する発赤	真皮までの損傷	皮下組織までの損傷	皮下組織を超える損傷	関節腔・対腔に至る損傷	深さ判定が不能な場合

文献2より転載

5 管理法

　手術中に発生した褥瘡については，手術室看護師が術後皮膚の状態を観察し，手術室看護記録に記載をする．その後，病棟看護師へ申し送りを行い経過観察していく．また，電子カルテがある病院では実際に写真を取り込むことで，継続した観察ができるといえる．

6 予後

　手術中に発生する褥瘡は比較的軽いものが多く予後は良いが，稀に深部に到達するものもあるため，周術期における対策はきわめて重要である．

> **ワンポイント** **DTI（deep tissue injury）について**
>
> 褥瘡の進行機序は2つある．表層から進行するものと深部から進行するもの（DTI）である．NPUAPの褥瘡深達度分類では，「DTIとは，圧迫，圧迫とずれにより深部の軟部組織が損傷したことによって生じた紫色，または栗色に変色した欠損していない限局した皮膚または血腫のことである」としている．手術後の皮膚の観察時は，消退しない発赤にみえる．発赤との大きな違いは，腫脹，硬結，熱感，疼痛を伴うかどうかである．DTIが生じるとケア方法や治療方法などを変更しないといけないので，エコーなどで早期発見が望ましい．
>
> **カイゲン床ずれ予防シートの使用について**
>
> 手術室での褥瘡予防対策として，一般的にソフトナースやオアシスなどの除圧具を使用しているが，局所的に圧力がかかる部位にカイゲン床ずれ予防シート（図）を追加で使用することでさらなる予防が期待できる．使用する症例は，特殊体位や長時間手術，それに加えICUでの鎮静が必要な症例などである．
>
> **図　カイゲン床ずれ予防シート**
> A）　　　　　　　　B）

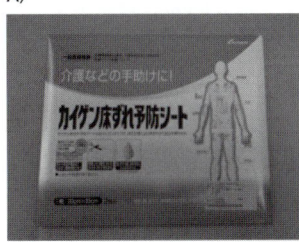

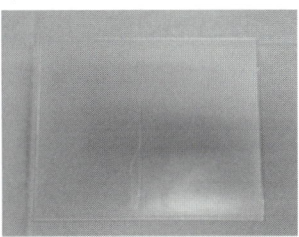

参考文献

1) 「褥瘡ガイドブック」（日本褥瘡学会／編），pp8-25，照林社，2012
2) DESIGN-R®．日本褥瘡学会ホームページ：http://www.jspu.org/jpn/info/design.html

第7章 周術期の薬剤管理

1 薬剤師の役割

堀内賢一

> **ポイント**
> - 薬剤師の介入は，周術期管理チームの一員として，手術・入院が決定した段階などの早期からが望ましい．
> - 周術期のいかなる段階でも薬剤師が関与して，薬物療法の安全管理に寄与する．
> - クリニカルパス作成・運用にかかわり，周術期薬物療法における適正使用に努める．

1 周術期管理チームの一員としての薬剤師の役割

　入院日数が年々短縮されてきており，限られた職種のスタッフで周術期患者管理を行うのには限界がある．手術中止・延期や術中・術後のトラブル発生を防止するために，周術期患者管理はチームとして多職種が協働し連携を図ることが望まれる．薬剤師の役割は，入院以前の早期から周術期管理チームの一員として，周術期患者の薬物療法に対する薬学的管理を実施することである．

2 周術期の薬学的管理

　周術期は術前・術中・術後の3つに分けられ，それぞれ薬剤師の役割がある（表1）．術前の早期に常用薬，持参薬の情報を正確に把握・評価し，手術・麻酔への影響がある薬剤への対応を立案する．腎機能低下や肝疾患など薬物消失に影響がある臓器に障害がある場合，薬品の変更や投与量・投与間隔を調整する．

　手術部の薬品管理は，麻薬，向精神薬，筋弛緩薬などの毒薬，習慣性医薬品などの危険薬の使用が多いため安全管理に努めるとともに，薬品管理者としての自覚をもち，事故やトラブルの発生を未然に防ぐ役割を担う．

　術後疼痛緩和薬については，術中から継続してかかわり，院内にAPS（acute pain service）チームがある場合，積極的に参加する．

　また予防的抗菌薬の適正使用に関与し，術後感染症発生の有無の確認をする．術後の内服薬の再開や術後開始薬など服薬指導を実施する．

3 クリニカルパス作成・運用への参加

　クリニカルパスを用いる場合，業務の標準化・効率化がされる一方，ただ漫然と薬品を使用し，実際の必要性の検討がなされないまま投与されている場合がある．現在，複数の医療施設間のベンチマーク分析により同じ手術の使用薬剤を比較し，

表1　周術期患者管理における薬剤師の業務

術前	薬学的管理基本情報の収集 常用薬（持参薬）情報の収集 持参薬の管理（休止，継続の提案も含め）
術中	手術部の薬品管理 〔麻薬・毒薬（筋弛緩薬など）・向精神薬・習慣性医薬品・危険薬など〕 術中使用薬の管理（麻酔セット，術式別セットなど） 術後疼痛緩和薬の調整
術後	術後感染症予防薬の効果確認と発生時の対応 術後疼痛への対応〔APS（acute pain service）チームへの参加〕 内服薬開始・再開への関与・持参薬管理，服薬指導

表2　術後早期回復と栄養・薬剤（薬剤師関与の可能性のある項目）

疼痛緩和	超短時間型麻薬の使用 非ステロイド性抗炎症薬（NSAIDs）の使用
過剰な点滴の回避	輸液の開始・終了の設定 飲水の開始・終了の設定
負担の少ない麻酔	超短時間型麻酔薬の使用 硬膜外麻酔の併用 術前麻酔薬を使用しない
術後栄養管理	健康補助食品の使用 腸のぜん動促進

必要性の検討をして見直すことが可能である．院内のクリニカルパス委員会などの組織に所属し，クリニカルパス委員会や周術期管理チーム内で使用薬剤を検討することで適正使用に努めることも大切な役割である．

特に，術後早期回復のため輸液，注射薬などの使用薬剤を検討し，早期からリハビリテーションなどによる回復の効果を高める場合には，栄養管理や薬物療法に対して薬剤師のかかわりが重要となる（**表2**）．

2 持参薬管理と服薬指導

堀内賢一

> **ポイント**
> - 手術・麻酔に活用できる情報は，薬剤師の術前外来などの形で，術前2週間以上前に行われることが望ましい．
> - 手術・麻酔に影響を与える薬品をピックアップし，休止・継続などの情報を周術期チームで共有・活用する．
> - 休止薬の再開忘れに注意して，未然に防ぐ対策を考える．
> - 術後の薬物療法に対し，十分患者理解が得られるように服薬指導を行う．

1 初回面談・持参薬の確認

　初回面談・持参薬の確認は，10〜14日間以上休薬の必要な医薬品もあるため（血栓リスク薬には4週間以上前からの休止の薬剤もある）入院前の手術決定時に，できれば術前外来などの形で術前2週間以上前に行われることが望ましい．持参薬の確認のほかにも薬学的管理に必要な情報は，手術・麻酔に十分活用できるため詳細に聴取する（表1）．例えば，副作用歴にセフェム系抗菌薬による薬疹があった場合，予防的抗菌薬を変更するのに重要な情報となる．一般用医薬品や健康食品には易出血の可能性があるものが存在し，術中トラブルの回避には休止が必要である．

2 手術・麻酔と持参薬

　手術・麻酔に影響を与える薬剤をピックアップして，休止・継続を立案する必要がある（表2）．後発医薬品が普及してきており，持参薬鑑別には薬剤師がかかわるべきである．手術当日の薬剤の休止・継続の情報は，その理由を理解し周術期管理チーム内で情報の共有を図る必要がある．診療録や麻酔記録システムなどにそれらの情報を掲載し，トラブルを回避する方法も有効である．
　持参薬の管理は，持ち込まれた段階で迅速に計数を確認・記録する．特に集中治療室などを経由した場合，置き忘れや紛失の可能性が高くなるため，持参薬の取り扱いや管理には十分注意を払う．

3 休止薬の再開と服薬指導

　インシデントの中には，休止薬の再開し忘れなどの報告がみられる．抗血栓薬は脳血管・心疾患などを防止する目的で服用されており，再開し忘れは重大な事故を引き起こしかねない．休薬は手術の出血リスク回避のため重要な手段ではあるが，抗血栓薬の再開し忘れは絶対に起こしてはならない．未然に防ぐシステムを作るな

表1 初回面談時の情報収集の内容

常用薬（持参薬）の確認	手術・麻酔に影響のある薬剤のピックアップ
副作用歴	市販薬も含めた確認
アレルギー歴	喘息，その他のアレルギー疾患（卵，大豆など薬品原料に注意）
市販薬，健康食品	易出血のものは特に注意
嗜好品の確認	飲酒，喫煙は量も確認する
かかりつけ医療機関，薬局	（複数受診に注意する）

表2 周術期に中止・継続を確認したい薬（主なもの）

抗血栓薬	抗凝固薬，抗血小板薬
静脈血栓症のリスク薬	低用量ピル，エストロゲン薬，ほか
糖尿病薬	血糖降下薬，ビグアナイド薬，インスリン，ほか
循環器治療薬	β遮断薬，アンジオテンシン受容体拮抗薬，ほか
非ステロイド性抗炎症薬	術後疼痛緩和薬との重複を避ける
ビスホスホネート	周術期口腔機能管理時に使用情報を提供する
ステロイド	ステロイドカバーの有無の確認

どの対策も必要となる．術後，持参薬の再開や術後服用薬が開始になった場合は，薬物療法について十分な理解を得られるように説明する．特に予防的抗菌薬や術後疼痛管理の薬剤については，患者にその服薬の意義や注意点などを詳しく指導する．

第7章 周術期の薬剤管理

3 循環作動薬

山添雅之

ポイント

- 降圧薬は，原則として手術当日まで服用し，術後もできるだけ早く再開する．
- ARB，ACE阻害薬は，手術当日朝の服用を中止することが望ましい．
- β遮断薬の急な中止は，離脱症状を発現する可能性があるため注意が必要である．
- 冠血管拡張薬には，血小板凝集抑制作用を有する薬剤があるため注意が必要である．
- ジギタリス製剤は，体液の変動などの要因により血清カリウム値などが変動し，ジギタリス中毒を起こす可能性がある．

1 降圧薬

現在使用される主な降圧薬を**表1**に示す．さらに最近では，①ARB＋利尿薬，②ARB＋カルシウム拮抗薬といった配合剤が使用されている（**表2**）．

降圧薬は手術当日まで服用するのが原則で，術後もできるだけ早く再開する．

ARBやACE阻害薬は，周術期の体液量の減少に伴い，血圧低下や腎機能低下を惹起する可能性があり，手術当日朝の服用を中止することが望ましい．

β遮断薬は，周術期のストレスや，交感神経活動亢進状態に対して防御的に働き，虚血性心疾患や心房細動発症のリスクを減らすことが期待される[1]とあるが，術前の服用中止の可否については，個別に検討する必要がある．長期間投与されていたβ遮断薬を急に中止すると，離脱症状が出現することがあるので，休薬が必要な場合は急に中止せず，原則徐々に減量し中止することが必要である．

2 冠血管拡張薬

1 トラピジル（ロコルナール®）

血小板におけるトロンボキサンA_2の合成および作用を抑制し，抗血小板作用を発揮する．術前2～3日の中止が望ましい．

2 ジラゼプ塩酸塩（コメリアン®）

血小板においてホスホジエステラーゼA_2，Cの活性抑制およびアラキドン酸遊離抑制に伴うトロンボキサンA_2産生抑制により血小板凝集を阻害する．術前1日の中止が望ましい．

表1　主な降圧薬

分類	一般名	商品名	注意事項
カルシウム拮抗薬	アムロジピンベシル酸塩	ノルバスク®	原則，手術当日まで服用し，術後できるだけ早く再開する
		アムロジン®	
	シルニジピン	アテレック®	
	ニフェジピン徐放薬	アダラート®CR	
	ニルバジピン	ニバジール®	
	アゼルニジピン	カルブロック®	
	ジルチアゼム塩酸塩徐放薬	ヘルベッサー®R	
アンジオテンシンⅡ受容体拮抗薬（ARB）	ロサルタンカリウム	ニューロタン®	周術期の体液量の減少に伴い，血圧低下や腎機能低下を惹起する可能性があり，手術前24時間は投与しないことが望ましい（添付文書より）（手術当日朝の服用を中止する）
	カンデサルタンシレキセチル	ブロプレス®	
	バルサルタン	ディオバン®	
	テルミサルタン	ミカルディス®	
	オルメサルタンメドキソミル	オルメテック®	
	イルベサルタン	アバプロ®	
	アジルサルタン	アジルバ®	
アンジオテンシン変換酵素（ACE）阻害薬	カプトプリル	カプトリル®	
	エナラプリルマレイン酸塩	レニベース®	
	アラセプリル	セタプリル®	
	デラプリル塩酸塩	アデカット®	
	イミダプリル塩酸塩	タナトリル®	
	テモカプリル塩酸塩	エースコール®	
	ペリンドプリルエルブミン	コバシル®	
利尿薬	トリクロルメチアジド	フルイトラン®	術中の低血圧や術後の脱水，低カリウム血症などの出現が懸念される場合は，中止を検討する
	インダパミド	ナトリックス®	
	フロセミド	ラシックス®	
	スピロノラクトン	アルダクトン®A	
	エプレレノン	セララ®	
β遮断薬	アテノロール	テノーミン®	心拍数増加や血圧上昇のリスクがあるので，投与を中断しないことが必要である[1]（服用中止の可否は個別に検討する）
	ビソプロロールフマル酸塩	メインテート®	
	ベタキソロール塩酸塩	ケルロング®	
	メトプロロール酒石酸塩	セロケン®L	
	セリプロロール塩酸塩	セレクトール®	
αβ遮断薬	アロチノロール塩酸塩	アロチノロール塩酸塩	
	カルベジロール	アーチスト®	
	ラベタロール塩酸塩	トランデート®	
α遮断薬	ウラピジル	エブランチル®	手術当日服用継続でも大きな影響はほとんどない
	ドキサゾシンメシル酸塩	カルデナリン®	
	ブナゾシン塩酸塩	デタントール®	

文献1，添付文書，インタビューフォームを参考に作成

第7章　周術期の薬剤管理

表2　降圧薬配合剤一覧

分類	A：一般名（商品名）	B：一般名（商品名）	商品名
ARB（A）+ 利尿薬（B）	ロサルタンカリウム（ニューロタン®）	ヒドロクロロチアジド	プレミネント® LD／HD
	バルサルタン（ディオバン®）		コディオ® MD／EX
	テルミサルタン（ミカルディス®）		ミコンビ® AP／BP
	カンデサルタンシレキセチル（ブロプレス®）		エカード® LD／HD
	イルベサルタン（アバプロ®）	トリクロルメチアジド（フルイトラン®）	イルトラ® LD／HD
ARB（A）+ カルシウム拮抗薬（B）	バルサルタン（ディオバン®）	アムロジピンベシル酸塩（アムロジン®／ノルバスク®）	エックスフォージ®
	カンデサルタンシレキセチル（ブロプレス®）		ユニシア® LD／HD
	テルミサルタン（ミカルディス®）		ミカムロ® AP／BP
	イルベサルタン（アバプロ®）		アイミクス® LD／HD
	オルメサルタンメドキソミル（オルメテック®）	アゼルニジピン（カルブロック®）	レザルタス® LD／HD

注意事項：周術期の体液量の減少に伴い、血圧低下や腎機能低下を惹起する可能性があり、手術前24時間は投与しないことが望ましい（添付文書より）．
（手術当日朝の服用を中止する）
文献1，添付文書，インタビューフォームを参考に作成

③ ジピリダモール（ペルサンチン®）

抗血小板作用による血栓・塞栓抑制作用，尿蛋白減少作用を有する薬剤である．抗血小板作用は可逆性であり，術前1〜2日の中止が望ましい．

③ ジギタリス製剤

ジゴキシンの有効治療血中濃度範囲は非常に狭く，周術期において体液の変動などの要因により血清カリウム値などが変動し，ジギタリス中毒による不整脈を起こす可能性があるので注意が必要である．服用の可否については，医師の指示確認が必要であり，TDM（治療薬物モニタリング）の実施を考慮することも重要と思われる．

参考文献

1) 「高血圧治療ガイドライン2014」（日本高血圧学会高血圧治療ガイドライン作成委員会／編），ライフ・サイエンス出版，2014

第7章 周術期の薬剤管理

4 抗血栓療法

位田みつる

ポイント
- 出血と血栓・塞栓のリスクを天秤にかけ中止，継続およびヘパリンによる代替療法の有無を判断しなければならない．
- 抗血栓療法を受けている患者に局所麻酔を施行する場合は，その患者にかかわるすべての医療従事者が共通認識をもつ必要がある．

1 抗血栓療法の種類

血栓には，血小板により形成される血小板血栓と，フィブリンが中心となり形成されるフィブリン血栓がある．血小板血栓に対しては抗血小板薬が使用され，フィブリン血栓に対しては抗凝固薬が使用される（表1）．

表1 血栓の特徴と予防・治療薬

	血小板血栓	フィブリン血栓
血栓が生じやすい場所	動脈 （血流の流れが早い）	静脈 （血流の流れが緩徐）
要因・代表疾患	動脈硬化 脳血管障害 冠動脈疾患	うっ血しやすい 心房細動
予防・治療薬	抗血小板薬	抗凝固薬

2 抗血小板薬

抗血小板薬には，血小板に対し可逆的に作用するものと不可逆的に作用するものがある．術前の中止時期は血小板への作用により異なり，不可逆的に作用する薬剤は，血小板の寿命が10日であることを考慮して，10日以上の休薬期間が必要である（表2）．

表2 抗血小板薬と中止時期

	中止時期
アスピリン	7〜10日前
チクロピジン	
クロピドグレル	
イコサペント	
シロスタゾール	2日前
ジピリダモール	1日前
ベラプロスト	
リマプロスト	
サルポグレラート	
トラピジル	
ジラゼプ	
オザグレル	

表3　抗凝固薬の中止時期と拮抗薬

		中止時期	特記事項	拮抗薬	リバースを行う場合の特記事項
新規経口抗凝固薬	ワルファリン	5日前	必要によりヘパリン置換	ビタミンK 新鮮凍結血漿	
	ダビガトラン	24時間前 出血ハイリスク症例では2日以上前	ヘパリン置換は不必要 腎機能（Ccr＜80）に応じて調節が必要	なし	血液透析が有用
	リバーロキサバン	24時間前	腎機能（Ccr＜30）に応じて調節が必要	なし	
	アピキサバン	2〜4日前	リスクに応じてヘパリン置換を考慮 腎機能（Ccr＜30）に応じて調節が必要	なし	
	エドキサバン	―	確立されたエビデンスなし	なし	
非経口抗凝固薬	未分画ヘパリン	4〜6時間前		プロタミン	
	低分子ヘパリン	24時間前		プロタミン	未分画ヘパリンの60％程度
	フォンダパリヌクス ダナパロイド アルガトロバン	―	確立されたエビデンスなし	なし	

3 抗凝固薬

　経口抗凝固薬と非経口抗凝固薬に分けられ，前者にはワルファリンやダビガトラン，リバーロキサン，アピキサバン，エドキサバンのような新規経口抗凝固薬と呼ばれる薬剤があり，後者にはヘパリン（未分画ヘパリン，低分子ヘパリン），フォンダパリヌクス，ダナパロイド，アルガトロバンなどがある．各薬物の中止時期は一様ではなく，術後は出血性合併症の危険性が低くなってから再開する．さらに，リバース可能な抗凝固薬は限られている（表3）．

4 中止，継続の決定

　出血のリスクが多い手術（頭蓋内手術，脊椎手術，眼内手術，ペースメーカー植込みなど）では抗血小板薬・抗凝固薬を中止し，出血のリスクが少ない手術（体表の小手術，抜歯，白内障，内視鏡検査など）では抗血小板薬・抗凝固薬を継続するのが一般的である．特殊な例として，頸動脈狭窄症に対し，頸動脈内膜剥離術が予定されている患者や，経皮的冠動脈インターベンション（PCI）後の患者（次ページワンポイント参照）では術前までアスピリンを継続することが勧められている．

> **ワンポイント** PCIと抗血栓療法
>
> 高齢化に伴い，冠動脈疾患を合併する患者が増加している．そのような患者では，術前に経皮的冠動脈インターベンション（PCI）を受けている患者も少なくない．PCI施行後の患者の非心臓手術へのアプローチを示す（表4）．

表4　PCI後の手術延期期間（ACCF／AHAガイドライン）

PCIの種類	予定手術延期
バルーン拡張術	14日以内
ベアメタルステント	30〜45日以内
薬剤溶出性ステント	365日以内

上記日数以降はアスピリンを継続し予定手術に望む
文献1より引用

5 局所麻酔と抗凝固薬・抗血小板薬

抗血栓療法を受けている患者に局所麻酔（硬膜外麻酔，脊椎くも膜下麻酔，末梢神経ブロック）を施行する場合，血腫などの合併症を予防するために休薬期間が必要になることがある（表5）．周術期の中止期間と混同しないように理解する必要がある．

表5　局所麻酔施行時の抗血栓療法の中止・再開時期

		穿刺／カテーテル挿入・抜去前の中止時間	穿刺／カテーテル挿入・抜去後の再開時間
未分画ヘパリン	予防（15,000単位/日 未満）	4〜6時間	1時間
	治療	経静脈的投与　4〜6時間	1時間
		皮下投与　　　8〜12時間	1時間
低分子ヘパリン	予防	12時間	4時間
	治療	24時間	4時間
フォンダパリヌクス		36〜42時間	6〜12時間
リバーロキサバン		22〜26時間	4〜6時間
アピキサバン		26〜30時間	4〜6時間
ダビガトラン		禁忌	6時間
ワルファリン		INR 1.4以下	カテーテル抜去後
ヒルジン		8〜10時間	2〜4時間
アルガトロバン		4時間	2時間
アスピリン		なし	なし
クロピドグレル		7日	カテーテル抜去後
チクロピジン		10日	カテーテル抜去後
プラスグレル		7〜10日	カテーテル抜去6時間後
シロスタゾール		42時間	カテーテル抜去5時間後
NSAIDs		なし	なし

NSAIDs：非ステロイド性抗炎症薬
文献2より引用

参考文献

1) Fleisher LA, et al：2009 ACCF/AHA focused update on perioperative beta blockade incorporated into the ACC/AHA 2007 guidelines on perioperative cardiovascular evaluation and care for noncardiac surgery: a report of the American college of cardiology foundation/American heart association task force on practice guidelines. Circulation, 120：e169-e276, 2009
2) Gogarten W, et al：Regional anaesthesia and antithrombotic agents: recommendations of the European Society of Anaesthesiology. Eur J Anaesthesiol, 27：999-1015, 2010

5 抗精神病薬・抗うつ薬・抗てんかん薬

山添雅之

ポイント

- 抗精神病薬，抗うつ薬は，精神疾患の悪化を避けるために，術前日まで服用を継続し，術後も早期に服用を再開させ，休薬期間を最小限にすることで精神疾患の安定を保つようにする．
- 抗てんかん薬は，麻酔薬を含めた種々の薬物との相互作用があるため，用量調整などの注意が必要である．

1 抗精神病薬・抗うつ薬

抗精神病薬や抗うつ薬を服用している患者は，長期間服用しており，薬物血中濃度も定常状態で症状も安定している場合が多い．

抗精神病薬は，急激な用量変更や中止，さらに手術に伴うストレスや脱水によって，重大な副作用である悪性症候群（高熱，発汗，振戦，頻脈など）を発症することもある．また，三環系・四環系をはじめ，ほとんどの抗うつ薬にも，服用を急に中止すると離脱症状（嘔気，頭痛，倦怠感，振戦など）がみられることがあるので，突然の中止を避け，徐々に減量するなどの注意が必要である．

抗うつ薬のSSRIには，血小板減少作用が多くみられ，三環系・四環系，SNRIなどの多くは，アドレナリン（ボスミン®）やノルアドレナリンと併用すると，心血管作用が増強される恐れがあり注意が必要である．

術前術後の服薬については，基本的に術前日まで通常と同様に服用し，術後は飲水可能となりしだいすぐに通常と同様に服用を開始することが重要であり，精神科医からの指示確認も必要となる．

2 抗てんかん薬

ほとんどの抗てんかん薬の主たる代謝酵素は，チトクロームP450（CYP）やグルクロン酸転移酵素であり，これらの酵素を誘導あるいは阻害する薬剤と併用すると血中濃度が変動するため，作用増強や減弱が出現し注意が必要である．

術中使用される麻薬性鎮痛薬（フェンタニル）や催眠鎮静薬（ドルミカム®）などはCYP3A4で代謝されるため，競合的阻害や酵素誘導などにより，血中濃度が上昇したり，減少したり変動する恐れがあるため，用量調整などが必要となる．

また，全身麻酔・鎮静用薬（プロポフォール）はグルクロン酸抱合で代謝されるため，同じ代謝系をもつバルプロ酸（デパケン®）やラモトリギン（ラミクタール®）は濃度が上昇する恐れがあり，副作用の出現に注意が必要である．

術前術後の服薬については，抗精神病薬・抗うつ薬と同様である．

第7章 周術期の薬剤管理

6 糖尿病薬（血糖管理含む）

位田みつる

ポイント

- 糖尿病薬（経口糖尿病薬とインスリン）の特性を理解し患者管理を行う．
- 術中術後は高血糖に傾きやすいが，過度な是正により低血糖を起こさないようにする．
- 漫然とスライディングスケールを使用するのではなく患者個々にあった管理に努める．

1 糖尿病薬

糖尿病の治療には経口糖尿病薬とインスリンが使用されている．

経口糖尿病薬はいくつかの異なる作用機序で血糖値を低下させるため，薬剤ごとに副作用とともに理解しておく．インスリンについては作用発現時間や最大作用時間などを理解しておく．

2 術前管理

術前の血糖値やHbA1cは正常範囲にあることが望ましいが，異常値を急激に補正すると糖尿病性網膜症を悪化させる可能性があるため，血糖値の急激な補正は避ける．HbA1cが8％以上の場合，予定手術の延期も考慮する．

術前に経口糖尿病薬を使用している患者に対し，術前術後の絶飲食のためインスリンが必要になる可能性およびインスリン製剤の使用方法について説明する．

手術に備え絶飲食期間を設ける場合，低血糖を防ぐために経口糖尿病薬およびインスリンの使用は控える．ただし，ビグアナイド薬は乳酸アシドーシスを引き起こし得るため少なくとも1～2日前に中止する．1型糖尿病患者では短時間作用型インスリンの使用は行わず，長時間作用型インスリンを手術当日の午前中に通常の1／3程度使用する場合がある．

手術室入室前に血糖値を計測することも大切である．

3 術中管理

術中は外科的侵襲によりストレスホルモンや炎症性サイトカインが増加することに加え，麻酔薬や低体温の影響でインスリン抵抗性が生じる．その結果，血糖値が上昇する．高血糖を予防，治療することで術後合併症の発生が減少するため術中の血糖管理は重要となる．術中は180 mg/dL以上でインスリンを開始し，低血糖に注意しながら140～180 mg/dLになるように管理することが推奨されている[1)2)]（**表**）．

血糖値のコントロールとともに血糖値が上昇する原因を追求することが大切である．また，術前に適切に血糖値がコントロールされている患者でも術中の血糖値は変化しやすいため検査を怠ってはいけない．

表　術中の血糖値とインスリン投与量

血糖値（mg/dL）	レギュラーインスリン（単位）
180〜200	2
201〜250	4
251〜300	6
301〜350	8
351〜400	12
400≦	持続投与

4 術後管理

術後の血糖値管理は経口摂取可能となるまではインスリンで行い，経口摂取可能となれば経口糖尿病薬へ移行していく．

インスリンスライディングスケールは血糖値の乱高下をもたらす恐れがあるため基本的に使用せず，患者個々に合わせて調節する必要がある．

血糖値の目標は，術後に集中治療が必要な患者については，多くの研究から現在は，経静脈栄養を術後1週間後くらいから開始し血糖値を144〜180 mg/dLに保つことがよいと考えられている．一般病棟で管理可能な患者については具体的にはわかっていないが，低血糖を避けるためにあまり過度に血糖値を下げすぎないように注意すべきである．

ワンポイント　測定方法により値が異なる？

血糖値の測定は主にベッドサイド型簡易血糖測定器や血液ガス分析装置，検査室で行われる．一番信頼性が高いのは検査室での血漿糖濃度である．ベッドサイド型簡易血糖測定器はヘマトクリットが低い患者（40％未満）では血糖値が高く表示され，血中酸素濃度の影響も受ける．血液ガス分析装置はベッドサイド型簡易血糖測定器よりも誤差が少ないため可能な限り，検査室または血液ガス分析装置で検査をすべきである．

参考文献

1) Joshi GP, et al：Society for Ambulatory Anesthesia consensus statement on perioperative blood glucose management in diabetic patients undergoing ambulatory surgery. Anesth Analg, 111：1378-1387, 2010
2) Hua J, et al：Intensive intraoperative insulin therapy versus conventional insulin therapy during cardiac surgery: a meta-analysis. J Cardiothorac Vasc Anesth, 26：829-834, 2012

第7章 周術期の薬剤管理

7 ステロイド

井上聡己

> **ポイント**
> - ステロイドの長期投与で下垂体－副腎系の機能低下が起きる．
> - ステロイドを投与されている場合はステロイドカバーが必要．
> - ステロイド投与中止後1年以上経過していればステロイドカバーは必要ない．

1 長期間のステロイド投与患者の薬剤管理

　自己免疫疾患などではステロイドが慢性投与される．ステロイドの慢性投与と手術侵襲は重要な関連をもっている．手術侵襲は生体に大きなストレスをかけるために副腎からコルチゾールが分泌される．しかしステロイドの長期投与で下垂体－副腎系の機能低下が起きると手術侵襲に見合うだけのコルチゾールが分泌されない状態になる．いわゆる副腎不全である．副腎不全による症状は全身倦怠感や意識障害，痙攣，難治性の低血圧や低血糖などである．

　手術侵襲に対するコルチゾール分泌量は小手術では50 mg/日程度，大手術では75～150 mg/日程度である．コルチゾールの通常の分泌量は25～30 mg/日程度である．この不足分を補うためにステロイド使用者にはステロイドの投与（ステロイドカバーという）が必要であるとされる．しかしながらステロイド常用による周術期副腎不全の発症は0.1～0.01％と稀である．周術期の循環不全の多くは輸液が不十分であったり深麻酔になっていることが原因である．

2 ステロイドカバーの対象

　ステロイド投与中止後副腎の抑制は徐々に回復する．ステロイド投与中止後1年以上経過していればステロイドカバーは必要ない．しかし過去1年間以内に2～3週間以上にわたり生理的分泌量以上のステロイドが投与されている場合や，内服以外であっても長期間にわたる0.8 mg/日以上の吸入ステロイド使用者や，2 g/日以上の局所ステロイド薬使用者もステロイドカバーを考慮しなければならない．ただし20 mg/日以下のヒドロコルチゾン相当量であれば常用量のみの投与で追加のステロイドの補充は不要である．

3 ステロイドカバーの実際

- 手術当日朝に，常用量は内服させる必要がある
- **小手術**（体表の手術，整形外科手術，耳鼻科手術，泌尿器科と産婦人科の内視鏡

手術，口腔外科手術など）：当日朝の常用量のみで補充の必要なし
- **中等度手術**（脳外科，消化器外科一般，泌尿器科と産婦人科の開腹手術，人工関節全置換術など）：術前にヒドロコルチゾン 50 mg，術中は 50 mg を 6 時間ごと．術後第 1 病日は 25 mg を 8 時間ごとに投与．翌日内服できれば常用量にする
- **大手術**（開胸手術，心臓血管手術，骨盤内大手術，肝臓手術など）：術前にヒドロコルチゾン 100 mg．以後 50 mg を 6 時間ごとに．第 2 病日に半量にし，術前投与量に戻るまで 2 日ごとに半量に減量する
- 高容量のヒドロコルチゾンは塩類貯留，浮腫を誘発しやすい．浮腫が懸念され 100 mg/日を超える際はプレドニゾロン，メチルプレドニゾロンに変更してもよい．ステロイドの換算表参照（表1）

4 ステロイドの副作用と対策

- ステロイド常用者には副腎不全よりも以下の副作用の頻度がはるかに高い．表2 の副作用は知っておく必要がある

表1 ステロイドの換算

薬剤	力価	血中半減期	生物学的半減期
ヒドロコルチゾン	1	70分	8〜12時間
プレドニゾロン	4	150分	12〜36時間
メチルプレドニゾロン	5	150分	12〜36時間
トリアムシノロン	5	200分	24〜48時間
ベタメタゾン	25〜30	200分	36〜54時間
デキサメタゾン	25〜30	200分	36〜54時間

表2 ステロイドの副作用とその対処

症状	対処，対応
骨粗鬆症	カルシウム摂取，適度な日光暴露と運動，予防的骨粗鬆症薬内服
耐糖能低下	肥満の是正，食事療法，投薬，インスリン使用など
易感染性	栄養状態の維持，感染予防行動，予防内服（抗結核薬，ST 合剤など）
ステロイド潰瘍	制酸薬の投与，ピロリ菌除菌，NSAIDs 使用の制限
高血圧増悪	減塩，降圧薬，利尿薬
体内の水分貯留	体液管理（利尿薬の調整），減塩
精神障害，不眠	減量，精神科・神経科的な管理，睡眠薬の導入
白内障，緑内障	定期的な眼科的介入

第7章 周術期の薬剤管理

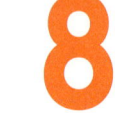

8 麻薬（服用患者の取り扱い）

位田みつる

ポイント

- 代表的なオピオイドにはモルヒネ，コデイン，フェンタニル，レミフェンタニル，トラマドールなどがある．
- 術前は絶飲食に伴う退薬症状を避け，術後は術後鎮痛に必要な麻薬量に加えベースラインの麻薬投与も忘れてはいけない．
- 術前，術中，術後と分けて管理するのではなく周術期を通して管理されなければならない（表1）．
- オピオイドを長期使用している患者は周術期のオピオイド使用量が増加する．

1 麻薬とオピオイド

麻薬は麻薬及び向精神薬取締法により定められたもの，オピオイドはアヘンに関係するすべての物質を指し，麻薬とオピオイドは同意ではない．オピオイドの中で

表1 オピオイド投与患者の周術期管理

術前	オピオイド	必要に応じて，等力価換算表を利用してオピオイドを変更する フェンタニル貼付剤を静脈投与に変更する
	multimodal analgesia	アセトアミノフェン 非ステロイド性抗炎症薬（NSAIDs） ガバペンチン，プレガバリン
	局所麻酔	硬膜外麻酔 神経ブロック 脊髄くも膜下麻酔
術中	オピオイド	術前投与量の維持
	局所麻酔	オピオイドの使用量減少
	鎮痛補助薬	ケタミン，クロニジン
	誤嚥のリスク	増加
術後	脊髄くも膜下カテーテル	経静脈投与よりも効果がある
	硬膜外麻酔	患者管理鎮痛（PCEA）が可能
	オピオイド	術前投与量は継続する
	ivPCA	術前投与量を投与可能 必要量が30〜50％は増加する
	multimodal analgesia	アセトアミノフェン 非ステロイド性抗炎症薬（NSAIDs）
	鎮痛補助薬	ケタミン，クロニジン，ガバペンチン

ivPCA：intravenous patient controlled analgesia（経静脈患者自己疼痛管理）
文献1より引用

表2 各オピオイドの結合部位

	μ受容体	κ受容体
モルヒネ	+++	+
メペリジン	++	+
フェンタニル	+++	0
レミフェンタニル	+++	0
ブプレノルフィン	(+++)	−
ペンタゾシン	−−	(++)
ナロキソン	−	−

( )は部分作動性であることを示す

麻薬に指定されているものに，レミフェンタニル，フェンタニル，モルヒネ，ペチジンがある（ケタミンはオピオイドではないが麻薬として扱われるため麻薬処方箋が必要となる）．

オピオイドはオピオイド受容体に作用し鎮痛効果をもたらす．オピオイド受容体はいくつかあるが，鎮痛に関与する受容体はμ受容体とκ受容体である．各オピオイドと受容体の関係を**表2**に示す．

2 術前管理

オピオイドを2週間以上使用している患者には，癌性疼痛を含む慢性疼痛患者，集中治療を受けている患者，熱傷などで頻回に処置・手術が必要な患者などが含まれる．さらに，本邦では少数であるがオピオイドを違法に使用している患者にも注意を払う必要がある．オピオイドは適切に使用されている場合でも，身体依存をきたすことがあり，減量・急止によりあくび，発汗，振戦，落ち着きのなさ，嘔吐，下痢，体重減少などの退薬症状が生じることがある．

術前にオピオイドの使用状況，使用薬剤名に加え使用量や投与方法も合わせて確認しなければならない．退薬症状を防ぐために，術前の絶飲食で内服が困難になる場合はオピオイド等力価換算表（**表3**）を利用して静注薬や貼付剤へ投与方法を変更する必要がある．

3 術中管理

術前から投与されている量に加え，外科的侵害刺激に対するオピオイドを投与しなければならない．オピオイドを長期投与されている患者では，術中のオピオイド必要量が増加することが多いが，脊髄くも膜下麻酔や硬膜外麻酔，末梢神経ブロックの併用やケタミンの投与がオピオイドの投与量減少に有用である．

表3 オピオイド等力価換算表

	経口	静脈	皮下	坐剤	経皮	硬膜外	くも膜下
モルヒネ	30 mg	10 mg	15 mg	30 mg		1 mg	0.1 mg
トラマドール	150 mg	100 mg					
コデイン	200 mg						
ブプレノルフィン	0.3 mg（舌下）	0.2 mg			15 μg/時間		
フェンタニル	1 mg	0.1 mg			12 μg/時間	0.1 mg	0.1 mg
オキシコドン	15 mg						
ハイドロモルフィン	4〜6 mg	1.5 mg					

文献2より引用

4 術後管理

　術前に投与されていたオピオイドを維持量とし、術後鎮痛に必要な投与量を加える。しかしオピオイドの投与量を増やすだけでなく、表1に示すようにさまざまな方法で疼痛管理することでオピオイドの投与量を減少させることも考えなければならない。術前に経口投与されていた場合には、術後経口摂取が可能になればオピオイドの投与方法を経口投与に戻す。

> **ワンポイント　オピオイドの急性耐性と痛覚過敏**
>
> オピオイド使用中に鎮痛に必要な投与量が増加することがみられる。これには耐性と痛覚過敏の可能性が考えられる。両者では治療法が異なるため、適切に診断されなければならない。そうはいっても両者の鑑別は、特に術後となると容易ではないが簡単に述べると、オピオイドを中止して疼痛が緩和されれば痛覚過敏で、その逆では耐性が生じていると考えられる。
>
> 術後、オピオイドの使用量が増加した場合、外科的侵害刺激により必要量が増しているのか、耐性もしくは痛覚過敏が生じているか迷った場合はチームで検討し治療方針を決める必要があるだろう。
>
> **手術中の加温は要注意**
>
> フェンタニルの貼付剤を使用している患者が手術中も貼付され続けている場合、貼付箇所の過度の加温は避けなければならない。血流がよくなり皮膚から吸収されるフェンタニルが増加し、呼吸数の低下など重篤な合併症を招く恐れがあるため注意が必要である。
>
> **ナロキソン**
>
> オピオイドにより呼吸抑制が遷延する場合、必要に応じてナロキソンを用いる。投与方法は1〜10 μg/kg（50 kgで0.05〜0.1 mg）を静脈注射しその後2 μg/kg/時間で持続静注する。大量に用いると、呼吸抑制だけでなく鎮痛効果も拮抗することになるため注意しなければならない。

参考文献

1) Richebé P & Beaulieu P：Perioperative pain management in the patient treated with opioids: continuing professional development. Can J Anaesth, 56：969-981, 2009
2) Geary T, et al：Perioperative management of the child on long-term opioids. Paediatr Anaesth, 22：189-202, 2012

第8章 栄養管理

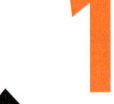

1 管理栄養士の役割

山口千影

ポイント
- 合併症予防と死亡率低下のためには術前栄養管理が重要であり，管理栄養士による栄養評価は術前から行うことが望ましい．
- 栄養不良が疑われる症例では，術前術後の食種や栄養剤，投与エネルギーなどについて管理栄養士を含むチームで検討し，情報共有する必要がある．

1 術前の栄養管理

　術前の栄養管理の目的は合併症予防と死亡率の低下である．術後の栄養状態の落ち込みを小さくし，早期回復につなげるためには，術後よりもむしろ術前の栄養管理が有効であり，重要である．しかし，術前の入院期間は短くなる傾向があるため，栄養アセスメントは外来において行う．術前は経口摂取可能な場合も多く，管理栄養士の介入が必要である．

　食事からの栄養摂取が不十分な患者に対しては栄養補助食品などの摂取を積極的に勧め，入院前に低栄養に陥らないように注意する．入院期間外の栄養補助食品などは自費となる場合もあるが，その必要性を十分に理解してもらえるよう説明する．

　術前の栄養管理は可能な限り早期から始めるのが望ましい．

> **ワンポイント　術前栄養不良の事例**
> ①手術や疾病に対する不安から食事量が減り，摂取栄養量が不足している．
> ②根拠の乏しい我流の食事療法を実践し，エネルギーだけでなくビタミンやミネラルなども不足している．特にがん患者では注意が必要．
> ③血糖値を気にして食事量を極端に減らしている．

2 術前の経口栄養管理 – 不要な術前絶飲食の廃止

　術前，長時間の絶飲食を患者に強いることは，脱水や電解質異常を招くリスクになるだけでなく手術に対する満足度を低下させる．手術2時間前まで透明な炭水化物含有飲料を摂取させることは絶食ストレスの負荷を回避し術後のインスリン抵抗性を改善させるとされるが，糖尿病患者など注意が必要なケースもある．このような飲料の提供や飲み方の指導も管理栄養士の役割である．

3 術後の経口栄養管理 – 術後早期からの栄養摂取

　術後はアルゴリズムに従い，可能な限り早期（術後24時間以内）に栄養補給を開始する．

　経口，経管での栄養補給が可能な症例では，食種選択や栄養剤の選定において管理栄養士がその役割を果たす．また，下剤などの薬剤によるものでない消化器症状があらわれた場合に，注入方法など個別的な対応を提言することも管理栄養士の重要な業務である．

> **ワンポイント　消化器症状への対応例**
> ①下痢の場合，細菌性か否か判断されるまでは，増粘剤や不溶性食物繊維などの特殊な補助食品は使用しない方がよい（体内滞留時間を長引かせる可能性がある）
> ②注入量と注入時間を調節する（時間あたり注入量を減らす）ことから始める
> ③下痢しにくい栄養剤や腸内環境を整える栄養剤への変更を検討する
> ④栄養剤の半固形化や不溶性食物繊維の使用などは，胃瘻の有無やチューブ先端の位置，胃容量，腸蠕動運動の状態など，その適応を見極める

4 術後の栄養管理

　術後の一時的な低栄養はあまり問題にならない．術前の栄養状態に問題がなく，術後3日目までに経口摂取ができるような侵襲であれば積極的な栄養介入は必要ない．

　一方で，経管栄養や経静脈栄養の長期化が予想される症例では，必要栄養量を設定し管理していくことが望ましい．間接熱量計によるエネルギー消費量の計測が困難な場合には，計算によって栄養投与量を設定する．

　過剰エネルギー投与（overfeeding）やrefeeding syndrome（長期低栄養後の急激なエネルギー投与によって惹起される致死的な全身合併症）を予防するためにも経静脈栄養による大量のブドウ糖投与は勧めない．

> **ワンポイント　必要栄養量算出時の注意点**
> ①術後3日目までは20〜25 kcal/kg/日，以降も30 kcal/kg/日を投与エネルギーの上限とする．ハリス・ベネディクトの式を用いると，しばしばストレス係数を高く設定しすぎるため注意が必要である．
> ②蛋白質・アミノ酸は1.3〜1.5 g/kg/日を目安とする．NPC/n比は150前後を標準とし，蛋白質比率の高すぎる栄養剤は避けたほうがよい．
> ③侵襲に対する内因性エネルギー産生は個人差が大きい．個人ごとの栄養状態を把握するよう努める．

参考文献
1)　岩坂日出男：術前炭水化物補水の最前線．臨床栄養，120：pp36-41，2012
2)　深柄和彦：周術期におけるエネルギー代謝．ヒューマンニュートリション，21：pp85-89，2013

第8章 栄養管理

2 栄養状態の評価

山口千影

ポイント
- 体重変化が最大の指標となるため，体重は定期的に測定し情報共有する．
- 栄養状態を特定の検査数値のみで評価することはできないが，外見だけの評価（比較）でも十分信用できる．
- どの職種であっても，栄養不良の可能性に気づいたときはすぐに各職種，特に管理栄養士に連絡し介入を依頼する，チーム医療の考え方が重要．

1 術前スクリーニング・アセスメント

すべての症例に詳細なアセスメントを行うことは困難であるため，まず，栄養不良が疑われる症例を抽出（スクリーニング）する．

術前においては，栄養不良があったとしてもその回復を十分に待つ時間的余裕はないことが多い．たとえ術前に栄養状態が改善できなくとも，アセスメントの結果を各職種で共有し，術後の栄養管理に活用すれば早期回復をめざすことはできる．

栄養の評価は，大きくSGA（subjective global assessment：主観的包括的栄養評価・表1）とODA（objective data assessment：客観的データ栄養評価・表3）に分けられる．しかし，SGAだけで栄養状態を評価するには，関係職員全体に対する訓練が必要である．通常，周術期においては術前の各種検査が行われており，これらの結果によるODAも組み合わせる．

表1　術前スクリーニング・アセスメントの指標（SGA）（例）

項目（SGA）	確認事項	備考
体重（BMI）	①BMI＜18.5 ②健康時からの体重減少率≧10％ ③直近1カ月の体重減少率≧5％ 上記いずれかに該当すれば栄養不良の可能性がある	体重の変動は最も簡易でよい指標 浮腫やデータ不足で判断できない場合はアセスメントを行う 肥満であっても栄養状態は悪いことがある
栄養摂取状況	食欲や摂取食品 （栄養素等充足率）	本人，家族から聴取する
上腕周囲長（AC） 上腕三頭筋皮下脂肪厚（TSF）	計測法を習得した者が測れば，体重測定ができない場合の栄養指標となり得る（表2）	

そのほか，皮膚（皮脂や保水），髪（つやや白髪の状態），発言内容，るいそう（異常なやせ）の場合は握手時の握力や全体的な動きなど，可能な限り本人をよく観察し記録しておく．術後の状態と比較することで不足栄養素を類推できることがある

表2　身体計測平均値（参考）（文献2より引用）

	成人男性平均	成人女性平均
上腕周囲長（AC：cm）	27.2	25.3
上腕三頭筋皮下脂肪厚（TSF：mm）	11.4	16.1

表3　術前スクリーニング・アセスメントの指標（ODA）（例）

項目（ODA）	当院における低栄養判断基準	備考
血清アルブミン	＜3.0（mg/dL）	左記3項目を併せて判断する栄養評価をCONUT（controlling nutritional status）法という．左記基準に該当する場合は栄養不良の可能性が高い
総コレステロール	＜140（mg/dL）	
総リンパ球数	＜1,200（/μL）	

上記以外にも血中総タンパクや亜鉛，鉄，銅なども栄養状態を判断する指標になる

2 術後スクリーニング・アセスメント

　術前に栄養不良があった症例では，術後も定期的に栄養状態の確認が必要である．術後1週間以上経口摂取ができないことが予測される場合は術後早期から介入すべきであり，3〜5日以内に経腸栄養が開始できなかった場合にも注意が必要である．

　一方，術前のスクリーニングでは問題なかった症例でも，術後に栄養不良に陥るケースはある．術後1週間以上経過しても経腸栄養が安定しないようなハイリスク症例では，アセスメントを行って特別な栄養管理が必要でないか確認した方がよい（表4）．

　なお，術後のODAでは，術前と異なり直近の栄養状態が確認できるような検査が必要となる（表5）．

　術後検査で栄養不良が示唆されても，現在が回復途中なのか悪化途中なのかを確認することは重要なポイントである．そのため，必ず検査値の推移をみて総合的に判断するよう心がけなければならない．

表4　術後スクリーニング・アセスメントの指標（SGA）（例）

項目（SGA）	確認事項	備考
体重（BMI）	直近1週間の体重減少率≧2％に該当しないこと	術後の詳細な体重推移から傾向を確認する
栄養摂取状況	食欲や摂取食品（栄養素等充足率）	担当医療スタッフから聴取する
AC／TSF	体重測定が困難な場合に術前の計測値と比較する	

表5　術後スクリーニング・アセスメントの指標（ODA）（例）

項目（ODA）	標準値	備考
トランスサイレチン （transthyretin：TTR）	男23〜42（mg/dL） 女22〜34（mg/dL）	半減期2日 肝機能や甲状腺機能に影響を受ける 周術期のTPN管理にのみ保険適応（月1回）
トランスフェリン （transferrin：Tf）	男190〜300（mg/dL） 女200〜340（mg/dL）	半減期7日 血清鉄の影響を受けるため，貧血時には高値となる
レチノール結合タンパク （retinol binding protein：RBP）	男3.6〜7.2（mg/dL） 女2.2〜5.3（mg/dL）	半減期0.5日 肝機能の影響を受ける
総リンパ球数	術前値および術後の推移を確認する	

術後，創部の経過が順調であるにもかかわらず活気が戻らない症例では，特に血中亜鉛について確認してみる

参考文献
1）「キーワードでわかる臨床栄養 改訂版」（大熊利忠，金谷節子／編），羊土社，2011
2）「日本人の新身体計測基準値（JARD2001）　栄養評価と治療，2002年増刊号」，メディカルレビュー社，2002

第8章 栄養管理

3 術前の絶飲・絶食

西村友美

- 麻酔導入時の誤嚥を防ぐため，術前絶飲食が必要である．
- 長時間の絶飲食は患者の不快感や脱水をもたらすため，適切な絶飲食時間を設定する．
- 飲食物によって胃からの排出時間が異なるため，種類に合わせた絶飲食時間を設定する．

1 術前絶飲食の目的

全身麻酔では，麻酔薬と筋弛緩薬の作用で咳反射が抑制されており，麻酔導入時に嘔吐すると誤嚥性肺炎を起こす可能性がある．そのため術前絶飲食を行って，胃内容物を排出させておく必要がある．しかし，不必要に長い絶飲食は患者に空腹や口渇などの不快感を与えるだけでなく，脱水による周術期合併症が増す可能性があり，安全で適切な絶飲食時間を設定する必要がある．

2 胃内容物の排出

摂取した食物は2〜3時間で胃から十二指腸へ排出されるが，その速度は種類により異なる．炭水化物が最も速く，蛋白質・脂肪は排出が遅れる．液体は摂取後2時間でほぼ完全に胃から排出される．ただし胃液は分泌され続けており，さらに唾液の嚥下もあるため，いくら絶飲食を行っても胃内容液は常に存在している．

3 術前絶飲食ガイドライン（表1）

日本麻酔科学会では，2012年に術前絶飲食ガイドラインを作成した[1]．ただしその適応は患者の状態に合わせる必要がある．

4 術前飲水について

麻酔導入2時間前に飲水できるのは水やお茶などのclear fluid（清澄水）である．最近では，積極的に補水するという意味で，さまざまな術前飲料がある．
- **炭水化物含有飲料**：術後回復強化（enhanced recovery after surgery：ERAS）プログラム（15章3参照）で推奨している
- **経口補水液**：輸液と同等の作用をもつ飲料で，水分・電解質補給を目的に用いられる

表1 日本麻酔科学会の術前絶飲食ガイドライン（文献1より引用）

麻酔導入前	飲食物
2時間前	水，茶，果肉を含まないジュース，ミルクを含まないコーヒーなど（浸透圧や熱量が高い飲料，アミノ酸含有飲料は注意が必要．脂肪・食物繊維含有飲料，アルコールは推奨できない）
4時間前	母乳
6時間前	人工乳，牛乳

適応： 全身麻酔，区域麻酔，鎮静を要する待機手術患者
適応外：消化管狭窄，消化管機能障害がある，気道確保困難が予想される，緊急手術，ハイリスク妊婦（陣痛がある，胎児心拍数に異常があるなど）など

表2 術後飲食再開の目安（文献2を参考に作成）

頭頸部，消化器系手術の場合	早期に飲食を再開すると縫合不全などの合併症を引き起こすため，主治医が飲食再開時期を判断する
外科的に経口摂取制限がない場合	全身麻酔薬や筋弛緩薬の残存がなく覚醒している
	麻酔合併症である悪心・嘔吐がない
	気管挿管の操作や胃管留置の影響による咽頭痛が強くない

※少量の飲水から再開する
※嘔吐や誤嚥がある場合は中止する

5 固形物について

- 表1のガイドラインでは，固形物の摂取についてはエビデンスが不十分で含まれる栄養素もさまざまであるとして，明確な絶食時間が示されていない
- 欧米でのガイドラインでは，トースト程度の軽食については6時間以上，揚げ物など脂質を多く含む食物や肉などは8時間以上空ける必要があるとされている

6 術後飲食の再開 （表2）[2]

- 手術侵襲，麻酔・手術時間，麻酔方法，患者の全身状態などにより，一律に再開時期を設定するのは難しく，個々の症例に応じて再開時期を決定する

参考文献
1) 日本麻酔科学会：術前絶飲食ガイドライン
   http://www.anesth.or.jp/guide/pdf/kangae2.pdf
2) 「周術期管理チームテキスト」（日本麻酔科学会／編），日本麻酔科学会，pp505-506, 2010

第8章 栄養管理

4 周術期の栄養管理

寺島秀夫

ポイント

- 術前栄養療法の適応は，重度（〜中等度）の栄養不良を合併し，かつ，高度侵襲手術を受ける場合に限定される．
- 術後ICU管理を必要としない場合，経口栄養摂取が第一選択であり，術後第7病日まではエネルギー摂取量は特に設定せずに患者の自主性に委ねる．
- 術後ICU管理を必要とする場合，入室後24〜48時間以内に経腸栄養（enteral nutrition：EN）を開始し，第7病日までは原則的にEN単独として栄養管理を行う．

1 術前栄養管理

1 適応 メモ:1 （両方の条件に該当すること）
- 栄養状態：重度（〜中等度）の栄養不良 メモ:2
- 予測される手術侵襲の程度：高度侵襲 メモ:3

> **メモ　補足説明**
> 1：栄養療法自体に付随するリスク，術前栄養管理に伴う手術遅延によって起こり得るリスクの双方を勘案し，その有益性を判断する必要がある．
> 2：8章2を参照．
> 3：ESPENガイドライン[3]では，喉頭摘出，咽頭摘出，食道切除，胃切除，膵頭十二指腸切除の具体例を挙げているが，個々のケースで手術侵襲の程度を評価するべきである．

2 実施の要点
- 施行期間：術前5〜14日間 メモ:4 （可能な限り入院前から開始しておく）
- 栄養投与経路の優先順位：食事摂取と経口栄養補助（oral nutritional supplements：ONS）が優先され，経口摂取が困難な場合には経管栄養（tube feeding：TF），消化管機能に問題がある場合に静脈栄養法（parenteral nutrition：PN）メモ:5 が選択される．
- エネルギー投与量（食事摂取量も含める）：25〜30 kcal/kg/日 メモ:4
- 経腸栄養剤の選択：標準的な組成で可である メモ:6
- 血糖値管理：140〜180（200未満）mg/dLを目標域として実施する メモ:7

> **メモ** 補足説明
> 4：具体的な数値設定に関する明確なエビデンスはなく，一般論である．
> 5：ASPENガイドライン[4]では，PN実施の要件に術後ICU管理の必要性を加えている．
> 6：コクラン共同計画システマティック・レビュー[5]において，消化管手術を受ける患者に対する免疫増強（調整）栄養剤（アルギニン，グルタミン，ω-3系脂肪酸，ヌクレオチドを含む）の効果はバイアスの存在によって一般化することができないと結論付けられた．
> 7：術後感染性合併症を予防する観点から血糖値管理の上限は180～200 mg/dLとなり，低血糖予防の観点から下限は140 mg/dLとなる．

2 術後栄養管理

1 原則

①術前に栄養不良を認めない場合
- 消化管機能に問題がない場合，早期経口栄養摂取[メモ:8]または早期EN（TF）[メモ:9]を開始する
- TFを選択した場合，経口摂取が可能になったら中止する
- 経口栄養摂取の場合，術後第7病日まではエネルギー摂取目標量は設定せず，患者の自主性に委ねる．それ以降に十分な経口栄養摂取ができていない場合[メモ:10]，状態に応じてONSとTFを使い分けて必要量を投与する
- 術後第7病日の時点においても経腸的に十分な栄養を摂取できておらず[メモ:10]，かつ，その状態が7日間以上続くと予測される場合，PNの開始[メモ:11]を考慮する[メモ:12]

②術前に栄養不良を合併し，かつ術前・術後ともに消化管機能に問題がある場合
- 術後もPN[メモ:11]を継続する

> **メモ** 補足説明
> 8：その定義としては「術後1または2病日以内にリキッドダイエットの経口摂取を開始し，適応状態を見ながら通常食に復帰させること」が一般的である．そのエビデンスは大腸手術後において十分に確立され，現在，上部消化管術後にも適応拡大中である．
> 9：術後24～48時間以内にENを開始する．
> 10：エネルギー投与目標量の60％以上を摂取できていない．
> 11：エネルギー投与目標量は表1を参照して設定することを推奨する．
> 12：術後ICU管理が必要な場合（重症患者に相当），術後5～7病日間はPNを施行するべきではない（2009年当時の見解）．しかし，近年，質の高い臨床研究によって，適正なエネルギー投与量が設定されたPNであれば重症化の早期からも安全に実施可能であることが実証されつつある．

表1　エネルギー投与目標量の指針

	必要最低限度	上限
急性期の極期	6～9 kcal/kg/日	15 kcal/kg/日
一般的な急性期	6～9 kcal/kg/日	20～25 kcal/kg/日
回復期	25～30 kcal/kg/日	
慢性期に移行	6～9 kcal/kg/日	25（～30）kcal/kg/日

2 実施の要点

- 施行期間：術後24時間以内から自主的に必要量を経口摂取できるまで
- 栄養投与経路の優先順位：1 の原則参照
- エネルギー投与量：経口栄養摂取の場合には患者の自主性（特に設定なし）に委ねられ，早期EN^{メモ：13}・PNの実施に際しては表1に基づいて設定することを推奨する^{メモ：14}
- 経腸栄養剤の選択：標準的な組成で可である（推奨可能なものはない^{メモ：15}）
- 血糖値管理：術前と同様に140〜180（200未満）mg/dLの目標域にて管理を行うが，ICUでは厳密な血糖値管理（tight glycemic control：TGC）^{メモ：16}として実施する

メモ　補足説明

13：ENは過剰エネルギー投与（overfeeding）を防ぐうえで最も確実かつ容易な栄養管理法である．その初期段階でエネルギー投与不足（underfeeding）に陥る可能性があるが，その期間が7〜14日間以内であれば許容される（条件：術前は栄養不良を合併せず健常）．特に重症患者の場合，overfeedingは，underfeedingよりもはるかに有害性が高いため（8章5参照），その回避が最優先される．

14：従来の算定方法，すなわち，基礎エネルギー消費量の予測値にストレス数と活動係数を乗じる方法または間接カロリーメトリーによって実測した安静時エネルギー消費量を用いる方法は理論的および実証的なエビデンスを欠くことから，overfeedingおよび過度なunderfeedingの回避を可能にする指針（表1）が代替案となる．

15：アルギニン，グルタミン，ω-3系脂肪酸，γ-リノレン酸，抗酸化物質のようなpharmaconutrient（免疫のみならず生体の多様な機能を修飾する薬理効果を有する栄養素）が添加された経腸栄養剤の効果は，2009年以降に公表された質の高い多施設無作為化比較試験によって相次いで否定されている．

16：TGCとは，速効性インスリンの持続静脈内投与を開始した後，1〜4時間ごとに血糖値測定を反復しながら投与量の調整を行って目標血糖値域を維持する治療法である．

参考文献

1) 寺島秀夫：ICU管理が不要な術後栄養管理の実際．「Surviving ICU シリーズ　重症患者の治療の本質は栄養管理にあった！」（真弓俊彦／編），pp162-174，羊土社，2014
2) 寺島秀夫：ICU管理が必要な術後栄養管理の実際．「Surviving ICU シリーズ　重症患者の治療の本質は栄養管理にあった！」（真弓俊彦／編），pp175-188，羊土社，2014
3) Weimann A, et al：ESPEN Guidelines on Enteral Nutrition: Surgery including organ transplantation. Clin Nutr, 25：224-244, 2006
4) Martindale RG, et al：Guidelines for the provision and assessment of nutrition support therapy in the adult critically ill patient: Society of Critical Care Medicine and American Society for Parenteral and Enteral Nutrition: Executive Summary. Crit Care Med, 37：1757-1761, 2009
5) Cochrane Database Syst Rev 2012; 11: CD008879

5 栄養管理とアウトカム

寺島秀夫

> **ポイント**
> - 周術期栄養管理のアウトカム指標として，死亡率の低減，術後合併症の低減，在院日数の低減，異化反応の抑制，タンパク質合成の促進などが挙げられる．
> - 周術期栄養管理が上記のアウトカムを改善することを実証したエビデンスは確立されておらず，その主因は栄養療法の限界にある．
> - 不適切な栄養管理，特に過剰エネルギー投与（overfeeding）はICU患者に対して短期間で重大な有害事象を惹起する（負のアウトカム）．

1 侵襲下における栄養療法の効果と限界

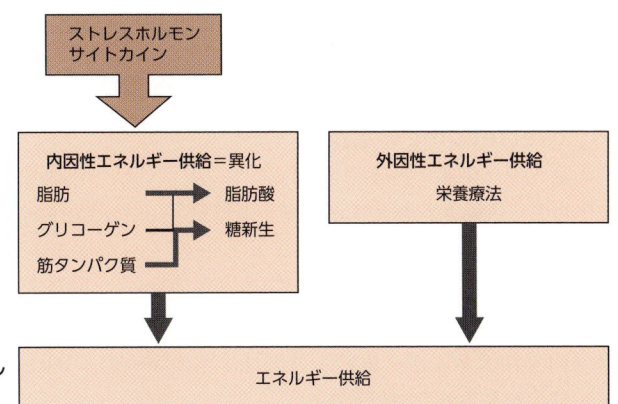

侵襲下におけるエネルギー供給の基本原理（図1）を理解すると，不可避な栄養障害の発生，同時に栄養療法の効果と限界を自ずと見定めることが可能となる．

1 効果

エネルギー投与は，ホルモン・サイトカイン環境に直接作用して侵襲に対する生体反応を軽減するものではない．したがって，唯一の効果はエネルギー需要上の"飢餓状態"に起因する内因性エネルギー供給の阻止に留まる〔免疫増強栄養剤（pharmaconutrient）の効果は8章4を参照〕．

2 限界

- **侵襲に対する生体反応としての内因性エネルギー供給を抑制できない**：生体反応により誘導される内因性エネルギー供給（異化反応）は，侵襲の大きさにより規定され，ストレスホルモンとサイトカインが一度産生されれば，エネルギー投与量の大小にかかわらず，その産生量に応じて必ず誘導されるので，外因性エネル

図1 侵襲下におけるエネルギー供給の基本原理

ギー供給（栄養療法）によって抑制することはできない
- **侵襲に対する生体反応としての筋タンパク質異化反応を抑制できない**：異化により供給されるアミノ酸は，糖新生の主たる基質になるとともに，生体防御・組織修復にかかわるタンパク質や急性期タンパク質（acute phase proteins：APPs）などの基質としても利用される．このように侵襲時の筋タンパク質異化は合目的な生体反応であり，ホルモン・サイトカイン環境によって制御されている．具体的には，侵襲反応により産生されたグルココルチコイド・tumor necrotic factor（TNF）・インターロイキン（interleukin：IL）-1・IL-6が筋タンパク質を分解し，アミノ酸を血中に放出させる．侵襲の大きさによって決定付けられたホルモン・サイトカイン環境が筋タンパク質異化の大きさも規定してしまうことから，栄養療法がこのプロセスに介入する余地はない
- **侵襲が続く限りタンパク質同化を促進できない**：栄養療法によりエネルギー需要において飢餓状態が回避されると筋タンパク質分解の抑制は限界に達し，この時点で，タンパク質分解よりも合成が優位となれば，窒素バランスは正転してタンパク質同化期に移行する．つまり，窒素バランスを改善させるためにはタンパク質合成を増強するしかないわけであるが，高度侵襲下の筋肉ではアミノ酸取り込みの抑制・タンパク質合成の低下が起きており，合成促進は困難である．

代表的な内臓タンパク質であるアルブミン（Alb）合成にも同様の限界が存在する．APPsとは炎症疾患において少なくとも25％以上増減する血漿中のタンパク質と定義され，その増減は主として肝臓での合成量の変化に応じて変化する．増加するAPPs（positive APPs）の代表格が反応性タンパク（CRP）であり，逆に減少するAPPs（negative APPs）の代表格がAlbであるので，両者は必然的に逆相関する．positive APPsの産生プロセスもサイトカイン環境により制御されており，IL-1ßが肝細胞に作用すると，CRPを始めとするpositive APPsが産生されるようになる．したがって，感染症自体を治癒に導かない限り，栄養投与量を増量してもnegative APPsに属するAlb合成を優先的に増加させることは不可能である．

2 侵襲下のoverfeedingによる負のアウトカム

1 overfeedingの定義

エネルギー供給の基本原理（図1）に基づくと，「内因性エネルギー供給＋外因性エネルギー供給＞安静時エネルギー消費量（resting energy expenditure：REE）」の状態である．留意すべきポイントとして，「外因性エネルギー供給＜REE」の状態でも，生体内で内因性エネルギー供給が加わった場合にはoverfeedingが発現し得ることに十分な注意が必要である．なお，低エネルギー投与（underfeeding）とは「内因性エネルギー供給＋外因性エネルギー供＜REE（飢餓に起因するエネルギー供給が発生）」の状態である．

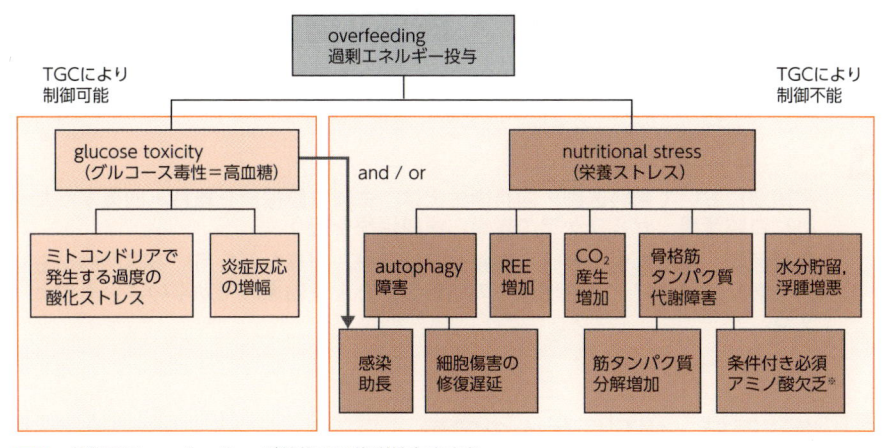

```
                    ┌─────────────────────┐
                    │   overfeeding       │
                    │   過剰エネルギー投与 │
                    └─────────────────────┘
TGCにより                                            TGCにより
制御可能                                             制御不能
┌──────────────────────────┐  ┌────────────────────────────────────────────────┐
│ glucose toxicity         │  │        nutritional stress                      │
│ （グルコース毒性＝高血糖）│and/or│       （栄養ストレス）                     │
├────────────┬─────────────┤  ├──────┬──────┬──────┬────────────┬────────────┤
│ミトコンドリアで│炎症反応  │  │autophagy│ REE │ CO₂ │骨格筋      │水分貯留，  │
│発生する過度の │の増幅    │  │障害    │増加  │産生 │タンパク質  │浮腫増悪    │
│酸化ストレス  │          │  │        │      │増加 │代謝障害    │            │
├────────────┴─────────────┤  ├──────┬──────┼──────┴────┬───────┴────────────┤
│                          │  │感染  │細胞傷害の│筋タンパク質│条件付き必須    │
│                          │  │助長  │修復遅延  │分解増加    │アミノ酸欠乏※   │
└──────────────────────────┘  └──────┴──────────┴───────────┴────────────────┘
```

図2　侵襲下の overfeeding が惹起する代謝性有害事象
TGC：tight glycemic control（厳密な血糖値管理）
※：グルタミン，アルギニン

2 負のアウトカムをもたらす有害事象

　overfeeding による代謝性有害事象（図2）は2つのカテゴリー，すなわち，グルコース毒性（＝高血糖）と栄養ストレスに大別される．ICU患者を対象とした質の高い臨床研究において，overfeeding による負のアウトカムとして感染性合併症の増加，臓器障害の回復遅延，ICU滞在期間・入院期間の延長などが立証されている．重要なポイントは，第1に，overfeeding は，特にICU患者の場合，短期間で重大な有害事象を誘発するので迅速な対応が要求される．第2に，高血糖状態の是正のみならず，根本的な対応としてエネルギー投与量の適正化（8章4参照）が不可欠である．

> **ワンポイント　オートファジー（自食作用）**
>
> 平常時には細胞に対して"細胞内の廃棄物を処理するサービス"を提供しており，飢餓状態になると生存のための栄養源を提供し（従来の異化反応と同一の現象），病的状態においては多様なストレス因子による誘導を受けてタンパク凝集体，酸化脂質，傷害を受けた細胞小器官，細胞内病原体を分解することが明らかにされている．
> オートファジーと栄養摂取は密接な関係にあり，栄養素（グルコースとアミノ酸）とインスリンは強力な抑制因子として作用し，これに対して絶食は活性化する．overfeeding（血糖値管理のためのインスリン投与量も増加）によってオートファジーが機能不全に陥ると，細胞さらには臓器レベルにおける機能障害の回復遷延ならびに防御能の障害による感染助長が惹起される．

参考文献
1) 寺島秀夫：侵襲下の栄養管理に不可欠な基礎知識．「Surviving ICU シリーズ　重症患者の治療の本質は栄養管理にあった！」（真弓俊彦／編），pp148-159，羊土社，2014
2) 寺島秀夫：グルコースを過剰投与した場合の罪．「栄養管理をマスターする―代謝の理解はなぜ大事？」〔大村健二，BEAM（Bunkodo Essential&Advanced Mook）編集委員会／編〕，文光堂，pp32-39，2014

第9章 口腔機能管理

1 歯科医師・歯科衛生士の役割

青木久美子

> **ポイント**
> - 周術期において歯科医師・歯科衛生士は，主に口腔機能を維持・回復するために口腔清掃，セルフケアの指導，歯科治療を行う．
> - 歯科医師・歯科衛生士が行う口腔ケアは器械，器具などを用いる専門的なものであり，セルフケアや病棟での口腔ケアをより効果的で効率のよいものとする．

1 歯科医師・歯科衛生士の定義

　国際歯科連盟の定義（1969年）では，歯科医師は「歯・顎・口腔の疾病・奇形・傷害を予防し，診断し，治療し，失われた歯と関連する組織を代わりのもので補うという医療行為を行う医師」とされている．また，歯科医師法第一条にて「歯科医師は，歯科医療および保健指導を掌ることによって，公衆衛生の向上および増進に寄与し，もって国民の健康な生活を確保する」とされている．

　歯や歯肉などの歯周組織のみならず，顎骨や口腔内を構成する軟組織（舌，頰粘膜，口底など）の疾患を専門とする．口腔の機能，つまり食べること（噛むこと，飲み込むこと）・話すことに問題があれば，口腔機能の専門医として診察をする．

　歯科衛生士法（1948年）では，歯科衛生士は「歯科医師の直接の指導の下に，歯牙および口腔の疾患の予防処置として，歯科付着物を機械的操作によって除去する，歯牙および口腔に対して薬物を塗布する行為を行うこと，を業とする」とされている．また，「歯科診療の補助や歯科保健指導をなすことを業とできる」とされている．すなわち，歯垢や歯石となった口腔内細菌の除去を行うことなどで口腔衛生状態を管理することを専門とする．

2 周術期管理における歯科医師・歯科衛生士の役割

　周術期における歯科の役割として，①口腔内細菌が原因となる感染症を予防する，②術後の口腔機能の回復を評価し援助する，③気管挿管時の歯・口腔粘膜の損傷を予防する，などが挙げられる．
① 歯垢や歯石となった口腔内細菌を除去することで，口腔内細菌数を減らし，誤嚥性肺炎や敗血症などの周術期の感染症を予防することができるとされている．特に頭頸部癌[1]，食道癌[2]，肺癌[3] の周術期では有用であると言われている．歯垢や歯石の除去は主に歯科衛生士が担当することが多い．またう蝕や根尖病巣などの評価・治療は歯科医師が担当する．歯科医師・歯科衛生士による専門的管理に

より，細菌が貯留しにくい口腔内環境をつくることができる．専門的口腔ケアによりその後の病棟での口腔ケアや患者自身のセルフケアが容易となる．
② 術後の口腔機能，特に摂食嚥下機能の維持・回復に対して評価し，必要であれば治療を行う．術後の起こり得る機能障害を予測し，術前より患者・家族にリハビリやその対処法を説明しておく．術後は起こっている障害の評価を行うとともに，治療やリハビリの指導にも参画する．
③ 気管挿管時の歯の損傷が予測される場合には，保護床（マウスプロテクター）を作製する．可能であれば動揺が著しい歯は事前に抜歯を行う．また長期で経口挿管がなされる場合は，挿管チューブやテープ固定などで，口腔粘膜や周囲皮膚の損傷・褥瘡性潰瘍が生じることがある．口腔周囲の解剖を熟知し，安全なチューブ固定にも歯科医師・歯科衛生士の知識・技術は活かされると思われる．

ワンポイント 歯科専門用語

P，C，pul，per，dulなど歯科専門用語の略語は多数あるが，医科歯科の連携においては通用しない．根尖性歯周炎，辺縁性歯周炎と書いたとしても，その病態がどのようなもので周術期においてどのような弊害を起こす可能性があるかを病名だけで他の職種に伝えるのは困難である．歯科がある病院であっても，歯科のない病院であっても，歯科医療従事者以外の医療者へ情報提供を行う際には，病名のみならずその病態と周術期に起こり得る症状について詳細に記載する必要があると思われる．

ワンポイント 歯科技工士

周術期の口腔機能管理において，歯科技工士も欠かすことのできない職種である．挿管時の歯の損傷を防止するために作られる保護床（マウスプロテクター）や咀嚼機能を回復する義歯などを作製するのは歯科技工士である．歯科技工士法（1955年）によって定められており，通常の歯科医療で作製される技工物以外に，周術期という特殊な環境下に応じた技工物を歯科医師と相談のうえ作製することができる．

参考文献

1) 松浦一登：頭頸部癌周術期におけるクオリティ・コントロールとしての口腔ケアの導入．頭頸部外科，22：33-39，2012
2) 上島伸知，他：食道癌手術患者に対する専門的口腔ケア実施の効果．日本外科感染症学会雑誌，6：183-188，2009
3) 山田千春：肺がん手術患者に対する口腔ケアの効果　咳反射の改善効果．口腔病学会雑誌，79：95-99，2012

第9章 口腔機能管理

2 周術期の口腔機能評価

青木久美子

ポイント
- 口腔内の状態を把握するのはもちろんのこと，周術期に起こり得る全身の状態と口腔の機能を関連付けて評価するのが重要．
- 周術期の口腔機能管理には患者自身のセルフケアも重要となる．患者の口腔内に対する意識や口腔清掃に対するモチベーションを評価することも必要．

1 術前に問診で評価すべきこと

　患者自身が周術期の口腔機能管理についてどのように理解しているか，また口腔に対してどの程度関心があるかなどを問診時に評価する必要がある．周術期の口腔内管理に患者自身のセルフケアは必要不可欠である．患者自身の意識が清明で，全身状態を考慮しても聴取可能であれば，評価した方がよい．家族が同席している場合は，術後に家族からのサポートが可能かどうかも判断できる．そのような情報を術前に聴取しておくことで，患者や家族の口腔内管理に関する指導の一助となる．またその内容を診療録に患者自身の言葉で記載することにより，術後口腔ケアを行う看護師などに対する情報提供にもなる（表1）．

2 術前評価

1 全身状態の評価

　術前に口腔機能管理を行うために必要な全身状態の評価項目を表2に示す．歯肉

表1　問診による評価

評価項目	
周術期口腔機能管理に対する理解度	原疾患の主治医から口腔機能管理についてどのような説明がされているか 周術期口腔機能管理について患者がどのように理解しているか
口腔内の状態	現在口腔内に腫れや痛みなどの症状があるか 今までに腫れや痛みなどをくり返した部分はあるか（※）
セルフケアの状態	歯科医院でのブラッシング指導経験があるか 1日のブラッシング回数は何回か 歯ブラシ以外の清掃補助器具（歯間ブラシ，フロスなど）を使用しているか 義歯の清掃方法（水洗いのみ，ブラシでの洗浄，市販の洗浄剤の使用など）
口腔清掃に関する意識	定期的な口腔清掃を歯科医院で受けているか

※：歯肉腫脹などの歯周炎による急性症状は免疫力低下時に出現する．そのため術前に症状がなくても術後の免疫力低下時に症状が出現する可能性があるため，「風邪を引いたときや睡眠不足のときに腫れてくるような場所はありませんか？」と現在までの急性症状発現の有無を確認することで，術後に発現する可能性のある症状が推測できる．

に炎症がある場合は，口腔清掃の際に歯肉からの出血が生じるため，止血検査，抗血栓薬内服の有無を確認する必要がある．また感染性心内膜炎のリスクがある患者に対しては，口腔清掃や抜歯などの観血的処置の際に，抗菌薬の予防投与（9章3表1参照）を考慮しなくてはいけない[1]．癌患者の場合，術前に化学療法が施行されている場合もあるため，骨髄抑制の有無も確認する．また，診療録や主治医から術後の状態を聴取し，評価しておくことで，術後スムーズに口腔機能管理を開始することができる．

2 口腔内の評価

口腔内の評価項目を表3に示す．専門的口腔清掃を行う際に注水下となるため嚥下機能を評価することは安全に清掃を行うため重要である．術前には原疾患（食道癌，頭頸部癌，肺癌，脳腫瘍など）が原因で嚥下機能が低下している場合があるため，処置前に十分に評価し，体位や清掃方法に留意しながら，安全な口腔清掃を行う．画像検査も含めた口腔内診査を行い，先に示した問診内容を考慮し，総合的な評価のうえ，口腔機能管理の計画を立てる．

3 術後評価

術後の評価をどの時期に行うかは各疾患や患者の状態により変化する．可能であれば，各時期により評価を行い，状態に応じた口腔機能管理を行う（表4）．

4 退院前の評価

退院後にも定期的な口腔清掃を歯科医院で継続することは重要である．いくら丁

表2 術前評価（全身状態）

評価項目	
内服薬	抗血栓薬（抗血小板薬・抗凝固薬），ビスホスホネート製剤
感染性心内膜炎リスクの有無（文献1を参考に作成）	人工弁，心内膜炎の既往（他の心疾患がない場合も含む），複雑性チアノーゼ先天性心疾患，動脈肺動脈短絡作成術後の患者など
血液検査	白血球数（好中球数），血小板数，プロトロンビン時間（PT-INR），APTTなど
術後の状態	絶食期間，気管挿管期間，術後の呼吸機能・嚥下機能，術創部の部位，セルフケア施行の可否

表3 術前評価（口腔内の状態）

評価項目	
口腔内診査	食物残渣・歯垢・歯石の付着，歯肉腫脹，舌苔の付着，粘膜の乾燥，真菌感染・ウイルス感染，う蝕，歯牙鋭縁部・不良補綴物，義歯の清掃状態
歯周基本検査	歯周ポケット深度，測定時の歯肉からの出血，歯牙の動揺度
咀嚼・嚥下機能	咬合状態，義歯の有無，義歯の適合状態，原疾患による嚥下機能の低下
X線検査	歯槽骨の吸収，根尖病巣，埋伏歯，う蝕

表4　術後評価

術後の時期	評価項目
経口挿管中	粘膜（口唇・舌背・口蓋）の乾燥，挿管チューブ固定による粘膜潰瘍・歯牙動揺，分泌物の貯留，乾燥分泌物の歯牙・粘膜への付着
絶食中	粘膜の乾燥，疼痛注（※），発語・嚥下機能の低下（※），セルフケアの可否，義歯装着
経口摂取開始，セルフケア可能	セルフケアの状態，義歯の適合状態

※：絶食中は咀嚼による刺激で分泌される唾液が減少するため，粘膜の乾燥が助長される．唾液による粘膜保護作用が低下するため，粘膜は脆弱になり，疼痛が生じやすい．また乾燥した粘膜同士が付着し，正常な運動を妨げられるため，発語や嚥下機能が低下する[2]．

寧にセルフケアを行ったとしても，口腔内には常に細菌がおり，また歯・歯周組織の複雑な構造のゆえにセルフケアのみでは除去できない細菌が存在するからである．そもそもどのような全身状態であっても，常に口腔内の細菌数を減らしておくことができていれば，口腔内の細菌が原因となる疾患の予防となると考えられる．退院前に患者・家族の口腔清掃に対する意識を再度評価し，退院後の指導を行う必要がある．また，退院後は地域の歯科医院への受診を依頼することが多いため，術前同様，全身状態の評価を行い（表2），情報提供する必要がある．

> **ワンポイント　歯科がない病院での口腔機能管理**
>
> 歯科がない病院で口腔内を評価するには患者の問診が重要となる．1年以上歯科受診がない場合は，歯垢や歯石の付着など周術期に感染源となる口腔内細菌がコントロールできていない可能性がある．それだけでもまず歯科医院への受診を勧める必要がある．その際には，どのような目的で歯科受診を勧めたか，原疾患の病状，今後の予定（手術日や治療内容など）を歯科医院へ情報提供していただきたい．手術までの限られた時間の中で，周術期管理を考慮し，いかに効率のよい口腔機能管理を行うかは，情報提供があってこそ成り立つと考える．

参考文献

1) 日本循環器学会他合同研究班：感染性心内膜炎の予防と治療に関するガイドライン（2008年改訂版），2008
2) 「口腔ケアガイド」（日本口腔ケア学会学術委員会/編），文光堂，pp36-42，2012

第9章 口腔機能管理

3 周術期の口腔機能管理

山中玲子

> **ポイント**
> - 口腔からの感染管理を徹底する．
> - 口腔機能を回復・維持・向上させる．
> - 周術期に起こり得る口腔のトラブルを予防・軽減する．
> - 多職種連携，地域連携で，相互補完的に周術期の口腔内を管理する．

1 口腔の感染管理の重要性

　口腔は，生体の中で細菌量・種ともに最も多い部位の1つであり，2大歯科疾患であるう蝕や歯周病は，細菌感染が原因で発症する．口腔の感染管理を確実に行うことが，感染による発熱などの術後合併症を予防する一助となる．

　口腔から全身への感染経路として，口腔内の細菌が血管内に侵入し血流を介するものや，口腔から上部気道消化管（口腔，咽頭，喉頭，食道を含む）を通じて肺や消化器への感染が考えられる（図1）．血行性の感染はう蝕や歯周病，口腔粘膜の潰瘍などから細菌の血管への侵入，呼吸器への感染は誤嚥が契機となると考えられる．

図1　口腔から全身への感染

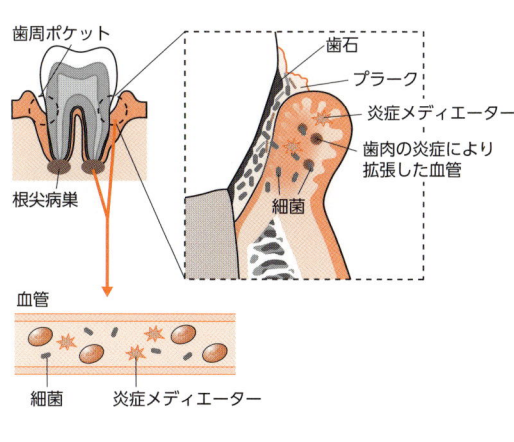

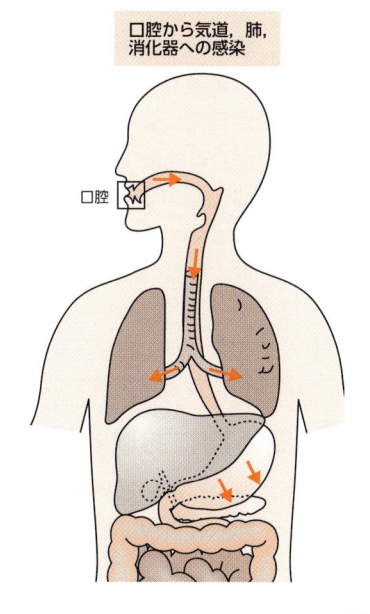

口腔から全身への感染を予防するためには，口腔衛生状態を改善して感染源を除去し，誤嚥させないように嚥下機能を維持・向上させる．

特に，上部気道消化管の手術では創部への感染や，誤嚥性肺炎を予防するため，口腔衛生管理の意義はきわめて大きい．また，弁置換術などの心臓血管外科手術では感染性心内膜炎の予防のため，術前に口腔内の感染源除去をしておくことが望ましい．糖尿病を有する患者や，臓器移植手術を受けた患者では易感染状態が続くため，口腔衛生管理は重要である．

唾液は，抗菌作用，舌や口腔粘膜の保護作用，潤滑作用などさまざまな役割をもつ．唾液量の減少により口腔内が乾燥すると，抗菌作用が低下して細菌が増え，歯や粘膜との摩擦により粘膜に傷ができやすくなるため，口腔内を清潔に保つとともに保湿（後述）することは口腔から全身への感染を予防することにつながる．

2 口腔機能の回復・維持・向上

口腔は，発語，摂食嚥下，咀嚼，消化など，さまざまな機能や役割をもつ．口腔機能を維持・向上させることは，周術期におけるQOLに深く関与する．

術後回復促進の重要な要素として，経口栄養摂取が挙げられる．多くの歯を失っているにもかかわらず歯科治療を受けていない患者では，術後の経口栄養摂取促進のために義歯などによる咬合・咀嚼機能の回復・向上が必要なケースも多い．特に消化機能に影響を与える頭頸部や消化管外科手術では，周術期に咬合・咀嚼機能を回復・維持・向上させ，よく噛める口の状態にしておくことが望まれる．また，舌切除を原因とする器質的摂食嚥下障害患者には，舌接触補助床（palatal augmentation prosthesis：PAP）の使用が有用である（図2）．

特に，脳外科，頭頸部外科，食道外科，呼吸器外科手術などでは，手術によって嚥下機能に影響を与える可能性があり，術後の誤嚥性肺炎発症のリスクが高いと考えられる．術前から口腔衛生管理を徹底するとともに，誤嚥させないよう摂食嚥下機能の評価，訓練指導が必要である．咬合機能が失われていたり，舌と口蓋の接触ができないためにうまく嚥下や発語できない場合は，まず歯科で義歯やPAPを作成して，耳鼻科医師や言語聴覚士と連携すると効果的である．

図2　舌接触補助床の一例

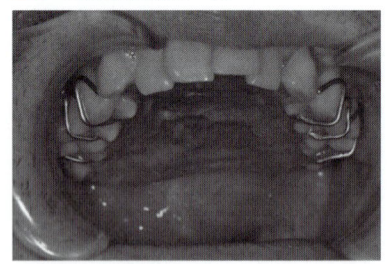

3 周術期における口腔のトラブル予防，軽減

術前評価時に，急性痛を起こし得る深部う蝕や歯周炎がある場合，術前に治療しておく．気管挿管時，喉頭鏡が接触する上顎前歯部や，バイトブロックを嚙ませる

図3 喉頭鏡と歯の損傷を予防するマウスプロテクター

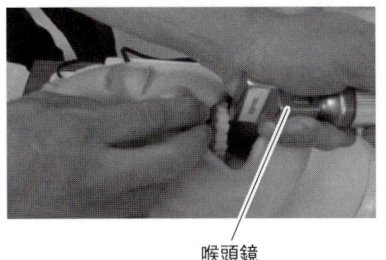

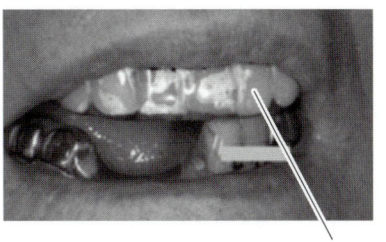

喉頭鏡　　　　　　　　　　　　　　　マウスプロテクター

右側小臼歯部は，挿管時に歯を損傷する可能性がある．同部に動揺歯，孤立歯，接着固定歯などがある場合，マウスプロテクターや義歯の装着により，気管挿管時の歯の損傷を予防する（図3）．歯周病などにより著しく動揺し保存が困難な歯は，可能であれば術前に抜歯する．

4 多職種連携

　周術期患者の口腔管理は，歯科医療従事者のみでなく看護師や栄養士などの多職種が連携して情報を共有し，患者の生活や家族のサポート体制などを多面的に配慮し対応していくことが大切である．例えば，手術直後，ベッド上で患者本人によるブラッシングは可能だが洗面台までの移動は困難な場合，看護師などのスタッフが歯ブラシなどのセッティングを行うだけでも口腔衛生の維持・向上につながる．小さなことでも多職種が相互補完的に連携することで，周術期の患者のQOLは向上する．

5 地域連携

　周術期は，多くの患者にとって口腔の健康に対する意識が変わる絶好の機会となり得る．周術期をきっかけに，かかりつけ歯科医院で継続治療，メインテナンスを受けることができるよう，地域の歯科医院との連携が望ましい．術前後に化学療法

> **ワンポイント　周術期口腔機能管理の6つの構成要素（CREATE）**
> **C**leaning：口腔清掃
> **R**ehabilitation：口腔・嚥下訓練
> **E**ducation：教育
> **A**ssessment：アセスメント
> **T**reatment：歯科治療
> **E**at, **E**njoy：口から食べる，楽しむ
>
> 周術期口腔機能管理の6つの構成要素として，「CREATE」が挙げられる．これら6つの要素が満たされると，より有意義な周術期口腔機能管理が可能となる．
> （兵庫医科大学歯科口腔外科・岸本裕充先生より提唱）

図4　手術を実施する病院と歯科医療機関との連携のイメージ
〔平成26年度診療報酬改定の概要（歯科診療報酬）より引用〕

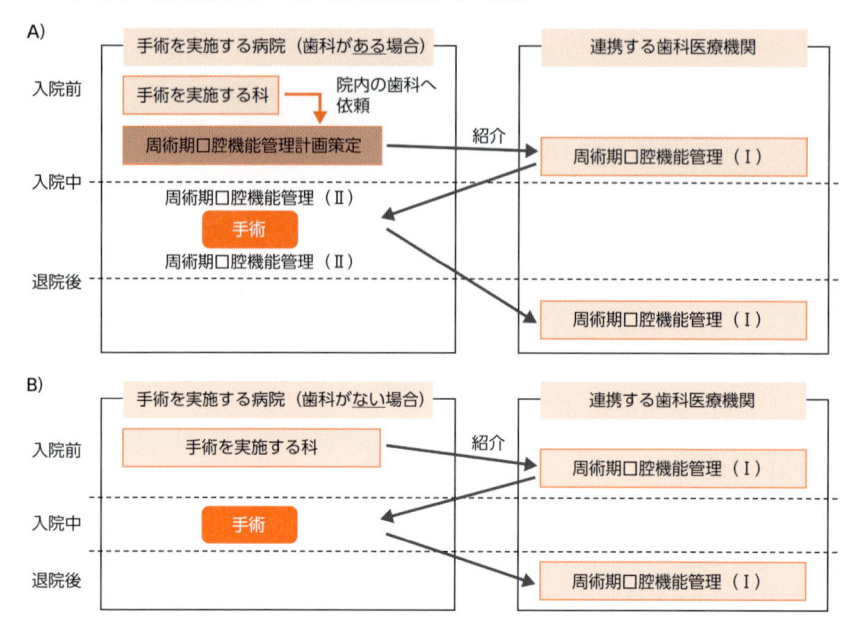

A)

	手術を実施する病院（歯科がある場合）		連携する歯科医療機関
入院前	手術を実施する科 → 院内の歯科へ依頼 周術期口腔機能管理計画策定	紹介 →	周術期口腔機能管理（Ⅰ）
入院中	周術期口腔機能管理（Ⅱ） 手術		
退院後	周術期口腔機能管理（Ⅱ）		周術期口腔機能管理（Ⅰ）

B)

	手術を実施する病院（歯科がない場合）		連携する歯科医療機関
入院前	手術を実施する科	紹介 →	周術期口腔機能管理（Ⅰ）
入院中	手術		
退院後			周術期口腔機能管理（Ⅰ）

や頭頸部の放射線治療を行う場合，特に歯科での継続的な口腔機能管理が口腔粘膜炎などの口腔有害事象の予防や軽減に有効である．

　歯科のある病院では，院内の歯科医師が口腔内を評価して管理計画を策定し，実際の口腔機能管理は地域の歯科医院で連携して行うパターンがある（**図4A**）．また，歯科がない病院の場合，手術を実施する診療科から歯科医院に直接紹介し，地域の歯科医院で周術期口腔機能管理を行う（**図4B**）．

6　具体的な周術期の介入（図5）

1　術前の介入
- 口腔内診査：術前1〜2週間前までには，口腔内を評価する（9章2参照）
- 歯科治療・専門的口腔清掃：評価に基づき，口腔内の管理を行う．患者自身のブラッシングなどを含むセルフケアを徹底させるとともに，歯科疾患の治療や歯石除去などの専門的口腔清掃をあらかじめ行う．感染源となる可能性のあるう蝕や歯周病などがある場合，可及的に歯科治療を行う．一般的に白血球数2,000/μL，好中球1,000以上であれば，通常の歯科治療は可能である．歯科治療において注意が必要な薬剤としては，抗血小板薬や抗凝固薬，ビスホスホネート製剤などが挙げられる

図5　歯科を有する急性期病院における周術期口腔機能管理の流れの一例

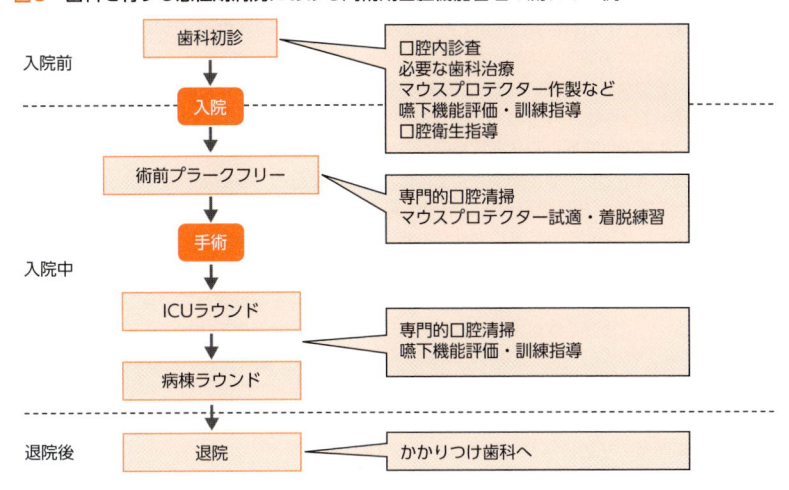

```
入院前 ── 歯科初診 ──→ 口腔内診査
                      必要な歯科治療
            ↓         マウスプロテクター作製など
           入院       嚥下機能評価・訓練指導
                      口腔衛生指導
─────────────────────────────────────
入院中   術前プラークフリー ──→ 専門的口腔清掃
            ↓                 マウスプロテクター試適・着脱練習
           手術
            ↓
         ICUラウンド ──┐
            ↓          ├──→ 専門的口腔清掃
         病棟ラウンド ──┘     嚥下機能評価・訓練指導
─────────────────────────────────────
退院後     退院 ──→ かかりつけ歯科へ
```

- (抜歯などの) 観血的歯科治療：抜歯など観血的治療による感染源除去が必要な場合，どのタイミングで行うかの判断が必要となる．手術の侵襲度，患者側の要因（重篤な肺障害，肝腎障害，糖尿病など），手術までの期間などを総合的に判断する必要があるため，主治医と歯科医師の綿密なディスカッションが必要である
- 抗菌薬の予防投与：歯科治療により感染性心内膜炎を発症するリスクのある心疾患をもつ患者では，抜歯などの観血的歯科治療を行う場合，抗菌薬の予防投与（次ページワンポイント参照）が推奨されている[2]
- 保湿：口腔乾燥がある場合，保湿効果のある洗口剤やジェルを用いて口腔内を湿潤させる
- 感染症の治療：易感染状態の患者では，口腔カンジダ症などの真菌感染症，唇ヘルペスなどのウイルス感染症が，口腔の症状から発見されることもある．疑わしい所見があれば検査を行い適切な薬剤治療を行う
- 咬合・咀嚼機能の回復・維持・向上：咬合・咀嚼機能が失われている場合，義歯の修理などで咬合・咀嚼機能を改善させる
- 嚥下機能訓練：嚥下機能に低下がみられる場合，嚥下体操などにより，術前から嚥下機能訓練を行わせる
- 気管挿管時の歯の損傷予防：気管挿管時に損傷を受ける可能性のある歯がある場合，当該歯の抜歯や削合，マウスプロテクターによる保護などを行う

2 術後の介入

人工呼吸器装着中の患者では，人工呼吸器関連肺炎予防対策を行う．機械的な口腔清掃は有効であるが，清掃後，歯や口腔粘膜，舌からはがれた汚染物が気管へ流入しないよう，汚染物を拭い取ったり吸引する．

> **ワンポイント** 感染性心内膜炎の予防[1]

米国心臓協会（American Heart Association）の2007年ガイドライン改訂版では，抜歯時の抗菌薬の予防的投与の有効性に対して十分な科学的根拠がないことを明確にし，抜歯などの処置の前に，抗菌薬の予防を実施しなかったために感染性心内膜炎に罹患したと訴訟で主張することは非科学的であることも明記されている．

しかし，本邦では感冒に対する抗菌薬投与が慣習化しており，発熱に対して安易に抗菌薬を投与するという医療事情があること，さらに非日常的な用法容量で投与することは，歯科医師，総合診療科医，患者に感染性心内膜炎に対する特別な関心を喚起し，結果的に予防や早期診断につながるという意味で，日本循環器学会を中心とする研究班によって作成された「感染性心内膜炎の予防と治療に関するガイドライン（2008年改訂版）」では歯科治療前の抗菌薬の予防投与が推奨されている．具体的には，生体弁，同種弁を含む人工弁置換患者，感染性心内膜炎の既往を有する患者など（9章2 表2も参照）は，感染性心内膜炎を引き起こす可能性が高いとされ，出血を伴ったり，根尖を超えるような大きな侵襲を伴う歯科手技（抜歯，歯周手術，スケーリング，インプラントの植え込み，歯根管に対するピンなどの植え込みなど）を行う場合，抗菌薬の予防投与が推奨されている（表1）．

表1 感染性心内膜炎リスクがある患者における歯科，口腔手技，処置に対する抗菌薬による予防法

対象	抗菌薬	投与方法
経口投与可能	アモキシシリン	成人：2.0 g（注1）を処置1時間前に経口投与（注1，2）
		小児：50 mg/kgを処置1時間前に経口投与
経口投与不能	アンピシリン	成人：2.0 gを処置前30分以内に筋注あるいは静注
		小児：50 mg/kgを処置前30分以内に筋注あるいは静注
ペニシリンアレルギーを有する場合	クリンダマイシン	成人：600 mgを処置1時間前に経口投与
		小児：20 mg/kgを処置1時間前に経口投与
	セファレキシンあるいはセファドロキシル（注3）	成人：2.0 gを処置1時間前に経口投与
		小児：50 mg/kgを処置1時間前に経口投与
	アジスロマイシンあるいはクラリスロマイシン	成人：500 mgを処置1時間前に経口投与
		小児：15 mg/kgを処置1時間前に経口投与
ペニシリンアレルギーを有して経口投与不能	クリンダマイシン	成人：600 mgを処置30分以内に静注
		小児：20 mg/kgを処置30分以内に静注
	セファゾリン	成人：1.0 gを処置30分以内に筋注あるいは静注
		小児：25 mg/kgを処置30分以内に筋注あるいは静注

注1）体格，体重に応じて減量可能である（成人では，体重あたり30 mg/kgでも十分と言われている）
注2）日本化学療法学会では，アモキシシリン大量投与による下痢の可能性を踏まえて，リスクの少ない患者に対しては，アモキシシリン500 mg経口投与を提唱している
注3）セファレキシン，セファドロキシルは近年MIC（minimum inhibitory concentration：最小発育阻止濃度）が上昇していることに留意すべきである

循環器病の診療と治療に関するガイドライン（2007年度合同研究班報告），日本循環器学会，2008年
感染症心内膜炎の予防と治療に関するガイドライン（2008年度改訂版）
http://www.j-circ.or.jp/guideline/pdf/JCS2008_miyatake_h.pdf
（2015年3月閲覧）より転載

術後ICU管理下において意識障害による噛みしめや不随意運動，口腔乾燥，頭頸部の浮腫などによって，口唇や舌などの軟組織が歯によって損傷される場合，軟組織の損傷を予防する目的でマウスプロテクターの使用が効果的なこともある．マウスプロテクターの装着が長期間必要な患者では，不随意運動によりマウスプロテクターを誤嚥するリスクがあるため，縫合糸などでストラップをつくり，顔表面にテープで張りつけるなどして誤嚥防止を行う．

　臓器移植後の患者では易感染状態となるため，口腔からの感染により深在性カンジダ症に進行しないよう留意する．肝移植後の患者など，出血傾向のある患者では，出血に留意してケアを行う．

> **ワンポイント　診療報酬制度（歯科）における「周術期口腔機能管理」の概念**
>
> 平成24年度診療報酬改定の重点項目として，医科歯科連携，チーム医療の促進を目的とする「周術期口腔機能管理料」が新設され，平成26年度にさらに改定された（表2）．歯科保険に適用されたことで歯科医療従事者にとって「周術期」あるいは「周術期口腔機能管理」という用語は一般的なものとなった．しかし，周術期口腔機能管理料（Ⅲ）は化学療法中，放射線治療中の患者にも適応されるため，歯科医療従事者は，化学療法中，放射線治療中も周術期に含まれると認識していることもある．また，手術のみの場合と，その前後に化学療法がある場合，口腔領域に放射線治療が行われる場合では，必要とされる歯科治療のレベルは異なる．実際の臨床現場において，周術期管理がどこまで含まれるのか，多職種が共通の認識をもつ必要がある．

表2　周術期の口腔機能管理等，チーム医療の推進（平成24年度診療報酬改定より引用：赤字は平成26年改定箇所）

周術期における口腔機能の管理
●がん患者等の周術期等における歯科医師の包括的な口腔機能の管理等を評価 （術後の誤嚥性肺炎等の外科的手術後の合併症等の軽減が目的）
（新）周術期口腔機能管理計画策定料　　300点　（管理計画の内容について説明） 【周術期における一連の口腔機能の管理計画の策定を評価】
（新）周術期口腔機能管理料（Ⅰ）　　190点　（手術前280点） 【主に入院前後の口腔機能の管理を評価】
（新）周術期口腔機能管理料（Ⅱ）　　300点　（手術前500点） 【入院中の口腔機能の管理を評価】
（新）周術期口腔機能管理料（Ⅲ）　　190点 【放射線治療や化学療法を実施する患者の口腔機能の管理を評価】 （周管（Ⅰ），（Ⅲ）がん治療連携管理料（500点）と同月算定（不可）⇒算定可）
●周術期における入院中の患者の歯科衛生士の専門的口腔衛生処置を評価
（新）周術期専門的口腔衛生処置　　80点

参考文献

1) 日本循環器学会他合同研究班：循環器病の診断と治療に関するガイドライン（2007年度合同研究班報告），感染性心内膜炎の予防と治療に関するガイドライン（2008年改訂版），日本循環器学会，2008

第9章 口腔機能管理

4 口腔機能管理とアウトカム

山中玲子

> **ポイント**
> - 口腔内の感染源を除去，管理することにより，口腔から全身への感染リスクを減少させる．
> - 口腔機能を回復・維持・向上させることで，経口栄養摂取，術後の回復を促進する．
> - 口腔のトラブルを回避することで，安心安全な口腔環境を保つ．

1 口腔内の感染管理による効果（図）

- 口腔内の感染源を除去し，口腔衛生状態を改善することで，口腔から全身への感染リスクを低減する
- 歯科医師と歯科衛生士が術前の口腔清掃を行うことで，人工呼吸器使用期間，ICU在室日数，発熱日数，肺炎の発症を減少させる[1]．また，口腔衛生教育を行い，患者の口腔衛生に対するモチベーションを向上させるとさらに効果が高い
- 特に，術野が口腔あるいは口腔の直下に位置する頭頸部癌や食道癌手術では，口腔衛生管理の効果が大きく，歯科医師や歯科衛生士による口腔清掃により術後の創部感染や肺炎の発症を減少させる[2]．食道癌の手術では，患者自身による歯磨き回数を増やすことで，術後の肺炎の発症を減少させることも報告されている[3]

2 口腔機能の回復・維持・向上による効果（図）

- 摂食嚥下機能や咬合・咀嚼機能を改善させることで，誤嚥による肺炎を予防し，経口摂取をスムーズにして，術後の回復を促進させる
- 肺野の手術において，口腔衛生状態の改善に加えて摂食嚥下機能の評価・訓練を行うことで，術後肺炎の発症が減少する[4]
- 食道癌の手術では，義歯を用いて咬合・咀嚼機能を回復，維持・向上させることで，誤嚥性肺炎を予防し，経口栄養摂取を可能にし，術後の回復を促進する[5]

図 周術期口腔機能管理による効果

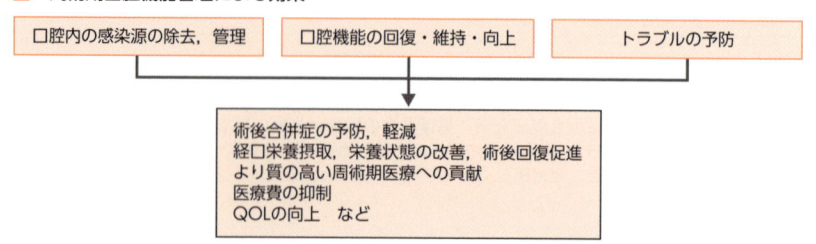

口腔内の感染源の除去，管理	口腔機能の回復・維持・向上	トラブルの予防

↓

術後合併症の予防，軽減
経口栄養摂取，栄養状態の改善，術後回復促進
より質の高い周術期医療への貢献
医療費の抑制
QOLの向上　など

3 周術期のトラブル予防の効果（図）

- 周術期において歯や歯周組織に起因する急性痛を予防できる
- 気管挿管時の歯の損傷リスクがある患者では，マウスプロテクターを使用することで歯の損傷を予防できる[6]
- 上顎前歯部に動揺歯がある場合，開口量や頸部後屈に制限がある場合は，挿管困難となり挿管に時間がかかることが予測されるが，マウスプロテクターの装着により上顎前歯部を保護することで挿管操作が容易となり，挿管操作時間の短縮につながる
- マウスプロテクターにより歯の鋭縁を覆うことで，気管チューブのカフを傷つけることを予防できる．また，患者のみならず，麻酔科医の安心にもつながる

4 今後の課題

　周術期の口腔機能管理は，術後の感染などの合併症を予防し，栄養状態を改善し，術後の回復を促進することは経験的に明らかだが，エビデンスレベルの高い研究は少ないのが現状である．今後よりいっそう，エビデンスの蓄積が求められる．

　どのような疾患，手術に際して，どのような歯科介入が効果的なのかなど，さらにきめ細やかな分析を行い，効果的かつ効率的な歯科介入の方策の検討が必要である．

> **ワンポイント　周術期口腔機能管理をきっかけに…**
>
> 周術期口腔機能管理は，手術を安心かつ安全に受けるための1つのサポートではあるが，患者個人の人生において口の健康を取り戻す，あるいはさらに健康になる貴重なきっかけとなり得る．
> ライフステージにおける歯科保健では，1歳6カ月児歯科健診，3歳児歯科健診，就学前歯科健診，小中高の学校歯科健診は必ず受けることになるが，その後，産業保健や成人保健において，歯科健診は義務ではないため，本人が望まないと歯科治療どころか，歯科健診すら受けることはできない．歯科治療の必要性があるにもかかわらず，歯科嫌いや忙しさにより，歯科受診することができなかった患者にとっては，周術期は歯科を受診する絶好の機会となるであろう．

参考文献

1) 森川知昭，他：手術直前に実施したプラークフリー法による食道癌術後肺炎予防の有効性．日本歯科衛生学会雑誌，2：43-47，2008
2) 大田洋二郎：口腔ケア介入は頭頸部進行癌における再建手術の術後合併症率を減少させる．歯界展望，106：766-772，2005
3) Sato J, et al：Oral health care reduces the risk of postoperative surgical site infection in inpatients with oral squamous cell carcinoma. Support Care Cancer, 19：409-416, 2011
4) 村田尚道，他：呼吸器外科手術における周術期での摂食・嚥下機能評価の有用性．日本摂食嚥下リハビリテーション学会雑誌，14：479，2010
5) Yamanaka R, et al：Occlusion and weight change in a patient after esophagectomy：success derived from restoration of occlusal support. Int J Prosthodont, 26：574-576, 2013
6) 縄稚久美子，他：気管挿管における口腔内偶発症防止対策の必要性．日本集中治療医学会雑誌，19：431-432，2012

第10章 リハビリテーション

1 リハビリテーションの役割（理学療法士，作業療法士，言語聴覚士）

北村哲郎

ポイント
- リハビリテーションの定義について共通認識をもつ．
- リハビリテーション専門職の役割を知る．

1 リハビリテーションとは

　リハビリテーションという言葉は，単に「リハ」や「リハビリ」と略され，広く知られている．しかし，その意味について，患者や関連職種に問うと「痛い練習」「関節を動かす訓練」「歩く練習」「離床訓練」「社会復帰」といったさまざまな言葉が返ってくる．リハビリテーションとは，対象者が，その人らしい社会において適応するまでの取り組みとしてとらえることができる（定義についてはワンポイント参照）．周術期リハビリテーションといった言葉があるが，単に離床することが目的ではなく，術後ICUから一般病棟，転院先，自宅，地域社会に至るまでの流れを認識したうえで，対象とされる患者にとって適切な離床訓練を実施することが重要である．治療できる時間，反応できる患者の能力には限りがある．さまざまな情報を見極め，その時々において適切なプログラムを実施するためには，リハビリテーションの本来の意味の認識が必要である．また，この一連の流れについては，多くの職種がかかわることになるため，その共通認識が必要である．

2 リハビリテーションの役割

　超急性期病院においてリハビリテーション部門に求められているのは「早期離床」と「術後合併症予防」である．術後，余儀なくされる安静臥床によって，褥瘡，関節拘縮，筋力低下，自律神経機能低下などの廃用症候群に陥る．リハビリテーションの役割として，術前からその予防に取り組み，術後早期から，**廃用症候群の予防と早期離床**を促さなければならない．リハビリテーション実施にあたっては，リハ

> **ワンポイント　リハビリテーションの定義（WHO：1981年）**
> リハビリテーションは，能力低下やその状態を改善し，障害者の社会的統合を達成するためのあらゆる手段を含んでいる．リハビリテーションは障害者が環境に適応するための訓練を行うばかりでなく，障害者の社会的統合を促す全体として環境や社会に手を加えることも目的とする．そして，障害者自身・家族・そして彼らの住んでいる地域社会が，リハビリテーションに関するサービスの計画と実行にかかわり合わなければならない．

ビリテーション医における診察が中心として行われ，リハビリテーション専門職とされる理学療法士，作業療法士，言語聴覚士が，その実行部隊となる．リハビリテーション医は，患者の身体における機能障害だけでなく，生活機能においても把握し，リハビリテーションの方針を決定する．

　また，術後合併症について代表的なものに「誤嚥性肺炎」がある．摂食嚥下機能については，術前術後においても十分な確認が必要であり，原因の1つに摂食嚥下機能の低下がある．摂食嚥下機能の治療に関しては，保険診療上は，理学療法士，作業療法士もその一翼を担うとされているが，言語聴覚士におけるかかわりが重要である．また，リハビリテーション医だけでなく，歯科医師とも協力し，歯科衛生士など口腔に関する専門職とともに連携を十分にとり，実施していかねばならない．

　リハビリテーション専門職と言われる理学療法士，作業療法士，言語聴覚士の役割は，表より動作の治療者と捉えることができる．安全に効率的に人の身体を操作することの知識と技術を有する．つまり，目的とする動作が行えないことの原因を分析し，その機能の改善を図り，そして動作能力の向上へとつなげるものである．さらに，廃用症候群予防として，どの機能が低下していくのかを適切に見極め，その対策を提案できるものである．

　保険診療上においてリハビリテーション医療は「実用的な日常生活における諸活動の実現を目的として行われるものである」とされている．

3 リハビリテーション専門職について（表）

1 理学療法士

　理学療法（以下PT）の目的は，基本的動作能力の回復を図ることである．基本的動作能力とは，寝返り・起き上がり・坐位・立位・歩行など，人として基本となる動作能力のことを言う．つまりこの基本となる動作の回復をめざして，身体機能に

表　リハビリテーション関連職種の対象・目的・手段・条件

職種	対象	目的	手段	条件
理学療法 (physical therapy：PT)	身体に障害のある者	その基本的動作能力の回復を図る	治療体操その他の運動を行なわせ，及び電気刺激，マッサージ，温熱その他の物理的手段を加える	医師の指示の下
作業療法 (occupational therapy：OT)	身体又は精神に障害のある者	その応用的動作能力又は社会的適応能力の回復を図る	手芸，工作その他の作業を行なわせる	医師の指示の下
言語聴覚療法 (speech-language-hearing therapy：ST)	音声機能，言語機能又は聴覚に障害のある者	その機能の維持向上を図る	言語訓練その他の訓練，これに必要な検査及び助言，指導その他の援助を行うこと	医師又は歯科医師の指示の下

理学療法士及び作業療法士法（昭和四十年六月二十九日法律第百三十七号）
言語聴覚士法（平成九年十二月十九日法律第百三十二号）

アプローチするわけである．身体機能におけるアプローチ方法については，関節可動域訓練や，筋力増強訓練など運動器を対象としたものばかりではなく，内部障害におけるアプローチ，例えば呼吸理学療法などがある．また，温熱療法などの物理療法についても実施することがある．

2 作業療法士

作業療法（以下OT）の目的は，応用的動作能力または社会的適応能力の回復を図ることである．応用的動作能力とは，食事や更衣，整容，排泄，入浴動作などを指す．社会的適応能力とは，家庭や職場における役割を担うために必要な動作能力である．例えば，買い物であったり，掃除であったりする．また余暇活動なども含まれる．PTとの違いで最も大きいものは，その対象にある「精神に障害のある者」に対してもアプローチができる点にある．身体だけでなく精神機能にも対応でき，そして生活に対して直接アプローチできる作業療法の範囲はかなり広い．「生活」を患者に感じさせることによって，早期離床に結びつくことも多くある．

3 言語聴覚士

言語聴覚療法（以下ST）の目的は，脳血管疾患などにおける失語や構音・聴覚障害に対してアプローチすることである．口腔機能について対応できる特殊性があり，保険診療上においても，摂食機能療法の加算に必要な職種とされている．またコミュニケーション機能においてもアプローチすることもできる．

参考文献

1) 「リハビリテーション医学白書2013年版」（日本リハビリテーション医学会/監，リハビリテーション医学白書委員会/編），医歯薬出版株式会社，2013
2) 「学生のためのリハビリテーション医学概論 第2版」（栢森良二/著），医歯薬出版株式会社，2015
3) 「入門リハビリテーション概論 第7版」（中村隆一/編），医歯薬出版株式会社，2009

第10章 リハビリテーション

2 周術期の身体評価法

北村哲郎

ポイント
- 「安静による害」を知る．
- 廃用症候群に対応する評価法を知る．

1 廃用症候群とは

　疾患や術後により，安静が必要なことは多くある．生命を守るために必要な安静がある一方，安静により起こりうる機能の低下や障害が同時に起こっている．これらは「廃用症候群」といわれる．健常な若者であっても，少しの運動不足で「体がなまった」というのも，その1つである．これが，高齢者であって，術後ともなるとその身体機能の低下が大きなものとなるのは，明らかである．廃用症候群による臓器の退行性変化の代表的なものを**表**にあげる．また，これらの退行性変化は，局所的に起こるものではなく，さまざまに影響する．廃用症候群は，初期であれば可逆的であり，問題視されにくい．しかし「安静による害」は徐々に，そして確実に進行することを忘れてはならない．

　術後，「必ず廃用症候群は起こりうるもの」として捉えることが必要である．周術期に携わるスタッフとして，どの臓器において，どのような変化が起こりうるのかを予測しておかなければならない．そして，その予測をもとに術前術後の評価および，必要なトレーニングの検討が重要である．

表　廃用症候群による臓器の退行性変化

筋肉	筋力低下，筋萎縮
関節	拘縮，変形
骨	骨粗鬆症，異所性骨化
心肺系	体力低下，起立性低血圧，最大酸素摂取量の低下
血管	血栓塞栓現象
呼吸器	無気肺，肺塞栓，肺活量減少，誤嚥性肺炎
精神機能	不安，うつ症，精神機能低下，夜間せん妄
中枢神経	見当識低下，痛みの閾値低下，バランス機能低下
末梢神経	圧迫性神経障害
消化器	便秘，食欲低下，逆流性食道炎，ストレス潰瘍
泌尿器	尿路結石，尿路感染症，機能的失禁
皮膚	褥瘡，皮膚萎縮

文献1より引用

2 ADL評価

　ADL（activities of daily living）とは日常生活活動のことである．術前の状態を把握するために必要である．また，保険診療上の疾患別リハビリテーション料における指標の1つであるため，定期的な評価計画が必要である．その評価法にBI（barthel index）とFIM（functional independence measure：機能的自立度評価表）がある．

> **ワンポイント** ADL障害と廃用症候群は同一ではないことに注意
>
> 保険診療上における疾患別リハビリテーション料の枠組みにおいて「廃用症候群」がリハビリテーションの対象として記されている．そこにはADL評価において一定の点数以下を「廃用症候群」としているため，ADL障害を廃用症候群と誤解される可能性がある．
>
> H001脳血管疾患等リハビリテーション料　通知（3）より
>
> 「廃用症候群の場合」の対象となる患者は，外科手術または肺炎等の治療時の安静による廃用症候群の患者であって，治療開始時において，FIM 115以下，BI 85以下の状態等のものをいう．

3 関節可動域測定

　日本整形外科学会，日本リハビリテーション医学会が1995年に報告した関節可動域表示ならびに測定法に基づいて行う．特に，褥瘡発生に影響を及ぼすと考えられる膝関節，足関節，股関節については，術前からの評価が必要である．また，上肢においては，肩甲上腕関節は，ポジショニング不良による障害が起きやすいため，その確認が必要である．

> **ワンポイント** 関節可動域制限と褥瘡
>
> 膝関節は，伸展位ほど膝関節周囲の靱帯は緊張位となる．つまり関節内に圧迫力が生じてしまう．さらに伸展位のままでいると，足部の重みで下肢全体が外旋し，腓骨頭部および外果への圧迫のリスクを高めてしまう．また2関節筋である腓腹筋に対しても伸張してしまうことにより，足関節が底屈位となり，拘縮のリスクが高くなってしまう．以上のことから，安静時には膝関節を軽度屈曲位にポジショニングしてしまうことが多い．しかし，膝関節を屈曲位にすることで，伸展位への関節可動域制限が生じてしまいやすくなる．膝関節に伸展位制限が生じてしまうと，下肢の荷重を，下肢全体で支えることができず，局所に荷重が集中してしまう．つまり踵などに褥瘡をきたしやすくなってしまう．
>
> 褥瘡発生にはさまざまな要因があり，関節可動域制限もその1つである．発生してからでは，後手に回ってしまうので，予測されるものを，さまざまな職種で監視することが重要である．

4 筋力

　本邦においては，Danielsらによる徒手筋力測定法（manual muscle testing：

MMT）が代表的である．また，全体的な筋力の指標とされている握力や，寝返り動作にとって必要な上肢による引き込み力，背臥位において臀部を挙上する筋力（脊柱起立筋群，殿筋群，ハムストリングス）についても，測定しておく必要がある．

5 四肢周径

廃用性筋萎縮は，特に注目されてきている．大腿周径，下腿周径ともに測定しておく必要がある．測定にあたっては，最大周径部位のみの記録ではなく，ランドマークからの距離も設定しておき，その経過が判断できるようにしておく．CTや超音波における測定は，さらに詳細な測定が期待できる．

6 バランス機能

バランス機能についての評価法は多く報告されている．診療報酬上において「運動器不安定症」の判断基準となる「開眼片脚起立時間」と「3m timed up and go test」が代表的である．

7 嚥下機能評価

反復唾液嚥下テスト（repetitive saliva swallowing test：RSST）や改訂水飲みテストが代表的な評価方法である．ただ，どちらもどの程度誤嚥しそうなのかの詳細な評価は難しいため，ビデオ嚥下造影検査（VF検査）や，嚥下内視鏡検査（VE検査）によって，詳細な評価が行われる．

8 その他の評価法

疾患によって，また術式によって侵襲される臓器や障害される機能が異なる．それらに対応できる検査も重要である．例えば，食道がんの手術については，呼吸機能についての評価，訓練が行われている．周術期におけるクリニカルパスの中において，疾患や術式にあわせた適切な評価方法の確立が重要である．

参考文献

1) 「学生のためのリハビリテーション医学概論 第2版」（栢森良二／著），医歯薬出版株式会社，2015
2) 「入門リハビリテーション概論 第7版」（中村隆一／編），医歯薬出版株式会社，2009
3) 松嶋康之，他：廃用症候群定義，病態．総合リハビリテーション，41：257-262，2013
4) 八幡徹太郎：廃用症候群病態別に見る廃用症候群の特色．総合リハビリテーション，41：347-352，2013
5) 小川真司：廃用症候群評価・治療・訓練．総合リハビリテーション，41：445-451，2013
6) 後藤正樹，他：現状と問題点．総合リハビリテーション，37：295-299，2009
7) 幸田剣，他：急性期からのリハビリテーションの現状と課題．Emergency Care，25：10-16，2012
8) 水野幸太郎，他：摂食・嚥下サポートチームによる周術期嚥下機能評価の意義．日本呼吸器外科学会雑誌，25：16-19，2011

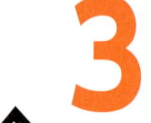

3 周術期のリハビリテーション

幸田 剣

ポイント

- 予定手術の場合，リハビリ開始の最良のタイミングは術前であり，可能な限り早期に術前リハビリを開始することが重要である．
- 入院までの間に自宅で筋力トレーニング，歩行訓練，呼吸訓練などを行う．
- 入院後は心肺機能強化トレーニングを行うことで，心肺機能を高めることに加え，下肢筋力増強と呼吸機能維持につながり，離床を早め，術後合併症予防に寄与する．
- 侵襲が大きい癌の手術でも術翌日より立位，歩行訓練を開始する．

1 周術期リハビリテーションの目的

　周術期リハビリテーション（リハビリ）の目的は，術後の合併症発生を予防し，術後早期に術前と同じレベル以上の生活復帰を図ることである．
　術前から心肺機能強化トレーニングを導入することで，心肺機能を高めることに加え，下肢筋力増強と呼吸機能維持につながり，離床を早め，術後合併症予防に寄与する．いったん合併症を起こすと入院期間が長くなり，社会復帰に期間を要する．したがって，予定手術の場合，リハビリ開始の最良のタイミングは術前である．癌と診断され，侵襲が大きい手術を予定されている患者の場合は，診断された時点でリハビリの依頼を受け，可能な限り早期に術前リハビリを開始することが重要である．周術期のリハビリでは，従来の呼吸理学療法に加え，心肺能力を向上させるために心肺機能強化トレーニングを行う．

2 自宅で行う術前の運動

　入院までの運動指導も行う．術前に自宅で行う運動には，筋力トレーニング，歩行訓練，呼吸訓練などがある．
　筋力増強のためには遠心性収縮が重要である．遠心性収縮とは，筋長が延長しながら収縮する，筋の起始と停止が遠ざかる運動のことで，スクワットをするときにゆっくりと腰を落とすようにすると，大腿四頭筋が遠心性に収縮する．このときに筋力が増強する．
　歩行を行うときの工夫としては，息が少し弾むくらいのスピードを目安にすることである．通常のウォーキングでは負荷が弱すぎ，たとえ1日に1万歩歩いても下肢筋力の増強効果や酸素摂取量の増大効果は認められない．インターバル速歩がトレーニングとして有効で，最大歩行強度の70％の速歩と，40％の緩歩を約3分間

図1 食道癌周術期リハビリのフロー

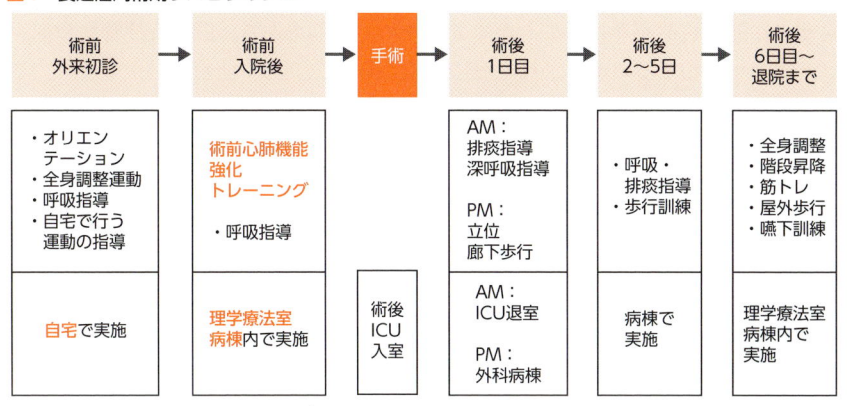

術前外来初診	術前入院後	手術	術後1日目	術後2〜5日	術後6日目〜退院まで
・オリエンテーション ・全身調整運動 ・呼吸指導 ・自宅で行う運動の指導	**術前心肺機能強化トレーニング** ・呼吸指導		AM： 排痰指導 深呼吸指導 PM： 立位 廊下歩行	・呼吸・排痰指導 ・歩行訓練	・全身調整 ・階段昇降 ・筋トレ ・屋外歩行 ・嚥下訓練
自宅で実施	**理学療法室** **病棟**内で実施	術後ICU入室	AM： ICU退室 PM： 外科病棟	病棟で実施	理学療法室病棟内で実施

ずつ交互にくり返す．速歩の総時間を1日15分とし，週4日間実施することを目標とする．

呼吸訓練として腹式呼吸やハッフィングを指導するほか，合併症予防のためには口腔ケア（9章3参照）も重要である．

3 術前心肺機能強化トレーニング

食道癌，膵臓癌など侵襲が大きい開胸や開腹術を必要とし，術後はICU管理となる患者に対しても，積極的な運動を行うよう指導する．通常，癌に対する手術の場合は，癌と診断された後，手術を受けるまでに数週間の期間がある場合が多い．このため，手術直後から運動負荷を開始するためには，術前に最大限に心肺能力を高めることが重要である．心肺能力を術前に高め，術直後より離床，運動負荷を開始することにより術後の肺炎などの合併症を予防し，入院期間を短縮できる．図1に食道癌周術期に行うリハビリのフローを示す．

癌患者の術前心肺機能強化トレーニングとして，自転車エルゴメーターを用い，連続30分間以上の有酸素運動を指導する．運動負荷量は，予備心拍数法を用い60〜70％とし，高齢者や低活動の者に対しては50〜60％とする．また，心肺機能強化のためには，上肢エルゴメーター運動も有効である．

4 脊椎手術の術前リハビリテーション

もちろん整形外科で脊椎内視鏡手術を受ける患者においても，術前からのリハビリの介入は有用である．保存治療としてのリハビリは，腰部脊柱管狭窄症に伴う両下肢のしびれや神経性間欠跛行などの局所症状を改善するだけではなく，筋力増強や心肺機能向上を行うことによりADL能力やQOLを改善させる．しかし，腰部脊柱管狭窄症の場合，脊椎の後屈は症状を増悪させることが多いため，運動を行う場

合の姿勢には注意が必要である．自転車エルゴメーターの使用は，下肢のしびれも誘発せずに運動負荷をかけることができるため，有効である．腰部脊柱管狭窄症患者は，症状を緩和するために，無意識に日頃から坐位姿勢や前屈姿勢を取っていることが多く，腹筋や脊柱起立筋の筋力低下を起こしていることが多い．このため，腰痛を誘発しやすい状態となっており，腹筋および脊柱起立筋の筋力増強が重要である．

また，腰部脊柱管狭窄症患者に限ったことではないが，術前の活動性が低下していると，筋萎縮などの廃用が進んでしまい，いくら手術によって症状が改善しても，すぐに活動性を向上させることが難しい．そこで，できるだけ術前の活動性を高めておく必要があり，運動療法時に疼痛が強くなる場合には運動前にNSAIDsの投与を行うことや，活動性を低下させるほどの慢性疼痛に対してはオピオイドの投与を考慮する場合もある．

5 癌術後のリハビリテーション

前述のように，予定手術の場合，リハビリ開始の最良のタイミングは術前である．このような術前からの運動により，ほとんどの患者が術翌日より立位，歩行訓練が可能となっている（図2）．例えば，食道癌術後患者は，術後にICU管理となるが，術翌日の午前中は理学療法士によりICUで呼吸指導および下肢筋力トレーニングを開始する．同日，一般病棟へ転棟となるが，その直後から，医師，看護師，理学療法士が協力して病棟での歩行を行う．歩行後はベッドには戻らず，椅子に座り2時間後に再度病棟で歩行を行い，これを夕方までくり返す．さらに，術後2日目

図2　食道癌手術翌日の歩行訓練
A）開胸での食道切除術後の患者　　B）胸腔鏡下での食道切除術後の患者

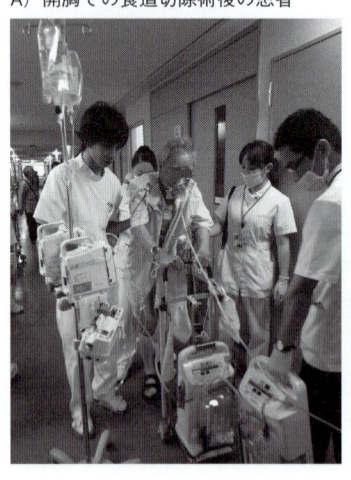

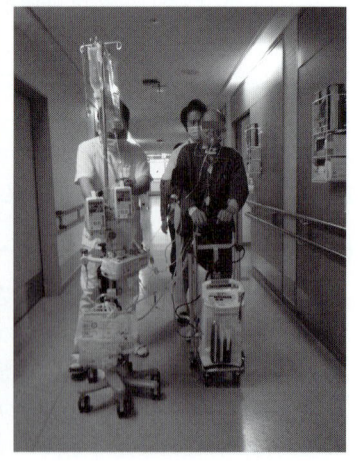

は朝から夕方まで同様の2時間おきの歩行をくり返している．当然，酸素投与やドレーン留置のまま実施する．このような術後リハビリの様子を術前患者が見学することで，ピアカウンセリングの効果があり，術前から心構えができる．

　術後早期リハビリを行う際の必需品としては，血圧計，パルスオキシメーターといったバイタルを確認する器具のほか，ルートなどを固定するために使用するテープ，痰や嘔吐に対応するためのナイロン袋，座って過ごすためのアームレスト付き椅子がある．術後早期からの歩行訓練を可能にする点滴支柱台の工夫を図3に示す．点滴から逆血しないように高さを調節するためのポールや酸素ボンベを固定する架台のほか，ドレーン類を固定するフックを使用する．胸腔ドレーンに対しては，ホームセンターなどで購入可能な荷物運び用のカートを使用する．

　特に合併症などの問題がなければ，術後3日目には訓練室で歩行訓練を開始し，4日目には自転車エルゴメーターを使用した訓練も開始し，多くの患者は術後2週間で退院している．術前から心肺機能強化トレーニングを導入することにより，心肺機能を高めることに加え，下肢筋力増強と呼吸機能維持につながり，離床を早め，術後合併症の予防に寄与するからである．

図3　点滴支柱台の工夫
A）点滴支柱台およびポール
B）酸素ボンベ架台
C）ドレーンフック
D）痰の処理など

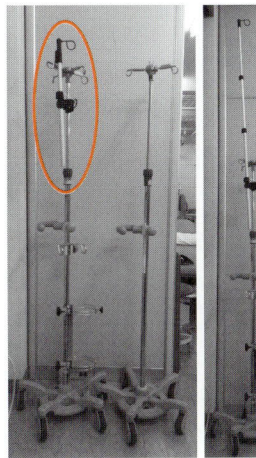

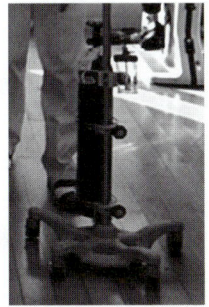

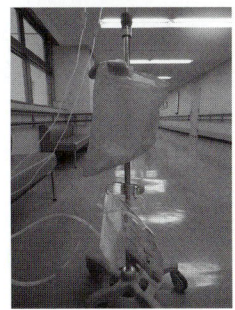

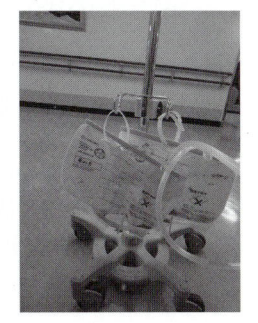

高さを調節するためのポールを点滴支柱台に取りつけた
ポールを伸ばしたところ

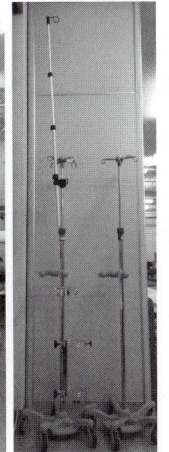

第10章　リハビリテーション

図4　注入や点滴中の有酸素運動
A）持続経管栄養が必要な例 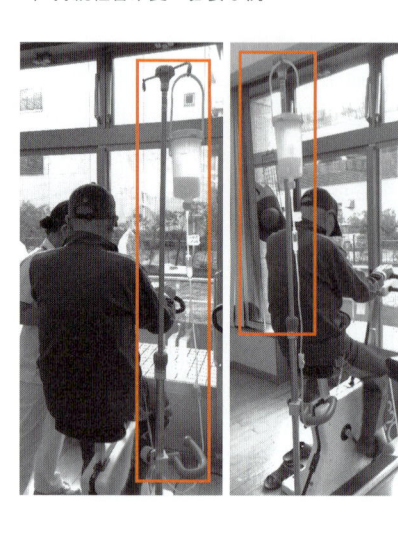
B）術後の酸素，硬膜外麻酔，ドレーンがあり，点滴中の例

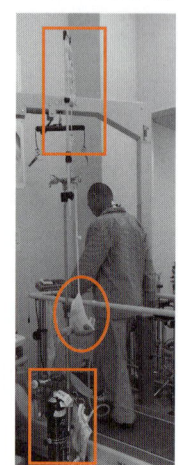

　注入や点滴中に有酸素運動を実施している例を図4に示す．

6　脊椎手術の術後リハビリテーション

　低侵襲の脊椎内視鏡手術の術後においても，当然早期離床を促すことが訓練の方針である．全身麻酔から完全に覚醒する手術後約5時間から安静度はフリーとなるため，リハビリ科医師と担当療法士が訪室し，起立・歩行訓練を行う．介助で端坐位とし，可能であれば車いすに移乗し，理学療法室で立ち上がり，立位・歩行を行う．出棟できない場合には病棟で実施する．

　整形外科患者に限らず，術後はドレーンや末梢ルート，創部痛などがあり，「手術して間もないのに，動いて大丈夫なのか？」という患者の心理面の不安から離床が難渋することもある．そのため基本的に手術前日にはリハビリ依頼を受け，リハビリ科医師が診察し，担当療法士が手術前日中に改めて筋力テストや感覚テストなどの身体機能評価を行い，術後早期より離床を進めていくことなどの術後リハビリについて念入りに説明し，離床を円滑に行えるよう信頼関係の構築を図る．特に高齢患者では呼吸器や循環器系の合併症を伴うことや，関節疾患を有することが多いため，必ず術前にリハビリ科医師が診察して問題点を抽出し，離床の際のリスクを明確にする．

　何年かこのような取り組みを続けると，特別な訓練を行わずとも，病棟で看護師を中心に早期離床を進められるようになる．手術5時間後から安静度はフリーとなり，歩行も許可される．ドレーン抜去後は直ちに入浴も可能であり，最短では術後

5日で退院できる．

しかし，術後合併症や疼痛が強い場合など，稀に離床が困難なケースもある．その際は，離床を進めるか，安静を優先するかを執刀医に確認する．離床が困難な状況であれば，術創部より離れた部位のマッサージや，コンディショニングを目的とした軽負荷の四肢運動を実施する．

7 持ち運び式起立台を使用した起立負荷

臥床を余儀なくされた患者に対して，ICUをはじめとした病棟で起立負荷を加える手法を紹介する．

図5　Lボードを使用した離床

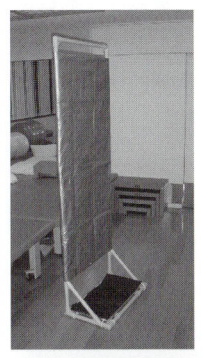

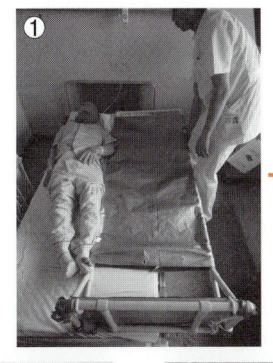

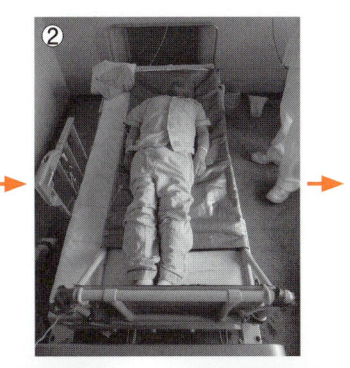

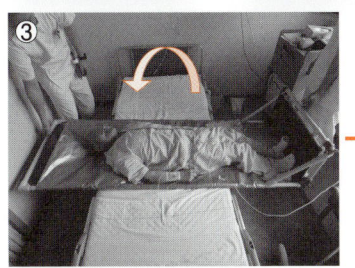

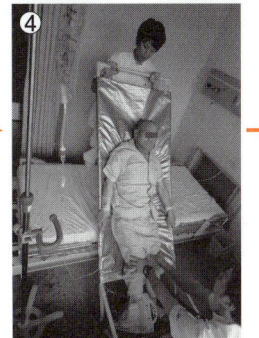

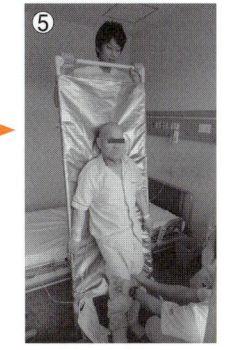

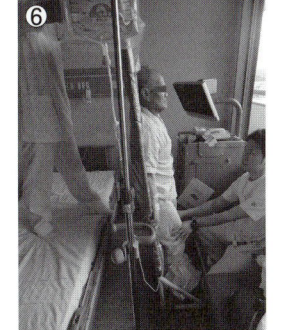

①：Lボードをベッドに敷く
②：患者をLボードの上に移動する
③：必要に応じてベルトで体幹と下肢を固定し，向きを変える
④⑤：人力により起こすことで患者を立位にする（ベルトで固定しない場合は前方から介助者が膝を固定する）
⑥：⑤を横から見たところ

当院では，原疾患や意識障害などにより坐位をとることが困難な症例やリハ室への出棟が困難な症例で，下肢への荷重制限がない症例を適応として，持ち運び式起立台（Lボード）を使用している．術式によっては手術直後に使用する．例えば，直腸癌で直腸切除術を受け，端坐位が禁忌となっており，それ以外は安静度フリーの状態の患者である．Lボードの使用方法を図5に示す．まずLボードをベッド上に敷き，患者をその上に移動させる．意識障害者など必要に応じてベルトで患者の体幹と下肢を固定する．そして，人力で起こすことによって立位をとらせるというものである．Lボードは，市販のイレクターパイプ，ビニールシート，木板，紐，ベルトを用いて当科で自作したものである．特徴は，L字型の持ち運び式起立台で，患者を臥位から坐位を経ず立位に姿勢変換できること，そしてさまざまな場所で使用可能であることである．早期立位は，関節拘縮や筋力低下，起立性低血圧，心肺機能低下，深部静脈血栓症や肺炎などの合併症の予防につながるため，Lボードの適応症例があれば，リハビリ科医師と担当療法士が病棟へ出向き，積極的に使用している．

8 周術期リハビリテーションの理念

　周術期リハビリについて概説したが，これらはリハビリスタッフだけでは実践できない．侵襲が大きい癌の手術であっても，低侵襲の内視鏡手術であっても，病棟看護師，リハビリの全スタッフがその手術手技を理解し，医師も含めたすべての医療従事者が廃用を徹底的に排除する基本理念をもつことが重要である．また，術後早期の患者が離床しているところを術前の患者が目の当たりにすることが，患者教育にもなる．

ワンポイント 癌のリハビリテーション

2006年には癌対策基本法が成立し，癌は，今や国策医療のひとつであり，癌による身体障害に対して，障害の軽減，ADL改善を目的とした癌のリハビリの必要性は増大しつつある．厚生労働省も2010年4月の診療報酬改定で「がん患者リハビリテーション料」を新設したことから，癌による機能障害に対するリハビリへの期待があると考えられる．しかし，癌患者に対してだけ行われるような特別なリハビリがあるわけではない．確かに，癌による機能障害には，骨転移や脳転移，脊髄・脊椎転移，癌性末梢神経炎，悪性腫瘍随伴症候群といった，癌そのものによる障害と，化学療法や放射線療法，手術に伴う，廃用症候群，呼吸器合併症や嚥下障害など，治療過程においてもたらされる障害があり，このような癌や癌の治療によって生じる特殊な有害事象については理解しておく必要はある．だが，本来リハビリを実施する前には全身の評価を行い，問題点を抽出し，その問題点を改善するために行うものであり，癌患者も例外ではない．

4 リハビリテーションとアウトカム

幸田 剣

ポイント
- 術前からの心肺機能強化トレーニングは心肺機能を向上させ，術後合併症を減少させ，坐位・立位・独歩までの期間を短縮することができる．
- 在院日数の短縮は医療経済的な効果を生み出すため，周術期リハビリは不可欠な治療である．

1 医療保険でのリハビリテーション

リハビリテーション（リハビリ）は医学の1つであり，医療の一環であるため，厚生労働省が告示する診療報酬点数に含まれている，れっきとした治療である．2010年からはがん患者リハビリテーション料の算定が開始された．患者が治療費を負担する以上，リハビリ医療においては，常に機能予後を見据えたうえで，患者に最大限の利益と成果を与えるように考えなければならない．

2 術前からの心肺機能強化トレーニング

術前から心肺機能強化トレーニングを行う．心肺機能強化トレーニングは自転車エルゴメーターを用い，連続30分間以上の有酸素運動を行う．運動負荷量は，予備心拍数法を用い60〜70%とし，高齢者や低活動の者に対しては50〜60%とする．

3 心肺機能強化トレーニングの効果

食道癌患者の心肺機能（最大酸素摂取量），術後合併症，術後離床経過を評価し，術前の心肺機能強化トレーニングを行った患者とリハビリ介入を行っていなかった以前の患者で比較検討を行った結果，術前のリハビリ介入により心肺機能が向上し（図1），術後の合併症が減少し，坐位・立位・独歩までの期間を短縮できる（図2）ことが明らかになった．つまり，術前の心肺機能強化トレーニングの介入により，心肺機能を向上させることや術後早期の離床が可能となり，合併症の予防につながる．

4 癌患者の運動効果

食道癌患者では術前の最大酸素摂取量が高いほど術後肺合併症発生リスクが低くなる．肺癌患者では術前の最大酸素摂取量が低いと合併症のリスクが高い．また，乳癌に対する化学療法中の有酸素運動により最大酸素摂取量が増加することや，前立腺癌患者に対するホルモン療法中の筋力トレーニングで筋力，疲労感が改善するほか，大腸癌，胃癌，肝臓癌患者などでも運動の効果が判明している．

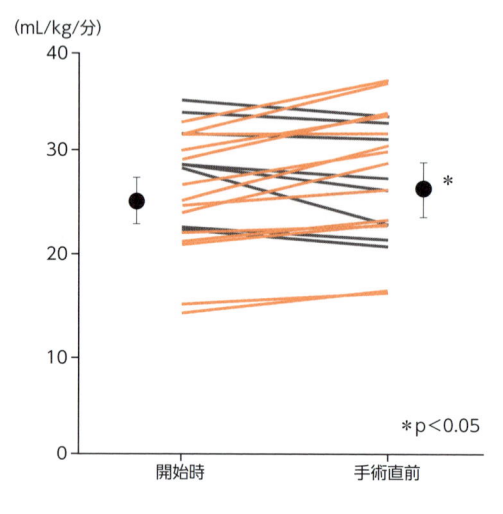

図1 術前のリハビリ開始時と手術直前の最大酸素摂取量の比較

術前のリハビリ開始時と手術直前の最大酸素摂取量を示す．1本ずつの直線が個人の結果で，横に示す黒丸が平均，縦のバーが標準偏差を示す．
トレーニング開始時と手術直前を比較すると23例中15例（65.2％）で最大酸素摂取量の増加がみられた（赤線）．最大酸素摂取量の平均値は開始時 26.32±5.72 mL/kg/分に対し，手術直前は 27.53±6.08 mL/kg/分と有意に増加した．術前のリハビリ介入により心肺機能が向上したことがわかる．
文献1より引用

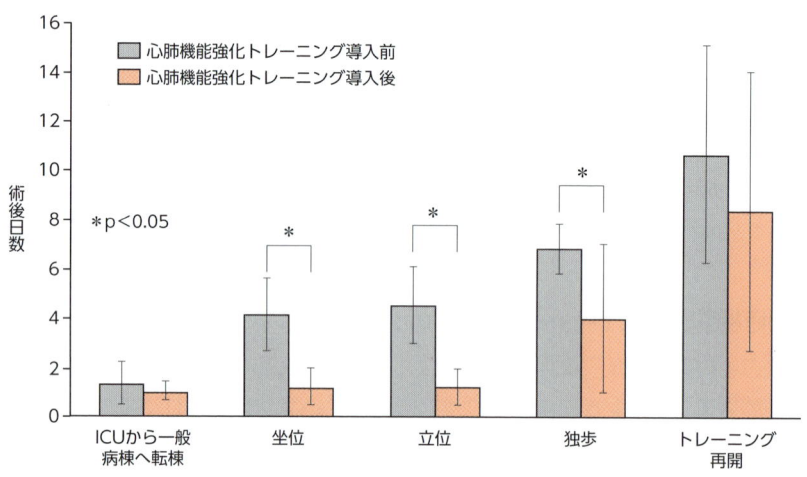

図2 心肺機能強化トレーニング導入前後の離床経過の比較

心肺機能強化トレーニング導入前後の離床経過を示す．縦軸は術後の日数を示している．ICUから一般病棟へ転棟するまでの日数は同じだが，坐位，立位，独歩までの期間を短縮できることがわかる．
文献1より引用

5 医療経済的な効果

近年，医療費の増加が問題視されているが，入院期間を長くしてしまうと医療経済的に損失が発生することになる．入院期間を最短にするためには，入院と同時に治療を開始し，治療終了とともに退院できればよい．したがって，入院治療中に不必要な身体機能低下を起こさせなければよいということになる．手術患者では入院前から積極的にリハビリを行い（10章3図1参照），身体機能を低下させずに治療

を行うことができれば，入院期間を短くすることができる．医療経済の観点からみても，周術期リハビリは「すべき」ではなく「しなければならない」のである．

6 癌予防

　健康維持増進には運動が不可欠であるが，近年，運動および運動習慣が癌予防や癌患者の生命予後に影響を及ぼすことがわかっている．身体活動を増加させることは，大腸癌および乳癌の発癌リスクを減少させる強い根拠があり，前立腺癌および肺癌のリスクを低下させる可能性がある．米国がん協会のガイドラインでは，成人は週5日以上，1日につき少なくとも30分間，通常よりも活発な活動に従事すべきで，小児と若者は週5日以上，1日につき少なくとも60分間以上の中等度から活発な身体活動に従事することを推奨している．また，日中をほとんど坐位で過ごしている生活習慣者は癌罹患率が高いことがわかっており，坐位生活習慣を改善することが推奨されている．

ワンポイント　安静臥床の弊害と運動の効能

長期臥床や安静による影響として，骨格筋や関節といった局所の問題を引き起こすだけではなく，心肺機能が大きく低下することがわかっている．The Dallas Bed Rest and Training Studyでは，20日間の安静臥床が健常若年者の最大酸素摂取量を28％低下させることが報告された[2]．安静臥床の状態で心臓への負担が少ない環境に適応した結果，全身の循環血液量は減少し，心筋は萎縮し，交感神経の応答は不良になるのである．ヒトは進化の過程で日常生活のほとんどを重力負荷に逆らって立位で過ごすようになり，長い年月をかけて立位に対応するための循環機能，運動機能を発達させてきたため，安静臥床は生体にとって有害なのである．

近年，運動が身体に好影響をもたらす理由として，骨格筋が運動により「良いホルモン」を分泌する機序が示されてきた．敗血症などの炎症の際に血中に増加するIL-6は主に単球から産生される炎症性サイトカインとみなされてきた．しかし，Pedersenらは，運動により一過性に上昇するIL-6はむしろ抗炎症性サイトカインとして働くことを証明した[3]．運動により急性に増加するIL-6は，脂肪の分解やインスリン抵抗性の抑制，炎症性サイトカインであるTNF産生の抑制などの作用を示し，抗炎症作用を有すると考えられており，運動時間や強度，運動に動員される筋肉の量などと相関する．運動による生理学的効果は，このIL-6を介して発揮されるという理論は非常に理解しやすい．

このように，細胞レベルで運動の効果が証明される時代になってきており，急性期から安静臥床を避けるとともに，運動負荷を加えていかなければならない．

参考文献

1) 小池有美，他：胸部食道癌患者に対する術前心肺機能強化トレーニング効果に関する前向き研究．日本消化器外科学会雑誌，43：487-494，2010
2) Saltin B, et al：Response to exercise after bed rest and after training：a longitudinal study of adaptive changes in oxygen transport and body composition. Circulation, 38（suppl V）：VII-1-78, 1968
3) Pedersen BK & Febbraio MA：Muscle as an endocrine organ：focus on muscle-derived interleukin-6. Physiol Rev, 88：1379-1406, 2008

第11章 臨床工学技士

1 臨床工学技士の役割

小西康司,萱島道徳

> **ポイント**
> - チーム医療の一員として他職種と密に連携し,質の高い,安全な医療を提供する.
> - 医療機器の専門家として適切な機器の使用および機器情報を提供する.

1 臨床工学技士の業務

臨床工学技士（clinical engineer：CE）は医師の指示のもとに,以下に挙げる生命維持管理装置の操作および保守点検を行う.

- **呼吸治療業務**：人工呼吸装置の保守点検と使用中の点検およびその記録
  呼吸器回路の組み立て・交換（人工鼻,加温加湿器など）
  特殊治療での回路組み立ておよび立会（NO療法など）
- **人工心肺業務**：人工心肺装置（PCPS,IABPなどを含む）の保守点検およびその記録と回路の組み立て,運転条件の設定
- **血液浄化業務**：血液浄化装置（個人用透析装置,持続血液浄化など）の保守点検およびその記録
  血液浄化装置に使用する回路の組み立て,操作
  バスキュラーアクセスへの穿刺および接続
  血液浄化装置の消毒・洗浄および消毒計画の実施
- **手術領域業務**：生命維持管理装置（人工心肺装置,人工呼吸器,除細動器など）および手術関連機器（電気メス,レーザー,内視鏡手術機器など）の準備,操作,保守点検およびその記録
- **集中治療業務**：生命維持管理装置の操作,保守点検およびその記録を行い,日常業務において持続的に治療されている血液浄化,呼吸器,医療機器（シリンジポンプ・輸液ポンプなど）などの使用中点検を行う
- **心・血管カテーテル業務**：生命維持管理装置およびカテーテル関連機器の操作,保守点検およびその記録.カテーテル治療中におけるポリグラフや血管内エコーの操作を行う
- **高気圧酸素治療業務**：高気圧酸素治療装置の保守点検とその記録を行う.高気圧酸素治療における操作条件（加圧時間,加圧条件,換気条件など）の設定や治療中に使用する生命維持管理装置の監視および操作を行う

- **医療機器管理業務**：シリンジポンプ・輸液ポンプなどの保守点検およびその記録
　　　　　　　　　　外観点検（破損や汚染の点検），作動点検（安全装置，警報の確認，流量やスイッチの動作確認）
- **その他の治療業務業務**：除細動器の保守点検とその記録
　　　　　　　　　　　　除細動器に使用する物品の準備および管理
　　　　　　　　　　　　ペースメーカーおよびプログラマの保守点検とその記録
　　　　　　　　　　　　ペースメーカーのペーシングパラメータ条件およびペーシングシステムデータ監視条件の確認および変更

2 周術期における臨床工学技士の役割

　医療技術の進歩による医療機器の多様化・高度化に伴い，その操作や管理などの業務に必要とされる知識・技術の専門性が高まっている．臨床工学技士は生命維持管理装置の操作，機器管理業務の専門家として医療現場において果たし得る役割が大きくなっており，その専門性を活かした業務が円滑に実施できるように努力する必要がある．また，臨床工学技士の役割として以下のポイントが挙げられる．
- 医師の指示のもとに生命維持管理装置の操作および保守点検を行う
- 医療チームの一員として医師その他の医療関係者と緊密に連携する
- チーム医療の実践化を進め，より円滑で効果的かつ全人的な医療を確保する
- 医療スタッフに対して生命維持管理装置および関連する医療機器の適切な使用方法および保守管理方法などの教育や情報の提供に努める
- 使用機器の不具合に対して，的確かつ迅速に対応し，治療の中断などを最小限にする

　周術期において術前・術中・術後と臨床工学技士が果たすべき役割は治療の高度化，専門性が進むにつれ大きくなるが，チームの一員であることを常に認識し，より質・安全性の高い医療を提供する必要がある．

参考文献
1) 厚生労働省：チーム医療の推進について（チーム医療の推進に関する検討会　報告書），平成22年3月19日
2) 日本臨床工学技士会：臨床工学技士業務別業務指針2010
3) 日本臨床工学技士会：集中治療業務指針

第11章 臨床工学技士

2 ペースメーカー・埋込式除細動器

杉本暁洋

ポイント
- 精密機器であるので，電磁干渉は大なり小なり受けるものと認識しておく．
- デバイスの各設定の絶対値より，術前・術後での大きな変化がないことを確認する．

1 適応となる疾患

ペースメーカー・埋込式除細動器・心臓再同期療法（以下，これらをデバイスと表す）の適応となる疾患がそれぞれ違うことに留意する．基本的には有症候性もしくは血行動態が破綻し得る不整脈や，薬剤抵抗性のNYHAクラスIII以上の心不全などが適応となっている（表）．

2 デバイスと薬剤

デバイス装着患者は心房細動などの不整脈を合併することが多くあり，メトプロロールなどのβ遮断薬投与やワルファリンカリウムなどの抗凝固療法を行っている場合がある．

3 各デバイスの機能と電磁干渉

周術期における電磁干渉の原因となる機器として，電気メスなどの高エネルギー機器や結石破砕装置，CT装置，MRI装置などがある．デバイスの新旧にかかわらず電磁干渉を受ける可能性があることを考慮しておく．

- **ペースメーカー**：徐脈性不整脈患者が適応となっており，依存度が高い患者が多い．電磁干渉を受けると一時的にペーシングが停止したり，過剰なレート（100〜120 bpm程度）でのペーシングが発生する可能性がある．そのためモードなどの設定変更にて対応する
- **埋込式除細動器**：ペースメーカーと同様の現象に加え，電磁干渉により不適切な除細動，また除細動が機能しないといった現象が起こる可能性がある．そのため除細動機能のOFFや設定変更にて対応する

表 各埋込みデバイスの適応

ペースメーカー	洞不全症候群，房室ブロック，徐脈性心房細動　など
埋込式除細動器	心筋梗塞後の頻脈性不整脈，Brugada症候群　など
心臓再同期療法	薬剤抵抗性の心不全，拡張型心筋症　など

- **心臓再同期療法**：ペースメーカー，埋込式除細動器と同様の現象に加え，ペーシングの停止による心不全の悪化を引き起こす可能性がある．そのためモード変更や除細動機能のOFFにて対応する．

4 術前管理

　デバイスが埋め込まれている事実を確認することが必要である．患者の問診や胸部X線写真，12誘導心電図，触診などで確認できる．

　また患者はデバイス手帳を所持しており，製造・管理会社や外来におけるチェック記録などが記入されている．特にデバイスにどれだけ依存しているか（ペーシング率）を把握することで，術中における他の手術機器による影響の予測や対処に役立つ．心電図上のペーシングスパイクの有無などによりある程度判別できるが，可能であれば術前にデバイスチェックを行うことが望ましい．電磁干渉により高度な影響が予測される場合，モード変更を考慮する．必要に応じて循環器内科へのコンサルトなど，各施設の連絡系統に従って対応する．

　また緊急時の対策として一時的ペーシングや体外式除細動器の準備をしておく．

5 術後管理

　手術・処置時の体位変換や肩関節の過伸展，圧迫などにより，デバイス本体やリード位置が移動する場合がある．特にリード位置が移動した場合はペーシング・センシング機能に重篤な影響が出る．心エコーや術前と術後の胸部X線写真を比較し，位置変化に注意する．

　またデバイスは患者個々に最適化された設定となっているので，術前と同様，可能であればデバイスチェックを行うことが望ましい．周術期における電磁干渉は一過性のものがほとんどであるが，稀に設定が変更されるなどの影響が報告されている．

　デバイスにより，ある特定の時刻・間隔で自動的に作動する機能も搭載されている．術後管理において影響がある場合，OFFにすることも可能である．

第11章 臨床工学技士

3 周術期使用機器

小西康司

ポイント
- 周術期で使用する機器も高度化が進み操作性と安全性は優れているが，人が扱うことによりインシデントは発生する．
- 機器の使用目的，使用上の注意をよく理解し，多職種のチーム医療により安全で高度な医療を提供することが可能となる．

1 周術期に使用する機器

　臨床工学技士の基本業務として医師の指示のもと生命維持管理装置の操作および機器の保守点検を行う．また，周術期（術前・術中・術後）においてもさまざまな機器を扱い，管理，保守を行う（表1）．

2 使用目的，管理・使用上の注意

1 人工呼吸器（図1）

　自発呼吸能力の低下または喪失した患者に使用し，機械的に人工呼吸を行う，または補助するために使用する装置である．気管挿管下，気管切開により使用するものと，マスクによる陽圧換気，および体外式に陽・陰圧をくり返すことによる換気を行うものがある．

管理・使用上の注意
- 呼吸器回路の組み立て，人工鼻・加温加湿器の回路交換
- 外装点検，使用後点検：モード，警報の作動，グラフィックモニタのチェックやアナライザーを使用しFiO_2，換気量，換気回数，圧計測など
- 使用中点検：換気モード，換気設定，警報値の適正，グラフィックモニタ，バッ

表1　周術期に使用する機器

呼吸療法機器	人工呼吸器，NPPV専用装置，体外式人工呼吸器など
血液浄化機器	血液浄化用装置，個人用多用途透析装置など
循環補助機器	人工心肺装置（PCPS装置含む），IABP，体外式心臓ペースメーカなど
モニタ機器	心電図，血圧計（観血的・非観血的），パルスオキシメータ，カプノメータ，アコースチック呼吸数モニタなど
その他	除細動器，PCAポンプ，輸液ポンプ，シリンジポンプ，間欠的空気圧迫式マッサージ器など

NPPV：非侵襲的陽圧換気
PCPS：経皮的心肺補助装置
IABP：大動脈内バルーンパンピング
PCA：患者調節型鎮痛法

グバルブマスクの有無など
- パルスオキシメータまたはカプノメータを併用し，バイタルサインを適切にモニタリング
- 人工呼吸器を使用するときは必ず代替の呼吸補助手段（バッグバルブマスクなど）を準備する
- 人工鼻，加温加湿器を適切に使い分ける（人工鼻とネブライザーの併用禁忌，痰が粘稠の場合および量が多い場合は人工鼻を避ける）

2 生体情報モニタ（図2）

患者からの情報を表示する機器であり，診断や治療効果の評価に用いられる．診断や臨床評価に直接反映するため，誤差範囲や測定精度を熟知し，得られる数値や表示波形の精度を管理する必要がある．

①モニタ種類
- 心電図，血圧（非観血的・動脈・中心静脈など），経皮的酸素飽和度（SpO_2），体温，呼気終末二酸化炭素分圧（$EtCO_2$），呼吸数（インピーダンス法），心拍出量など

②管理・使用上の注意
- ベッドサイド設置時は災害に配慮して安定したモニタリング環境を整える
- 附属品の管理および破損・汚染がないように環境整備する
- 使用中の皮膚接触不良，信号品質不良，デバイスの劣化など適切な評価を行う
- プローブやセンサが測定部位に温度上昇や圧迫を与える場合は生体接触部位の状

図1　人工呼吸器の例

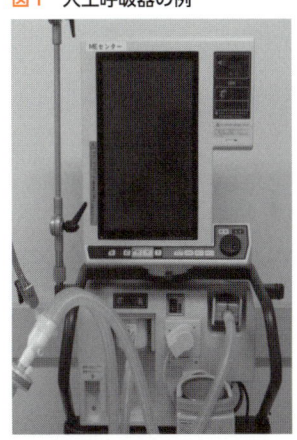

図2　生体情報モニタの例（巻頭カラーアトラス参照）

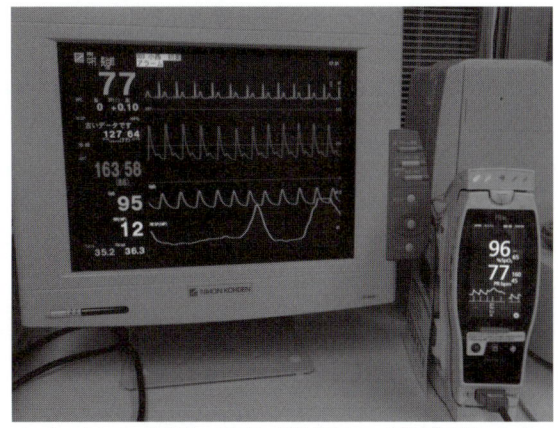

モニターされている情報：心電図，観血的血圧，非観血的血圧，SpO_2，呼吸数（インピーダンス法），中心静脈圧

況を観察し，測定部位を変更する
- 測定精度に影響を与える磁場，交流ノイズ，外来光，体動，圧迫などのアーチファクトをできるだけ除去する
- 警報音の作動確認，音量や警報値設定など適切な評価を行う
- モニタリング中に除細動器や電気手術器（電気メスなど）を併用する際は動作確認する

3 カプノメータ

呼気中の二酸化炭素濃度を測定するもので，動脈血の二酸化炭素分圧を推測することができる．適切な換気ができているかを連続的にモニタリングできるので周術期の呼吸管理に有用である（表2）．呼吸器装着患者に使用することが推奨されている．

表2　呼気終末二酸化炭素濃度（EtCO$_2$）の変化による予測因子

EtCO$_2$：低下	・人工呼吸器の回路外れ，多量リーク ・低体温による代謝率減少 ・肺塞栓症，心停止，心拍出量の低下 ・過換気
EtCO$_2$：上昇	・心拍出量の増加 ・高体温による代謝率上昇 ・閉塞性肺障害 ・低換気

4 パルスオキシメータ（図3）

経皮的に血中酸素飽和度（SpO$_2$）と脈拍を連続して測定し，組織への適切な酸素供給を監視する．

機種により生体情報モニタに接続可能である．

①管理・使用上の注意
- クリップ式，貼り付け式など体動，対象患者（小児・成人など）によって使い分ける
- プローブ，ケーブルは発火や発熱の原因となるため指定のもの以外は使用しない
- MRIなどの強磁場環境下では使用しない
- 高気圧酸素治療装置との併用はしない

②計測エラー原因
- 測定部位の血流低下（薬剤性および低体温による末梢血管収縮，末梢循環不全）
- 体動（振戦など）
- マニキュア

図3　パルスオキシメータ

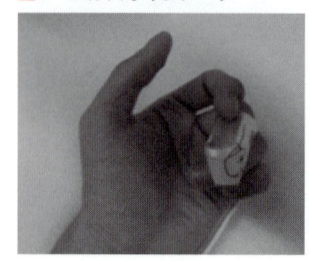

- 色素の投与（メチレンブルーなど）
- 爪白癬
- 光干渉（太陽光などの強い光によるもの）
- 電気メスによる電気的干渉
- 異常ヘモグロビン（火事などの一酸化炭素中毒によるCOHb）

5 acoustic respiration rateモニタ（音響による呼吸数モニタ）（図4）

頸部に装着することにより気道を通過する音を認識し，呼吸数として計測する．パルスオキシメータと同時に計測することにより呼吸数低下の信頼性が強化され，全身麻酔後や鎮静薬を使用した術後，検査後などの呼吸抑制監視に有用である．

管理・使用上の注意
- 頸部の貼り付け位置や発汗による外れに注意する
- 小児では安定性が確立されていないので使用しない

図4　acoustic respiration rateモニタ

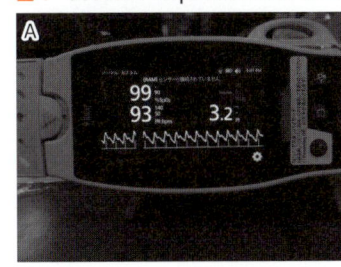

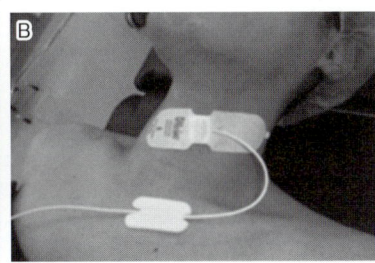

6 間欠的空気圧迫式マッサージ装置（図5）

深部静脈血栓症の理学的予防法の1つであり，形態，圧迫圧，圧迫時間，圧迫サイクルは機器により異なる．圧迫を一定サイクルで加えることにより静脈血の還流を促進し下肢静脈の血流増加，血流速上昇が認められる．

①管理・使用上の注意
- 肺血栓塞栓症発症の恐れがあるため，装着と離脱についての日時，使用時間，指示受けの明確な記録をすることが望ましい
- 下腿の圧迫による皮膚炎，尖足，総腓骨神経麻痺などに注意する
- 装着部位および周辺組織の障害の有無を十分観察する

図5　間欠的空気圧迫式マッサージ装置

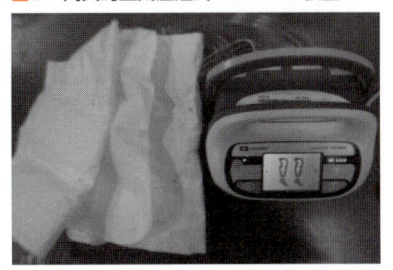

②使用禁忌
- 下肢の極度な変形
- 深部静脈血栓症の既往症が疑われる患者
- 深部静脈血栓症および肺血栓塞栓症を併発している患者
- 心臓への血流の増加が有害となる患者

7 シリンジ・輸液・PCAポンプ
精密量における持続的薬液注入に使用する．

管理・使用上の注意
- 外装点検・使用後点検：特に薬液による汚染・固着部位の清拭，AC電源，スイッチ破損，落下・強度の接触破損の有無
- 模擬回路による流量・閉塞圧精度などの点検，PCAスイッチの点検
- 指定の輸液セット，輸血セット以外を使用しない
- ポンプと自然落下用との並行使用はしない（患者側回路閉塞時にアラームが発生せず逆流する）
- 輸液ポンプの下流側にクレンメを配置する

参考文献
1) 日本臨床工学技士会：臨床工学技士業務別業務指針2010
2) 日本臨床工学技士会：医療機器安全管理指針Ⅱ，2014年10月

4 機器保守点検

小西康司

> **ポイント**
> - 医療機器の保守点検において始業点検・使用中点検・使用後点検・定期点検などの実施に関しては必ず記録と保管が重要となる．

1 医療機器の保守点検

　周術期における医療機器は機器の高度化により操作は簡単になり，さらに安全性が強化されてきている．しかし，医療機器の不具合が生じると，患者の生命に直結する．医療機関において医療機器を操作するのは医師，看護師，臨床工学技士であり，操作をするうえで，協働して機器の点検を行うことにより機器使用の安全性はさらに向上する．

　医療機器の高度化により修理が必要となった機器は容易に修理ができないため，機器の専門的教育および機器の研修を受けている臨床工学技士が修理，使用後点検，定期点検を行い，臨床工学技士が必要と判断した機器や計画的保守によりメーカーに修理を依頼し，機器使用の安全性・安定性を確保することが重要である．しかしながら，本来の保守とは，日常的に使いやすく機器の安全性を確保するということなので，機器を清潔で丁寧に扱い，薬剤や血液などで汚染されたときにすみやかに清掃するなど日々の点検・整備が重要であると考える．

2 医療機器の保守点検・安全使用に関する体制[1]

1 医療機器の安全使用のための責任者

　病院管理者は医療機器安全使用のための医療機器安全管理責任者を配置しなければならない．

　医療機器安全管理責任者は病院管理者の指示のもと次の業務を行う．

①従業者に対する医療機器の安全使用のための研修の実施
②医療機器の保守点検に関する計画の策定および保守点検の適切な実施
③医療機器の安全使用のために必要となる情報の収集その他の医療機器の安全使用を目的とした改善のための方策の実施

2 従業者に対する医療機器の安全使用のための研修

①**新しい医療機器の導入時の研修**：使用経験のない新しい機器導入の際，使用者に対し研修を行い，内容を記録する
②**特定機能病院における定期研修**：安全使用に際し手技術の習熟が必要と考えられ

る機器に関して研修を定期的に行い，内容を記録する
※研修の内容
　ⅰ）医療機器の有効性と安全性
　ⅱ）医療機器の使用方法
　ⅲ）医療機器の保守点検
　ⅳ）医療機器の不具合が発生した場合の対応

3 医療機器の保守点検に関する計画の策定および保守点検
①保守点検計画の策定
- 薬事法の規定に基づき添付文章に記載されてる保守点検を行う
- 機種別に保守点検の時期を記載

②保守点検の適切な実施
- 実施状況，使用状況，修理状況，購入年等を把握し，記載する
- 外部委託する場合も規定基準を遵守し，実施状況などの記録を保管

4 医療機器の安全使用のために必要となる情報の収集その他の医療機器の安全使用を目的とした改善のための方策
①添付文章などの管理
②医療機器の係る安全情報などの収集
③病院管理者への報告

参考文献
1) 厚生労働省：良質な医療を提供する体制の確立を図るための医療法などの一部を改正する法律の一部の施行について，平成19年3月30日
2) 日本臨床工学技士会：医療機器安全管理指針Ⅱ，2014年10月

第12章 臨床心理士

1 臨床心理士の役割

厚坊浩史

> **ポイント**
> - 医療現場での臨床心理士の仕事は，患者を個別に支援する仕事（カウンセリング機能）だけでなく，医療チームの一員としてスタッフ支援（コンサルテーション・リエゾン機能）も行う．
> - 精神症状をもつ患者以外でも，精神的な問題を引き起こす可能性があれば臨床心理士に相談するとよい．

1 臨床心理士とは

　本項をお読みになっている読者の方のほとんどは，心理職って何をする人？と思われていることだろう．心理職と協働しながら業務にあたった方もほとんどおられないかもしれない．それもそのはず，総合病院や一般病院など，身体科を中心とした医療機関において心理職はほとんど配置されていない．心理職は，教育領域（スクールカウンセラーによるいじめ，不登校支援など）や児童福祉領域（被虐待児支援，発達支援など），産業領域（職員メンタルヘルスや復職支援など），医療領域と，従事する領域は広いものの医療領域においては精神科医療機関を中心に配置されていた歴史がある．

　2014年4月1日現在，臨床心理士の有資格者は28,080名であり，医療領域においてはその約28％が従事している．しかしその多くが精神科医療機関での勤務である．2006年に制定されたがん対策基本法により，がん医療領域において心理職の数が少しずつ増え始め，2012年に制定された精神科リエゾンチーム加算においても心理職の配置が（必須ではないものの）明記されるようになっている．ただし，まだまだ身体科医療における心理職の役割は法的にも定められていない．

2 医療現場における臨床心理士の役割

　筆者は2005年より心理職として総合病院に勤務し，以後10年近くの間身体科医療機関の心理職として業務に従事している[1]．業務としては患者・家族支援（カウンセリング機能）と，スタッフ支援（コンサルテーション・リエゾン機能）とに大別される．一般的に心理職はカウンセリングや心理検査といった「患者や家族に1対1でかかわる」というイメージをもたれやすい．しかし，すべての症例において患者・家族に介入するわけではない．とりわけ，スタッフのアセスメント強化である後者の役割は，意外と知られていない．コンサルテーション・リエゾン精神医学という分野もあるように，「治療を乗りきるための精神的支援」は有用であろう．む

しろ周術期においては，さまざまな検査や生活上の制限などによる時間的拘束が生じるために，現実的には患者への間接介入や家族支援が切り口になる場合があるだろう．激しい術後せん妄などの生物学的反応においては精神医学的な介入が必要になるが，患者や家族の心理的な問題，関係性の問題においては「問題が明確化，表面化している」場合はもちろん，それ以前の段階で「感情的に，情緒的に安定しているとは言いがたい」「情緒不安定と判断できる生活歴やソーシャルサポートの欠如など，精神的な問題を引き起こす可能性がある」というアセスメントレベルであっても，スタッフが「何か気になる」という場合であれば，無駄打ちとは考えず心理職に相談されることをお勧めする．

参考文献
1) 厚坊浩史，他：南和歌山医療センターこころの相談室の活動報告－総合医療現場で心理職が出来ることの一考察．近畿大学臨床心理センター紀要，5：pp125-138, 2012

2 周術期の心理学的評価

厚坊浩史

ポイント
- 不安はなくすものではなくコントロールするものである．
- 不安は客観化が可能である．

1 不安の客観的指標（心理検査）

不安を客観的に測定する方法は，心理検査の質問紙がいくつか挙げられる．不安測定尺度（state-trait anxiety inventory：STAI）は状態不安（現時点での不安）と，特性不安（不安の感受性）を測定できる．また，SCI（stress coping inventory）は不安などのストレスに対する対処パターンを測定することができる．また，POMS（profile of mood states）は，不安に限らず幅広い感情（不安と緊張・抑うつ・怒り・活気・疲労・混乱）の程度を測定できる．いずれも診療報酬算定に組み込まれた検査であるが，自記式質問紙であるため使用場面や対象はやや制限があるものの，主観的体験の客観化には有効である．

2 HADS

前述のSTAIやSCIは，やや質問項目が多いという意味で使いづらい可能性がある．そのため，結果の解釈については心理職などの専門的スタッフが実施するほうが望ましいと思われるものの，実際に周術期医療において，心理検査のオーダーを精神医療スタッフにオーダーする余裕がない場合も多いと思われる．

その場合，患者の心理的評価には，身体的疾患を有する患者の抑うつと不安に関する精神的状況を計測する尺度であるHospital Anxiety and Depression Scale（HADS）（表）が有効と思われる．自己記入式質問票式方法であり，不安7項目（HADS-A），抑うつ7項目（HADS-D）の計14項目を4件法（0～3点）で算出し，トータルは0～21点．高得点になるほど心理学的苦悩が強く，7点以下は問題なし，8～10点は臨床的に苦悩の可能性あり，11点以上は臨床的に明確な苦悩を示す．実際に口腔外科周術期患者に使用している報告[1]もあり，患者の精神状態を測定するうえで非精神医療スタッフでも使いこなせるツールであると考える．

3 不安についての理解と対応

不安や気分とは，きわめて主観的な体験である．そして不安は，人間として生活する以上完全にはぬぐえないものである．むしろ，生活における危機予測のアンテ

表 HADS（hospital anxiety and depression scale）日本語版

A （1）緊張したり気持ちが張りつめたりすることが；		D （8）仕事を怠けているように感じることが；	
1. しょっちゅうあった	3	1. ほとんどいつもあった	3
2. たびたびあった	2	2. たびたびあった	2
3. ときどきあった	1	3. ときどきあった	1
4. まったくなかった	0	4. まったくなかった	0

D （2）昔楽しんだことを今でも楽しいと思うことが；		A （9）不安で落ち着かないような恐怖感をもつことが；	
1. まったく同じだけあった	0	1. まったくなかった	0
2. かなりあった	1	2. ときどきあった	1
3. すこしだけあった	2	3. たびたびあった	2
4. めったになかった	3	4. しょっちゅうあった	3

A （3）何か恐ろしいことが起ころうとしているという恐怖感をもつことが；		D （10）自分の顔，髪型，服装に関して；	
1. しょっちゅうあって，非常に気になった	3	1. 関心がなかった	3
2. たびたびあるが，あまり気にならなかった	2	2. 以前よりも気を配ってなかった	2
3. 少しあるが気にならなかった	1	3. 以前ほど気を配ってなかった	1
4. まったくなかった	0	4. いつもと同じように気を配っていた	0

D （4）物事の面白い面を笑ったり，理解したりすることが；		A （11）じっとしていられないほど落ち着かないことが；	
1. いつも同じだけできた	0	1. しょっちゅうあった	3
2. かなりできた	1	2. たびたびあった	2
3. すこしだけできた	2	3. すこしだけあった	1
4. まったくできなかった	3	4. まったくなかった	0

A （5）心配事が心に浮かぶことが；		D （12）物事を楽しみにして待つことが；	
1. しょっちゅうあった	3	1. いつも同じだけあった	0
2. たびたびあった	2	2. 以前ほどはなかった	1
3. それほど多くはないが，時々あった	1	3. 以前よりも明らかに少なかった	2
4. ごくたまにあった	0	4. めったになかった	3

D （6）きげんの良いことが；		A （13）突然，理由のない恐怖感（パニック）におそわれることが；	
1. まったくなかった	3	1. しょっちゅうあった	3
2. たまにあった	2	2. たびたびあった	2
3. ときどきあった	1	3. 少しだけあった	1
4. しょっちゅうあった	0	4. まったくなかった	0

A （7）楽に座って，くつろぐことが；		D （14）おもしろい本や，ラジオまたはテレビ番組を楽しむことが；	
1. かならずできた	0	1. たびたびできた	0
2. たいていできた	1	2. ときどきできた	1
3. たまにできた	2	3. たまにできた	2
4. まったくできなかった	3	4. ほとんどめったにできなかった	3

滋賀医科大学 小山なつ先生のホームページより引用
(http://www.shiga-med.ac.jp/~koyama/analgesia/method-humans.html)

ナとしては欠かせないものでもある．例えば，慎重に物事を進める，相手の出方を窺う場面などは，われわれが生活を営む中でよく遭遇することである．つまり，人間が生活するうえで「不安」はある程度必要なものであり，完全にはぬぐい去ることはできない．むしろ不安はコントロールされるものであり，多くの場合は各個人で無意識に，または意識的に制御しているものである．ある方は気分転換であり，ストレス発散であり，抗不安薬やリラクゼーションの活用も有効であろう．

　疾病の罹患や慣れない治療に対して不安がわき上がることはある意味当然でもある．不安により，否定的思考や感情の惹起などの心理的反応，動悸や発汗などの生理的反応などが引き起こされ，少なからず情緒的に不安定となる．この状態になると不安が段々と増強するが，ある一定の段階で不安の増強は停止する性質のものである．例えばパニック障害（以前の病名は不安神経症）に対する心理療法に曝露療法がある．これは平易に表現すると「不安から逃避することでさらに不安が増強する．むしろ不安に少しずつ慣れるためのプログラム」である．そのプログラムには不安に対する心理教育があり，その中身は「不安が増強しても，死には至らない」というものである．不安の性質を知ることで患者・家族やスタッフも過度に構えずに治療に挑めるメリットがあるため，「ある程度の不安はつき物」という認識も必要である場合もある．

参考文献
1) 田中　裕，他：口腔外科手術患者の周術期心理状態と身体愁訴に関する心身医学的研究－外科的顎矯正手術患者を対象に－．Niigata Dent J, 36：23-37, 2006

3 周術期のカウンセリング

厚坊浩史

ポイント
- 情動や症状は自力で対処困難．認知や行動であれば変容可能で，より適応的な状況を獲得できる．
- 周術期のカウンセリングの目的は，患者の精神的安定だけではなく治療意欲の維持・向上である．
- 自殺は，病名告知や治療から時間が経過した後，起きることが多いため継続支援が必要である．

1 カウンセリング～認知行動療法～

　人間は，精神状態が落ち着かないときに不安やイライラ，落ち込みといった「情動・気分への影響」や，頭痛や腹痛，気分不良などの「生理的な反応（症状）」を自覚する．そして多くの場合は，支援者の励まし・なだめ・叱咤激励・支持や指示などのコミュニケーションを駆使したり，少量の薬物療法や運動などを駆使し，気分の安定をはかる．その方法が功を奏する場合もある．しかし，功を奏さない場合には認知行動療法というカウンセリングが有効である．

　認知行動療法は，まず人間の辛い状態を「認知―情動―行動―生理（症状）」の4つに分ける（図1）．人間は自力で対処困難な「情動」と「生理（症状）」に，なぜか目が行きやすい．イライラした人に「イライラしないで」と声をかけて相手の怒りを買い，事態がこじれた経験をおもちの方もいるだろう．また頭痛を訴える人に「頭痛くならないで」という声かけは，言うまでもなく無効である．このように人間は，自力で克服困難であるはずの「情動」と「生理」に目を向け，何らかの自己治療を施すがうまくいかず，より無力感やイライラが強くなり，情動や生理的側面が悪化するメカニズムが発生する．

　情動や生理を不安定にさせる「認知」や「行動」に目を向けることが認知行動療法の肝である．例えば，「手術＝身体が傷つく」という認知によって不安が増強している人が，「手術＝病気が軽快する」という風に「認知が変わる」ことで安心感が芽生えることは，不安をひたすら我慢するよりも望ましい方法である．またストレスを感じた際にとる行動のバリエーションを増やすこと，ストレス対処スキルを見直すことは「頭痛，治まれ！」とひたすら念ずるよりもはるかに生産的である．

　つまり，一人で考えこむと心理的視野が狭窄してしまい，変容困難な情動・生理に目が向きすぎてしまい，非生産的，非機能的な状況に陥ってしまうが，認知行動

図1　人間の認知─行動モデル

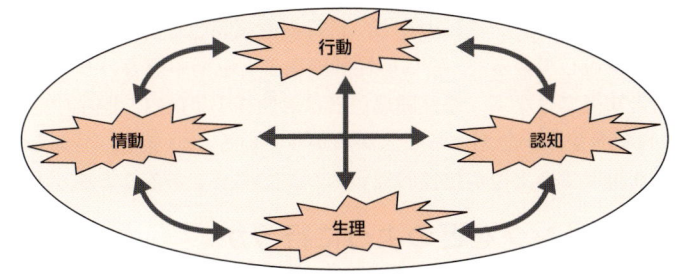

上越教育大学臨床・健康教育学系研究室ホームページより引用
(http://www.juen.ac.jp/lab/ryuitiro/cbtforinsomnia.html)

療法によって対話を行い，より生産的な認知，行動を獲得することができる．

したがって心理職への紹介は，疾患を問わず「通常の支持的アプローチ，傾聴，共感的技法を用いた患者支援を続けているのに，それでも精神状態が安定しない．でも，精神科受診ってほどでもないなぁ」というレベルが，一番適していると思われる．すべての患者に認知行動療法を行うわけではなく，リラクゼーションや支持的精神療法が有効な場合は，アプローチを切り替えることもある．ただ，そこは心理職が判断する部分であるため，まずは心理職の活用をぜひ皆さまの選択肢に組み込んでいただければと思う．

2 なぜ周術期のカウンセリングが必要なのか

周術期におけるカウンセリングの目的は，「精神状態が手術およびその前後の治療，療養に悪い影響を与えないための支援を行う」ことである．精神状態の如何によっては，治療意欲低下などコンプライアンス不良を引き起こす．患者の意欲低下は時に「もう自分は治らない」「治療しても仕方がない」という，否定的思考や心理的視野狭窄に陥ることがある．この場合の患者の思考は，医学的な回復への期待とは必ずしも一致しない．希望がもてる場合においても患者自身が置かれている状況について否定的な拡大解釈を行うこともある．思考の悪循環に陥るとわずかなストレッサーを過剰に知覚することで不安の感受性が増大することも多い．そしてその背景には抑うつ症状などの精神医学的問題が存在することもある．

また周術期の心理的支援には，もう1つの目的がある．周術期に至るまで，そして周術期を経てからも，患者の生活は途切れずに続く．何らかの疾病への罹患，そして治療やその後の生活において患者は「今までとは異なる生活スタイル」が必要となる場合が多い．つまり，健康や学業，就労や家庭での役割の喪失や変化にうまく適応することを求められる．ここでの適応にエラーが生じた際に精神的不調となり，生活への支障が生じる．そのことが，治療意欲やQOL向上・改善意欲の停滞

を生む可能性がある．やや飛躍した内容だが，Yamauchiらは，さまざまある自殺を引き起こすリスクファクターのうち，自身の健康問題を抱える方の自殺発生率が増えていると報告している[1]．特に悪性腫瘍患者と脳卒中患者のリスクが高い．しかも，病名告知後ではなく，悪性腫瘍患者は診断後1年以内，脳卒中患者は診断後5年以内に自殺発生率が急増することがわかっている．つまり，病気といかに付き合うかという視点での支援が比較的長いスパンで必要であることを示している．

3 カウンセリングをどのように行うか

　カウンセリングは，患者さんの心理的・行動的問題に対して「脳の（心の）働かせ方」（図2）を患者さんとともに考える，もしくは専門的な立場からアドバイスを行うことである．術後せん妄であれば脳の働きが調整不全をきたしている状況であるが，心理的支援は患者の認知や感情を取り扱う．例えば，患者の根底に「自分はもう助からない」という強い否定的認知があるとする．その場合，「どうせ何をやっても一緒」と，いろいろな問題（病気）の解決方法（治療法）に対して意欲が出ない，積極的でない，という姿勢として現れることがある．また「家族や周りに迷惑をかける」などの罪業的思考も存在する．否定的認知を引き起こす要因としては，心理的な衝撃を受けた直後の心理的防衛反応から抑うつなどの精神医学的問題まで幅広い．つまり，患者にとって「その問題（病気など）をどう捉えているか」を探索し，適応的な思考（例，病気と上手く付き合っていけるよう，頑張って手術を受けよう，うまく周囲のサポートを受けられるようなど）への変容させる方法と言える．

　また，患者への直接介入ではなくてもスタッフが患者をどう支えるかを専門的な立場からアドバイスを行うことで患者の治療意欲を維持・向上させることも重要な役割であると考える．

図2　精神的苦痛に対する包括的理解（生物−心理−社会学的モデル）

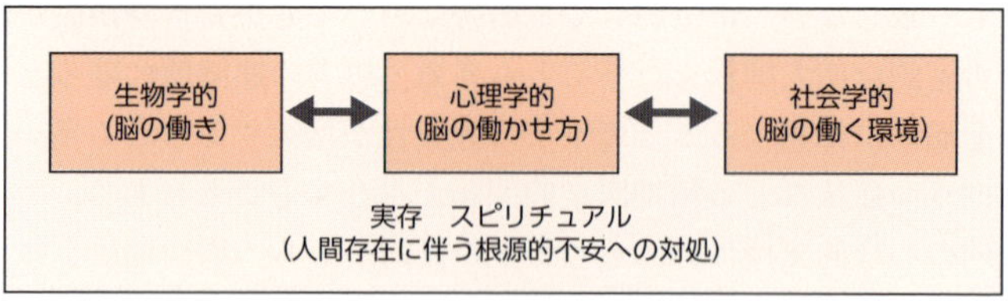

生物学的（脳の働き）　⇔　心理学的（脳の働かせ方）　⇔　社会学的（脳の働く環境）

実存　スピリチュアル
（人間存在に伴う根源的不安への対処）

> **ワンポイント** 術中覚醒とPTSD
>
> 悲しい過去を思い出し，苦笑い混じりのセンチメンタルな気分になることは誰でもある．PTSDの場合，外傷記憶にアクセスすることで心身の反応（恐怖・無力感・回避・麻痺・侵襲的想起・過覚醒など）が強度に生じ，生活に著しい支障をきたす．よく表現されるのは「その体験があたかも今でも続いているかのような（フラッシュ・バック）」状況がくり返される．これを振り払うために患者が自己治療的にアルコールや薬物を乱用し，心身の健康や社会的ステータスを失うことは意外と知られていない．PTSD患者の場合，「外傷記憶」が「過去」になるには時間と支援が必要である．対処方法としては，まずは不安と恐怖に対する心理療法がファーストチョイスになり，それに加えて少量の薬物療法も功を奏することもある．ぜひ身近な心理職にご相談いただきたい．
>
> 本書をお読みで「心理職に相談したくても，心理職がいない…」という先生方，病院での術中覚醒症例の心理支援は，院外で受けていただくことも可能である．むしろ「病院＝怖い場所」というバイアスが最初からかからずにすむため，院外で支援を受けていただくメリットも少なくない．日本臨床心理士会が管理する「臨床心理士に出会うには」というサイト（http://www.jsccp.jp/near/）で，身近な臨床心理士を検索できるため，ご活用いただければ幸いである．

参考文献

1) Yamauchi T, et al：Death by suicide and other externally caused injuries following a cancer diagnosis：the Japan Public Health Center-based Prospective Study. Psychooncology, 23：1034-1041, 2014

第13章 医療ソーシャルワーカー

1 医療ソーシャルワーカーの役割（業務と連携）

谷　直子

ポイント

- 医療ソーシャルワーカー（MSW）は社会福祉の視点から，患者や患者家族の相談援助業務を行う．
- 相談援助の目的は，その人らしい生活の実現のため，問題に対応できる力の獲得や自己決定するための支援を行うことである．
- 医療ソーシャルワーカー（MSW）は一般的な職名であり，社会福祉士（国家資格）が担うことが多い．

1 医療ソーシャルワーカー（MSW）とは

主に病院において社会福祉の専門的知識と技術に基づき，経済的・心理的・社会的問題に対して，相談援助業務を行う専門職であり，おおむね次のことを行う．

- 患者や患者家族が抱える問題に対して，生活背景や心理的状況を含めてアセスメントし，社会資源と連携のうえ，援助を行う（図1）
- 相談の中では，患者や患者家族の主体性を尊重し自立を促すことで，問題の解決や軽減または調整ができるよう支援を行う（図2）

> **メモ　社会資源とは**
> 社会資源とは，患者のニーズを充足し，問題を解決するために活用される物的人的資源であり，制度や機関，施設，集団や個人の知識や技能，情報であって，フォーマル・インフォーマルなものを指す（図1）．

2 医療ソーシャルワーカーが行う具体的な業務

- **療養中の心理的・社会的問題の解決，調整援助**：患者の生活と傷病の状況から生ずる心理的・社会的問題の予防や早期の対応を行うため，社会福祉の専門的知識および技術に基づき，これらの諸問題を予測し，患者やその家族からの相談に応じ，解決または調整に必要な援助を行う
- **受診・受療援助**：入院，外来の患者や患者家族に対する受診，受療の援助を行う
- **経済的問題の軽減，調整援助**：患者や患者家族が医療費，生活費に不安を抱える場合，諸制度を活用し問題が解決または軽減できるよう援助を行う
- **退院援助**：患者の傷病や障害の状況，生活背景から，これらの諸問題を予測し，退院後の選択肢の説明（※）を行い，退院に伴う心理的・社会的問題の相談援助を行う．
  ※退院後の選択肢として，在宅療養に関する諸サービスの導入，病院などへの転院，施設への入所などが挙げられる

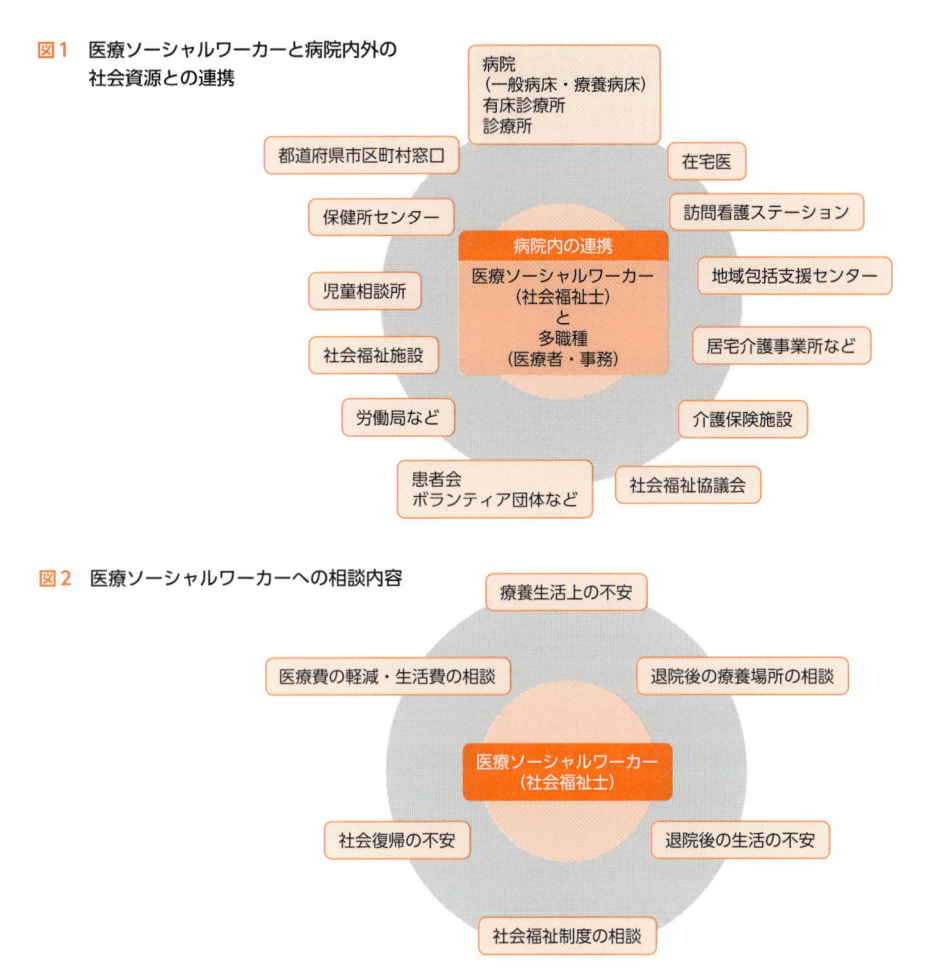

図1 医療ソーシャルワーカーと病院内外の社会資源との連携

```
                            病院
                    （一般病床・療養病床）
                        有床診療所
                          診療所

    都道府県市区町村窓口                    在宅医

        保健所センター                    訪問看護ステーション

                    病院内の連携
        児童相談所    医療ソーシャルワーカー    地域包括支援センター
                    （社会福祉士）
                        と
        社会福祉施設    多職種            居宅介護事業所など
                    （医療者・事務）

            労働局など              介護保険施設

              患者会
            ボランティア団体など    社会福祉協議会
```

図2 医療ソーシャルワーカーへの相談内容

```
                    療養生活上の不安

    医療費の軽減・生活費の相談        退院後の療養場所の相談

                医療ソーシャルワーカー
                    （社会福祉士）

        社会復帰の不安              退院後の生活の不安

                    社会福祉制度の相談
```

- **社会復帰援助**：退院後において，社会復帰が円滑に進むように，社会福祉の専門的知識および技術に基づき援助を行う
- **地域活動**：患者のニーズに合致したサービスが地域において提供されるよう，関係機関，関係職種などと連携し，地域の保健医療福祉システムづくりへの参画を行う

参考文献
1) 医療ソーシャルワーカー業務指針（厚生労働省保健局長通知　平成14年11月29日健康発第1129001号）
2) 「保健・医療・福祉と地域社会」（園田恭一/著），有信堂高文社，1991
3) 「よくわかる医療福祉　保健医療ソーシャルワーク」（小西加保留，田中千枝子/編），ミネルヴァ書房，2010
4) 「診療科別 医療福祉相談の本 第6版」（向山憲男/監，黒木信之/編著），日総研出版，2014
5) 「医療福祉総合ガイドブック 2014年度版」（村上須賀子，他/著，NPO法人日本医療ソーシャルワーク研究会/編），医学書院，2014

第13章 医療ソーシャルワーカー

2 経済的問題の軽減（高額療養費制度と公費助成など）

谷 直子

ポイント
- 限度額適用認定証（所得区分の認定証）を医療機関の窓口に提示することにより，高額な医療費を軽減できる．
- 公費助成制度には目的別にさまざまな種類や申請方法・必要書類があり，注意が必要．
- 生活費に充てる傷病手当金などの手当は，要件を満たした場合に支給される．

1 高額療養費制度

　高額療養費制度とは公的医療保険における制度の1つであり，医療機関や薬局の窓口で支払った医療費が1カ月内（月初～月末）で，本人の年齢や所得に応じた自己負担限度額を超えた場合に，超えた額が支給される制度である．
　公的医療保険は大きく分けると，共済組合，健康保険組合，協会けんぽ，国民健康保険，後期高齢者医療がある．

1 高額療養費の支給を受ける方法

　加入する健康保険から，診療期間内の限度額適用認定証（所得区分の認定証）を発行してもらい，医療機関の窓口に提示することにより，医療費を自己負担限度額（表1，2）までにとどめることができる（図A）．
　また，認定証を提示せずに医療費を支払った場合，自己負担限度額を超えていれば，診療翌月から2年以内に高額療養費の支給申請を行うと，差額が支給される（図B）．
※70歳以上の方（65歳以上の方の一部）は，健康保険証の提示で自己負担限度額までの支払いとなるが，市町村民税非課税世帯の方は認定証の取得が必要．

2 医療費の自己負担額は世帯合算できる場合がある

　1人1回分の窓口負担では，高額療養費の支給対象とはならなくても，同じ医療機関での複数の受診や異なる医療機関での受診，世帯内の同じ医療保険に加入している方の受診について，条件（※）に該当すれば合算することができる．その合算額が負担限度額を超えていれば，高額療養費の支給申請を行うと，差額が支給される．
※70歳未満の方は1カ月内（月初～月末）で2万1千円以上支払った場合に合算が可能，70歳以上の方は自己負担額の合算が可能．

表1 自己負担限度額：70歳未満の方 ※入院時，食費，診断書代，個室料等は別途必要

所得区分	自己負担限度額　通院・入院	多数該当
①区分ア （健保：標準報酬月額83万円以上） （国保：所得901万円超）	252,600円＋（総医療費－842,000円）×1％	140,100円
②区分イ （健保：標準報酬月額53万〜79万円） （国保：所得600〜901万円）	167,400円＋（総医療費－558,000円）×1％	93,000円
③区分ウ （健保：標準報酬月額28万〜50万円） （国保：所得210〜600万円）	80,100円＋（総医療費－267,000円）×1％	44,400円
④区分エ （健保：標準報酬月額26万円以下） （国保：所得210万円以下）	57,600円	44,400円
⑤区分オ（低所得者） （市区町村民税非課税世帯）	35,400円	24,600円

表2 自己負担限度額：70歳以上の方 ※入院時，食費，診断書代，個室料等は別途必要

所得区分	割合	自己負担限度額 通院	自己負担限度額 入院	多数該当
一般	1〜2割	12,000円	44,400円	
上位所得者	3割	44,400円	80,100円＋（医療費－267,000円）×1％	44,400円
市町村民税非課税Ⅱ	1〜2割	8,000円	24,600円	
市町村民税非課税Ⅰ			15,000円	

図 高額療養費制度について（例：医療費が100万円/月の場合）

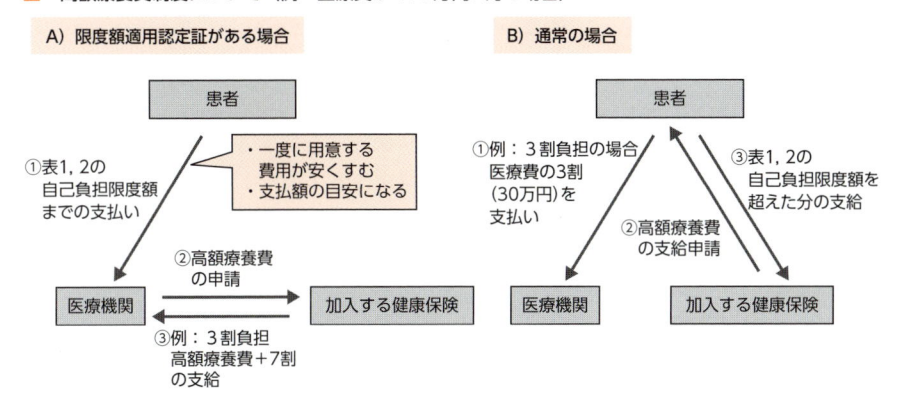

A) 限度額適用認定証がある場合

患者
①表1,2の自己負担限度額までの支払い
・一度に用意する費用が安くすむ
・支払額の目安になる
②高額療養費の申請
医療機関
加入する健康保険
③例：3割負担 高額療養費＋7割の支給

B) 通常の場合

患者
①例：3割負担の場合 医療費の3割（30万円）を支払い
②高額療養費の支給申請
③表1,2の自己負担限度額を超えた分の支給
医療機関
加入する健康保険

第13章 医療ソーシャルワーカー

213

2 周術期に係る医療費の公費助成制度

1 福祉医療

①乳幼児医療（※助成内容や名称が各自治体によって異なる）
- 医療を必要とする頻度が多い乳幼児を対象に，容易に医療が受けられるよう医療費の自己負担額の全部または一部が助成される制度
- 対象：例）0～6歳（小学校就学前）
  ※中学校修了前まで助成がある自治体が増えている．
- 申請窓口・問合せ先：市区町村担当課

②障害者医療（※助成内容・対象や名称が各自治体によって異なる）
- 心身に重度の障害がある方を対象に福祉の向上を図るため，医療費の自己負担額の全部または一部が助成される制度
- 対象：例）身体障害者手帳1級・2級および3級の一部，療育手帳A，精神保健福祉手帳1級・2級の交付を受けている方など
- 申請窓口・問合せ先：市区町村担当課

③一人親家庭医療（※助成内容や名称が各自治体によって異なる）
- 一人親家庭の保健向上と福祉の増進を図るため，医療費の自己負担額の全部または一部が助成される制度
- 対象：父子家庭・母子家庭の親および児童，父母のいない児童．児童が18歳になった年度の3月31日まで
- 申請窓口・問合せ先：市区町村担当課

> **メモ** 福祉医療の助成内容や名称が自治体によって異なるのは，運用を各自治体で行っているためである．

2 自立支援医療

①育成医療
- 身体に障害を有するか，治療をしなければ将来障害を残すと認められる疾患のある18歳未満の児童で，その障害を除去・軽減する手術などの治療により確実に効果が期待できる場合に，医療費の自己負担額の一部が助成される制度
- 申請窓口・問合せ先：住所地の市区町村担当課

②更生医療
- 身体障害者福祉法に基づき身体障害者手帳の交付を受けた18歳以上の方で，その障害を除去・軽減する手術などの治療により確実に効果が期待できる場合に，医療費の自己負担額の一部が助成される制度
- 申請窓口・問合せ先：住所地の市区町村担当課

3 難病など

①指定難病の医療費助成
- 原因が不明であり治療方法が確立しておらず長期にわたり療養を必要とする110

疾患対象（平成27年4月現在）．認定基準を満たしている場合，医療費の自己負担額の一部が助成される制度
- 申請窓口・問合せ先：住所地管轄の保健所

②小児慢性特定疾病
- 18歳未満の児童であって慢性に経過し長期的に治療を要する704疾病対象（平成27年4月現在）．認定基準を満たしている場合，医療費の自己負担額の一部が助成される制度
- 申請窓口・問合せ先：住所地管轄の保健所

③先天性血液凝固因子障害
- 先天性血液凝固因子障害などの12疾患対象．医療費の自己負担分が助成される制度
- 申請窓口・問合せ先：住所地管轄の保健所・都道府県担当課

④特定疾病
- 人工透析を実施している慢性腎不全，血友病（血漿分画製剤を投与している先天性血液凝固第8因子障害または先天性血液凝固第9因子障害），抗ウイルス剤を投与している後天性免疫不全症候群（HIV感染を含み，厚生労働大臣の定める者に係るものに限る）である場合，医療費の自己負担額の一部が助成される制度
- 申請窓口・問合せ先：各健康保険の保険元

4 その他

①労災保険：療養補償
- 業務災害または通勤災害により，労働者が負傷した場合や疾病にかかった場合に医療費が給付される制度
- 申請窓口・問合せ先：事業所管轄の労働基準監督署か受診した病院

②生活保護：医療扶助
- 診療方針および診療報酬に基づき，その者の診療に必要な最小限度の医療費が支給される制度
- 申請窓口・問合せ先：居住地を管轄する福祉事務所

3 療養中などの生活費

- **手当**：傷病手当金
  雇用され健康保険に加入している方が，業務外の負傷や疾病などによる療養のため，3日間連続して就労ができず4日目以降も就労できない場合（※），申請すれば標準報酬日額の3分の2が支給される．
  ※その間給与が支払われていないか，支払われていても傷病手当金の支給額より少ないことも要件
- **公的年金**：障害年金，老齢年金，遺族年金など
- **その他**：労災保険（休業補償），生活保護（生活扶助），生活福祉資金貸付など

第13章 医療ソーシャルワーカー

3 退院・社会復帰支援

上北恵子

ポイント
- 入院前からのかかわりにより患者・家族の退院後の療養に対する不安を軽減.
- 切れ目のない医療を提供するために,医療機関の機能分化と患者の状況にあわせた療養先の調整を行う.

1 周術期患者の退院調整

　周術期管理センターを受診する患者・家族は,入院前においては,手術のことが大きな気がかりであると思われるが,入院中の療養生活や退院後の生活にも不安などを感じている可能性がある.また,医師や看護師などが入院前から術後,退院困難になることを予測・判断していることもある.そして,手術により療養・生活の見直しをせざるを得ない状況もある.医療ソーシャルワーカーは課題の予防や早期対応のために,入院前から心理的・社会的な課題に対して患者・家族に支援をする必要がある.具体的に支援をするタイミングは,患者の病態や患者・家族の現状の受け止め状況など現状を多職種で共有し,手術により生じる生活上の課題を把握し介入すべき段階を相談・判断し支援を開始する（図）.

図　周術期管理センター受診患者の退院支援・退院調整のプロセス

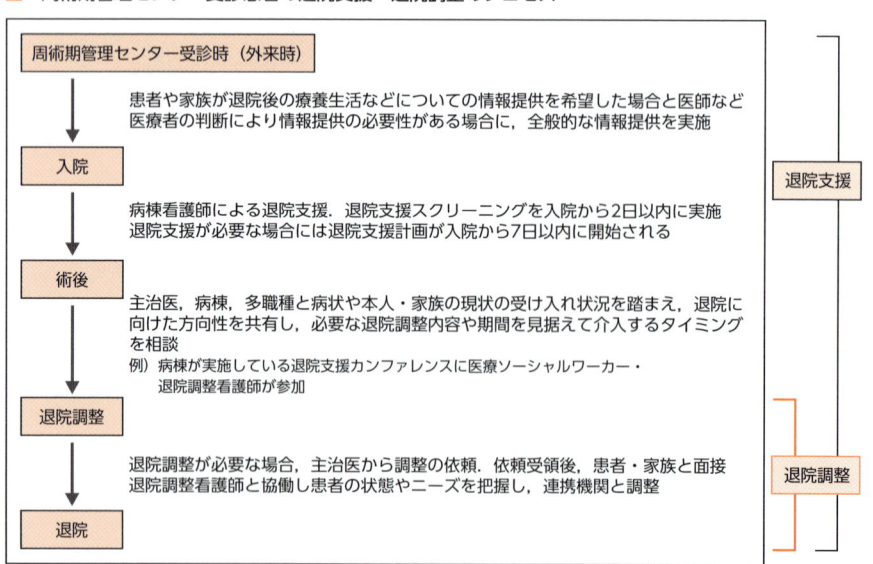

```
周術期管理センター受診（外来時）
    ↓           患者や家族が退院後の療養生活などについての情報提供を希望した場合と医師など
                医療者の判断により情報提供の必要性がある場合に,全般的な情報提供を実施
   入院
    ↓           病棟看護師による退院支援.退院支援スクリーニングを入院から2日以内に実施
                退院支援が必要な場合には退院支援計画が入院から7日以内に開始される
   術後
    ↓           主治医,病棟,多職種と病状や本人・家族の現状の受け入れ状況を踏まえ,退院に
                向けた方向性を共有し,必要な退院調整内容や期間を見据えて介入するタイミング
                を相談
                例）病棟が実施している退院支援カンファレンスに医療ソーシャルワーカー・
                    退院調整看護師が参加
  退院調整
    ↓           退院調整が必要な場合,主治医から調整の依頼.依頼受領後,患者・家族と面接
                退院調整看護師と協働し患者の状態やニーズを把握し,連携機関と調整
   退院
```

（右側ブラケット：退院支援／退院調整）

- **転院の場合**：患者の状態や患者・家族のニーズを把握し医療機関の機能分化を踏まえ，次の療養目的のための医療機関の選定を支援する．医療機関の機能には，一般病棟，回復期リハビリテーション病棟（表1），地域包括ケア病棟，療養病棟（医療・介護），緩和ケア病棟などがある．疾患や状態などによって対象となる病棟は異なる
- **自宅療養の場合**：患者の状態や患者・家族のニーズを把握し，医療的ケアの有無や日常生活動作の介助の必要性などを踏まえ，地域の中で生活ができるように地域の関係機関と連携し，利用可能な社会資源の調整をする．訪問診療，訪問看護，介護保険制度（表2），障害者総合支援法など
- **その他社会資源の調整**：転院・自宅療養にかかわらず患者・家族のニーズに合わせて，必要なまたは利用可能な社会資源（インフォーマルも含む）の情報提供や調整をする．身体障害者手帳，公的年金，各種手当，生活保護制度など

> **ワンポイント　地域連携クリニカルパス**
>
> 退院調整を行う際に，地域連携クリニカルパスを活用する場合がある．乳癌，胃癌などの患者が対象となる．地域連携クリニカルパスとは，診療にあたる複数の医療機関が，患者の診療情報を共有できる診療計画表のことで，その疾患に必要な治療や検査が盛り込まれている．役割分担を含め，あらかじめ診療内容を患者に提示・説明することにより，患者が安心して医療を受けることができるようにするものである．

表1　回復期リハビリテーション病棟対象疾病

対象疾病	発症もしくは手術から入院までの期間	算定上限日数
脳血管疾患，脊髄損傷，頭部外傷，くも膜下出血のシャント手術後，脳腫瘍，脳炎，急性脳症，脊髄炎，多発性神経炎，多発性硬化症，腕神経叢損傷などの発症もしくは手術後の状態または義肢装着訓練を要する状態	2カ月以内	150日以内
高次脳機能障害を伴った重症脳血管障害，重度の頸髄損傷および頭部外傷を含む多部位外傷	2カ月以内	180日以内
大腿骨，骨盤，脊椎，股関節もしくは膝関節の骨折または2肢以上の多発骨折の発症後または手術後の状態	2カ月以内	90日以内
外科手術または肺炎などの治療時の安静により廃用症候群を有しており，手術後または発症後の状態	2カ月以内	90日以内
大腿骨，骨盤，脊椎，股関節または膝関節の神経，筋または靱帯損傷後の状態	1カ月以内	60日以内
股関節または膝関節の置換術後の状態	1カ月以内	90日以内

2014年4月現在

表2　介護保険制度

被保険者
第1号被保険者：65歳以上 第2号被保険者：40歳以上65歳未満の医療保険加入者

サービス利用の流れ
① 申請 ⇒ ② 要介護認定（訪問調査・一次判定・二次判定） 　　　　⇒ ③ 要介護認定区分の通知 ⇒ ④ 介護支援専門員（ケアマネジャー）と契約 　　　　⇒ ⑤ ケアプラン作成 ⇒ ⑥ サービス利用 ※申請は第1号被保険者で要介護状態または要支援状態の場合と第2号被保険者で16種類の特定疾病に該当し介護が必要な場合に対象 ※要介護認定区分：要支援1・2，要介護1〜5 ※要介護認定時に，主治医意見書が必要になる

要介護状態区分
要支援1〜2・要介護1〜5

サービス内容
・在宅サービス：訪問介護，訪問看護，訪問入浴介護，訪問リハビリテーション，通所介護，通所リハビリテーション，福祉用具貸与など ・地域密着型サービス：小規模多機能型居宅介護，認知症対応型共同生活介護など ・施設サービス：介護老人保健施設，介護老人福祉施設など ※要介護認定区分により利用可能なサービスは異なる

2 周術期患者の就労支援

　患者の状況に合わせて，職場や学校など関係機関との連携や生活（就労）スタイルの調整など，社会復帰が進められるよう心理的・社会的課題の解決のための支援をする．

> **メモ**
>
> **退院支援と退院調整**[1]
> - **退院支援**：患者が自分の病気や障害を理解し，退院後も継続が必要な医療や介護を受けながらどこで療養するか，どのような生活を送るかを自己決定するための支援．病棟看護師が主体的にかかわる段階で，入院から退院まで退院支援の必要な患者に対して実施される．
> - **退院調整**：患者の自己決定を実現するために，患者・家族の意向を踏まえて環境・ヒト・モノを社会保障制度や社会資源につなぐなどのマネジメントの過程．医療ソーシャルワーカーと退院調整看護師が主体的に介入し，患者・家族と課題を解決していく．

参考文献

1) 「これからの退院支援・退院調整 ジェネラリストナースがつなぐ外来・病棟・地域」（宇都宮宏子，三輪恭子／編），日本看護協会出版会，2011
2) 「新訂 保健医療ソーシャルワーク原論」（日本医療社会事業協会／編），相川書房，2006

1 診療情報管理士の役割

岡本康幸

- 診療情報管理士は，診療記録・情報が適正な形式と内容で保管・利活用されていくようにサポートする．
- 診療情報管理士の主な業務としては，診療記録の監査・点検や疾病分類のコーディングなどがある．

1 診療情報管理士とは

　診療録管理体制加算に関する施設基準（ワンポイント参照）において，診療録管理部門の設置と専任の常勤診療記録管理者が配置されていること，そしてその業務として診療情報の管理や入院患者についての疾病統計を行うことが求められている．診療情報管理士は，このような診療記録管理の専門技能を有する者として四病院団体協議会（日本病院会，全日本病院協会，日本医療法人協会，日本精神科病院協会）および医療研修推進財団が付与する民間資格である．

2 診療情報管理士の役割と業務

　診療情報管理士の主たる役割は，診療記録・情報が適正な形式と内容で保管・利活用されていくようにサポートすることであるが，その業務としては，診療記録の監査・点検，情報提供，疾病分類のコーディング，データ分析・統計，医療の質管理，医療情報システムと情報保護，など細分化された専門領域がある．

3 診療記録の監査・点検

　診療記録とは，診療録（カルテ）・処方せん・手術記録・看護記録・検査所見記録・X線写真・紹介状・退院した患者に係る入院期間中の診療経過の要約（退院時サマリ）・その他の診療の過程で患者の身体状況，病状，治療などについて作成，記録または保存された書類，画像などの記録をいう（厚生労働省：平成15年「診療情報の提供等に関する指針」より）．
　診療記録の監査・点検には量的監査・点検と質的監査・点検がある．
- **量的監査・点検**：必要な診療記録・関連書類が揃っているか，記載漏れはないか，などをチェックする
- **質的監査・点検**：診療録・手術記録・看護記録などの記述について，実際の診療内容と整合性をもって適正に記載されているか，をチェックする

4 疾病分類のコーディング

- **疾病の統計分類**：入院患者についての疾病統計では，国際疾病分類ICD（International Statistical Classification of Diseases and Related Health Problems）による分類が用いられる．現時点（2015年3月）では10版（ICD-10）準拠版によるコーディングが行われている．例えば乳癌は，乳房の悪性新生物の3桁分類がC50で，部位が乳房中央部であれば，C50.1と4桁分類にコードされる
- **治療行為の分類**：手術や処置などの治療行為の分類には診療報酬点数表のKコードが使われているが，ICD-9-CM（International Classification of Diseases 9th Revision, Clinical Modification）を用いた分類もある．例えば，乳房部分切除（腋窩部郭清を伴うもの）のKコードはK4764であるが，ICD-9-CMでは85.21とコードされる
- 包括医療費支払い制度であるDPC（diagnosis procedure combination：診断群分類包括評価）では，診断群分類と手術・処置内容などを組み合わせたコーディングが行われている

ワンポイント　診療録管理体制加算の施設基準
（厚生労働省：平成26年度診療報酬改定通知より要約）

診療録管理体制加算1（入院初日100点）に関する施設基準は，以下の通りとなっている．

①診療記録の保管・管理（診療録は過去5年，手術記録・看護記録などは過去3年）
②中央病歴管理室の設置
③診療録管理部門または委員会の設置
④診療記録の保管・管理規定
⑤年間退院患者数2,000名ごとに1名以上の専任（専従を含める）の常勤診療記録管理者の配置
⑥ICD 4桁または5桁分類項目に沿った入院患者の疾病統計
⑦診療記録（退院患者の個人識別情報・入退院日・担当診療科と医師名・ICD病名・手術分類を含む）の任意の条件設定による速やかな検索・抽出ができること
⑧退院時要約が全患者について作成されており，かつ退院翌日から14日以内に退院時要約の90%以上が毎月作成されていること
⑨患者への情報提供に対応

診療録管理体制加算2（入院初日30点）に関する施設基準は，①〜④および⑨は加算1と同じで，2の⑤〜⑧との違いは，1名以上の診療記録管理者の配置があればよいこと，ICD分類が大分類程度以上での疾病統計や疾病別検索・抽出ができること，退院時要約が全患者について作成されていること，となっている．

2 医療情報管理

岡本康幸

> **ポイント**
> - 周術期の医療情報には手術関連診療記録・手術室運用情報・種々の手順書などがある．
> - 周術期の医療情報を一元的に管理し，関係するスタッフが随時アクセスできるような情報システムの構築が望ましい．
> - 医療情報の二次利用によるデータの分析や臨床指標の設定は診療内容や施設の運営・経営状態の把握と改善に有用である．

1 手術に関する医療情報と管理

手術に関連して管理すべき情報には，個々の症例に関するもの（患者情報・手術関連診療記録・周術期記録），手術室・枠の運用に関するもの（スケジュール表・枠区分の設定），手術の実施・管理に関する手順書（マニュアル・チェックリスト・クリニカルパス・ガイドライン・申し合わせ）などがあり，それぞれの情報が紐づけられていて，容易にアクセス可能であることが重要である．そのためにも，必要な情報の提供と参照を一元的に行えるような情報システムを（電子カルテシステム上などに）構築し，手術部あるいは「周術期管理センター」の管理下に運用されることが望ましい．

2 手術に関する診療情報と点検

手術関連診療記録（表1）が漏れなく適切に作成され，その質が保たれるように監査・点検していく．例えば手術記録（表2）における必要事項がすべて記述されているか，遅滞なく完成されているか，記述内容が明瞭かつ正確であるか，などを監査・点検することによって医療の質の向上をめざす．この面では，診療情報管理部門の寄与するところが大きい．

3 手術室の運用情報

手術室・枠のスケジューリングを最適化するためには，柔軟性のあるルール設定と日々の情報収集・調整作業が重要である．基本的なルールは十分な吟味を経て作成されるべきだが，運用していくうちに実情と合わなくなってくることも多いため，適宜見直しが必要となる．日々の状況はスタッフがいつでも把握できるようにオープンな情報システム上で公開されるようにする．また，手術部あるいは「周術期管理センター」が管理主体となって，臨機応変に調整ができるようにする．

表1　手術関連診療記録など

- 手術計画書
- 同意書（手術・麻酔・輸血）
- 手術記録
- 麻酔記録
- 診療記録（術前・術中・術後）
  ＜主治医・執刀医・麻酔科医それぞれによる＞
- 看護記録（術前・術中・術後）
- その他（問診票，人工心肺記録，輸血記録，リハビリテーション記録，カンファレンスレポート，など）

表2　手術記録の記述内容例

- 患者情報（ID，氏名，性別，生年月日，年齢，身長，体重，血液型，特記事項）
- 病棟名，主治医名
- 診断名（術前・術後）
- 手術日，手術開始・終了時間，麻酔開始・終了時間，在室開始・終了時間
- 術式名，術者名，助手名
- 麻酔法，麻酔科医名
- 出血量，輸血量
- 手技の詳細な記録，時系列行為記録（入室，麻酔，開始など）
- 伝達事項（輸液，カテーテル，など）

4　マニュアル・ガイドラインなど

　入室・退室時の手順や注意事項，患者に関する申し送り事項，器材・針・ガーゼのカウントに関する事項などに関する詳細なマニュアルやチェックリストを整備し，患者の取り違えなどの医療事故の防止を徹底する．麻酔導入前，切開前，出室前にタイムアウト法でチームによりチェックリストを確認することが推奨されている[1]．また，予防的抗菌薬投与や術後管理（創傷処置・ドレーン・カテーテルなど）の適用・期間などについて，周術期ガイドラインやクリニカルパスを作成し，標準的・効率的な周術期管理の指標とする．

　マニュアル・ガイドライン類は，作成後も変更すべき点があればその都度改訂していくメンテナンスを忘れないようにする．

> **メモ　タイムアウト法**
> タイムアウト法とは，手術室における医療事故を防止するため，チームのメンバー全員が一時的に作業を中断（タイムアウト）して集まり，チェックリストの各項目について確認し合うことである．麻酔導入前，切開前，出室前などのタイミングで行い，チェックすべき事項（メンバーの自己紹介，患者名・術式・部位，準備しておくべきこと・事後にしておくべきことができているか，想定されるリスク，注意点・問題点，など）を声に出して確認する．

5　データ分析・統計

　電子的に蓄積された情報は，データウェアハウス（data warehouse：DWH）として二次的に活用される．データの検索・抽出や集計・統計的処理により診療や経営の状態がわかりやすい形で可視化され，分析の材料となるさまざまな資料が作成できる．これらの資料は現状を俯瞰して把握することを可能とし，業務の改善・効率化を計画するためにも有用である．

6　臨床指標

　診療実績の情報を数値化したものを臨床指標とし，病院指標として一般に公開するとともに，医療内容の評価や改善を目標に利用されることが行われている．構造

表3　周術期に関する臨床指標の例

- 手術件数（疾患別・術式別件数，緊急割合，ほか）
- 麻酔件数（全身麻酔割合，ほか）
- 手術難易度
- 術中・術後合併症発生率（心停止，肺血栓塞栓，感染症，ほか）
- 術中・術後合併症死亡率
- 手術平均在院日数（術前・術後日数）
- 術前・術後検査量
- 術前・術後画像量
- 術後実施率（創傷ケア，ドレーン，カテーテル，中心静脈，リハビリテーション）
- その他（肺血栓塞栓予防対策実施率，など）

(structure)，過程（process），結果（outcome）の各側面に関する指標が設定されるが，その基本的な要素は，知識と技術・資源の確保・患者中心・安全管理・効率などの医療の質に関するものである．周術期に関する臨床指標としては**表3**に示すようなものがある．

7 医療情報のセキュリティ

　情報システムのセキュリティ要件は，機密性，完全性，可用性であり，それぞれの欠陥は，情報漏えい，データの改ざん・破壊，システムダウンなどの重大な障害をもたらす．しかし，過度の機密性が可用性を損ねてしまうように，必ずしも両立しないため，それぞれの要件のバランスが重要である．

　さらに医療情報システムでは，大量の個人情報が保持されているうえに，病名などのセンシティブ情報（通常知られたくないプライバシー情報）と関連付けられているため，その情報保護対策は厳重でなければならない．セキュリティの物理的対策や技術的対策とともに，最も重要なのは職員などへの指導や規則の遵守による人的対策である．

参考文献

1) Haynes AB, et al：A surgical safety checklist to reduce morbidity and mortality in a global population. N Engl J Med, 360：491-499, 2009

第15章 アウトカムの改善

1 患者満足度と回復度評価

内藤祐介

ポイント
- 術後の早期回復は，退院までの日数を短縮するだけでなく，死亡率など長期予後とも相関する．
- 患者の回復・満足度を評価するためには，統一された多角的スケールを用いることが推奨される．

1 術後回復度と術後満足度

　術後の回復は認知機能の低下，関節拘縮，免疫機能低下を予防することにより死亡率，肺炎，肺塞栓症など重篤な合併症を減少させることが判明している．そのため，早期回復に向けた積極的な介入と目標達成の客観的評価が必要となる．術後回復度は医療者側の客観的評価（意識状態，循環，呼吸，栄養，感染兆候，創部の状態など）により評価される（doctor reported outcome：DRO）．

　一方で，術後満足度は患者自身による主観的評価（精神状態，疼痛の度合い，嘔気の有無，睡眠の質など）である（patient reported outcome：PRO）．評価にはNRS（numerical rating scale），VAS（visual analogue scale）がベッドサイドでは簡便である．しかし，不安感が疼痛を増強させるなど，満足度に関する因子はお互いを修飾するため，総合的な評価が必要である．術後の回復度・満足度を評価するためにいくつかのスケールが開発されているが，ゴールドスタンダードがないのが現状である．また，海外のスケールは単純に翻訳しただけでは原版と互換性がなくなるためデータの解釈には注意が必要となる．主な術後回復度評価スケールを表にした（表1）．

表1 代表的な術後回復度評価スケール

	PQRS	QoR40	LPPSq	PSPACq	EVAN-G
特徴	認知機能を含む6つの領域	身体的回復度評価	患者と医療者との関係など社会的項目を含む	麻酔満足度中心のスケール	日帰り手術のスケール
適応	全身麻酔	全身麻酔	全身麻酔，局所麻酔	手術全般	全身麻酔
質問項目数	30	40	21	30	26
必要時間	3.9分	7分	NA	5分	9分
発表年	2012	2000	2008	2011	2005
日本語版	○	○	−	−	−

PQRS：postoperative quality of recovery scale
QoR40：quality of recovery 40
LPPSq：Leiden perioperative patient satisfaction questionnaire
PSPACq：patient satisfaction with perioperative anesthetic care questionnaire
EVAN-G：evaluation du vecu del' anesthesie generale

2 代表的な回復度・満足度スケール

　計量心理学的に妥当な方法で翻訳され，海外のデータとも比較可能な回復度，満足度スケールにはQoR40（quality of recovery 40）およびPQRS（postoperative quality of recovery scale）が存在する．両者ともに全身麻酔による多くの手術においてその有用性が示されている．

- **QoR40**〔図（226〜228ページ）〕：QoR40は5つの下位尺度（快適さ，身体機能，感情について，患者支援，痛み）から構成される40項目の質問紙である．メタアナリシスの結果，優れた妥当性・信頼性・応答性・臨床的有用性を示し，世界中で広く使用されている．術前・術後の患者の心理や身体状況に対する受け取り方（perception）を総合的数値で（40〜200点）評価する．QoR40は質問紙による自己記入式であるため，少ない人的資源で運用可能である一方，記入できない状態の患者では使用できないなどのデメリットが存在する

- **PQRS**（表2）：PQRSもQoR40と同様，術後患者の回復度を評価する尺度である．現在，7カ国，5つの言語で実際に使用されている．PQRSは6つの下位尺度から構成されており，全体での質問数は22項目である．平均回答時間は約4分と比較的短時間で実施可能であるものの，QoR40と異なり対面診察による評価が基本となる．また，PQRSは評価項目に認知機能が存在するため，大手術など認知機能が低下する症例においては，有用であると考えられる

表2 PQRSの評価項目

評価項目分類	B	15分	40分	1日	3日	質問項目（抜粋）
身体的因子	○	○	○	○		血圧，脈拍，体温，SpO₂，興奮など
疼痛因子		○		○	○	痛み，嘔気（6段階評価）
感情因子		○		○	○	気分の落ち込み，不安など
ADL因子		○		○	○	歩行可能度合いなど
全体的な因子				○	○	麻酔満足度，社会復帰可能など
認知機能	○			○	○	見当識，数字順唱，数字逆唱など

参考文献
1) Tanaka Y, et al : Validation of the Japanese version of the quality of recovery score QoR-40. J Anesth, 25 : 509-515, 2011

図 QoR40 日本語版（文献1を参考に作成）

患者さんへのアンケート（QoR40）

日付：＿＿年＿＿月＿＿日

お名前：＿＿＿＿＿＿＿＿＿＿　番号：＿＿＿＿＿＿　病院番号：＿＿＿＿＿＿

第1部

この24時間に，あなたはどのように感じましたか？
（以下の質問に5段階でお答え下さい：1＝最も悪い状態，5＝最も良い状態）

例題：この24時間，いつも楽に呼吸ができていた場合は，以下のように，「5＝いつもそうだった」に○をつけて下さい．

	全く なかった	少し そうだった	たいてい そうだった	ほとんど そうだった	いつも そうだった
楽に呼吸ができた	1	2	3	4	⑤

	全く なかった	少し そうだった	たいてい そうだった	ほとんど そうだった	いつも そうだった
快適さについて					
楽に呼吸ができた	1	2	3	4	5
よく眠れた	1	2	3	4	5
おいしく食べられた	1	2	3	4	5
ゆったりできた	1	2	3	4	5
感情について					
だいたいにおいて，良い状態だと感じた	1	2	3	4	5
落ち着いて取り乱さないでいられた	1	2	3	4	5
くつろいだ気分だった	1	2	3	4	5
身体的能力について					
普通に話せた	1	2	3	4	5
洗顔や歯磨き，ひげ剃りができた	1	2	3	4	5
身だしなみを整えることができた	1	2	3	4	5
字を書けた	1	2	3	4	5
ひとりでトイレにいけた	1	2	3	4	5
患者さんへの支援について					
医者や看護師などの医療従事者と話して，気持ちを伝えられた（病院で）	1	2	3	4	5

家族や友人と話して，気持ちを伝えられた	1	2	3	4	5
医者が治療や精神面で支えてくれた（病院で）	1	2	3	4	5
看護師が治療や精神面で支えてくれた（病院で）	1	2	3	4	5
家族や友人の支えがあった	1	2	3	4	5
指示や助言を理解できた	1	2	3	4	5

第2部

この24時間，以下のようなことがありましたか？
(以下の質問に5段階でお答え下さい：5＝最も良い状態，1＝最も悪い状態)

	全く なかった	少し そうだった	たいてい そうだった	ほとんど そうだった	いつも そうだった
快適さについて					
吐き気がした	5	4	3	2	1
吐いた	5	4	3	2	1
吐きそうになったが何も出てこなかった	5	4	3	2	1
ゆったりできなかった	5	4	3	2	1
体がぶるっと震えたり，ぴくぴく動いたりした	5	4	3	2	1
体が小刻みに震えた	5	4	3	2	1
ひどい寒気がした	5	4	3	2	1
めまいがした	5	4	3	2	1
感情について					
悪い夢を見た	5	4	3	2	1
不安になった	5	4	3	2	1
腹が立った	5	4	3	2	1
ゆううつになった	5	4	3	2	1
孤独を感じた	5	4	3	2	1
なかなか寝つけなかった	5	4	3	2	1
患者さんへの支援について					
とまどった	5	4	3	2	1
痛みについて					
軽い痛みを感じた	5	4	3	2	1
激しい痛みを感じた	5	4	3	2	1
頭痛がした	5	4	3	2	1
筋肉が痛んだ	5	4	3	2	1
背中や腰が痛んだ	5	4	3	2	1
のどが痛んだ	5	4	3	2	1
口の中が痛んだ	5	4	3	2	1

(次ページにつづく)

(図つづき)

回復の程度をこの線上に×をつけて示してください．
たとえばとても良い回復だと下図のようになります．

悪い回復　　　　　　　　　　　良い回復
―――――――――――×―――

もし悪い回復ならば下図のように印をつけてください．

悪い回復　　　　　　　　　　　良い回復
　　―×―――――――――――――

下の線上に印をつけてください．

悪い回復　　　　　　　　良い回復
―――――――――――――

・ひどく痛かった　　　　・痛くなかった
・吐き気と嘔吐がひどかった　・楽だった
・混乱していた　　　　　・はっきりしていた
・動けなかった　　　　　・動けた
・会話ができなかった　　・自由に会話ができた

ご協力ありがとうございました．

全ての質問に答えていただけたか，ご確認下さい．

ご質問がございましたら，　　　までご連絡下さい．

第15章 アウトカムの改善

2 周術期のクオリティインディケーター

田中 優

> - クオリティインディケーター (quality indicator：QI) は医療の質を表わすものでありEBM (evidence based medicine) と密接な関係がある．
> - QIはさまざまな，ヘルスケアの評価と改善に有用なツールである．
> - 研究成果と同時にDPCデータに基づく医療の質を検討するためのクリニカルインディケーター (臨床指標) も利用される．

1 医療の質とは何か？

　個人と集団に提供する医療が，現在の医学医療の専門的な水準に則っているかどうかなどの基準に基づき評価することにより，医療の質の保持と向上に寄与すると考えられている．医療の質へのアプローチとして最も妥当性があると考えられているのはDonabedianが提唱した医療の質評価のための構造・過程・アウトカムのフレームワークである（図1）．クオリティインディケーター (quality indicator：QI) は医療の質を表わそうとする指標である．

図1　周術期の医療の質の評価のためのフレームワーク

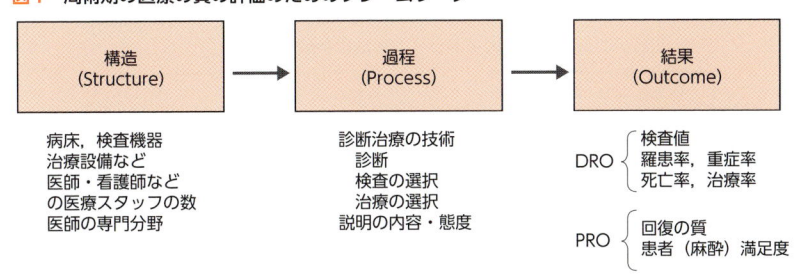

構造 (Structure) → 過程 (Process) → 結果 (Outcome)

構造：
病床，検査機器
治療設備など
医師・看護師など
の医療スタッフの数
医師の専門分野

過程：
診断治療の技術
診断
検査の選択
治療の選択
説明の内容・態度

結果：
DRO｛検査値　罹患率，重症率　死亡率，治療率
PRO｛回復の質　患者（麻酔）満足度

2 クオリティインディケーター

　クオリティインディケーターは根拠（エビデンス）に基づく医療（Evidence based medicine：EBM）と不可分であり，近年のエビデンスに基づく診療ガイドラインに準拠した医療の実践度合いを測定するための指標が，クオリティインディケーターであるともいえる．

> **ワンポイント** EBM（evidece based medicine）とは
>
> evidence based medicineとは，入手可能な範囲で最も信頼できる科学的根拠（evidence）に基づき，さらに患者の価値観と医師の経験や力量を考慮に入れ個々の患者に対する診療の臨床的決断を行うことである（Saket DL）．
> EBMで大切ことは以下の2つである．
> 1. 臨床的決断は科学的エビデンスだけでは決まらない．患者の好みや医師や病院施設の力量を考えて初めて決定できる．
> 2. 科学的根拠にはヒエラルキーがある．レベルが上がるほど信頼できる情報ということになる（下表）．
>
> | Level 1 | ランダム化比較試験（あるいはメタ分析） |
> |---|---|
> | Level 2 | 非ランダム化比較試験 |
> | Level 3 | コホート研究や症例対照研究などの分析疫学的研究 |
> | Level 4 | ケースシリーズやその他の記述的研究 |
> | Level 5 | 上記の種類のエビデンスに言及しない，専門委員会やエキスパートの意見 |
>
> 現在エビデンスに基づくガイドラインは作成の手順が決まってきている（図2）．
> 1. テーマにそった臨床的な疑問を決定する．
> 2. 質の高い研究や現時点で得られる最良のエビデンスを作成するため，現時点での研究を網羅的に収集して科学的にまとめた系統的レビュウ（systematic review）を作成する．量的統合が可能な場合はメタアナリシスを行い量的な効果サイズを提示する．
> 3. できあがったエビデンスの質を評価し，推奨レベルを決定する（GRADEのシステムが使用されることが多い）．ガイドラインのボードの協議をへてエビデンスに基づくガイドラインが造られる．

図2 エビデンスに基づくガイドライン作成の手順

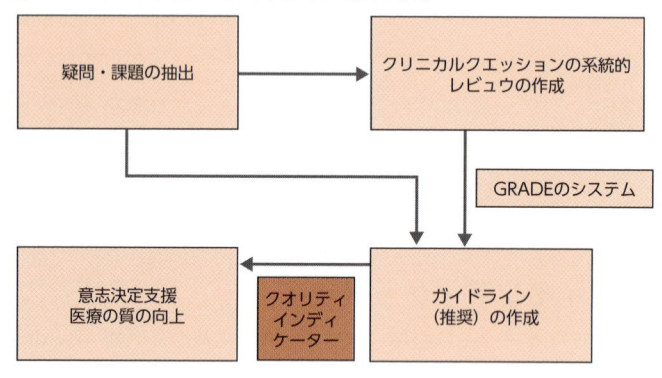

3 実践で使われる周術期のクオリティインディケーターの例

　患者の予後に直接影響を与えることが臨床研究や調査でわかっているもののほかに業務の効率を示す指標も含まれている．多数の国内の医療機関で認定しているJoint Commission（JC）や，その兄弟機関Joint Comission Internationl（JCI）が出す指標も使われている．
- 中心静脈カテーテル挿入術の重篤合併症発生率
- 回復室長期滞在率
- 執刀開始1時間以内に予防的抗菌薬投与を開始した割合
- 手術患者における静脈血栓塞栓の予防行為実施率
- 術中体温管理がされている手術管理の割合
- 人工呼吸器関連肺炎（VAP）の発生率
- 手術部位感染発生率

4 クオリティインディケーターの測定・公表から改善へ

　品質改善のPDCAサイクルの考えを利用して行われている（下図）．

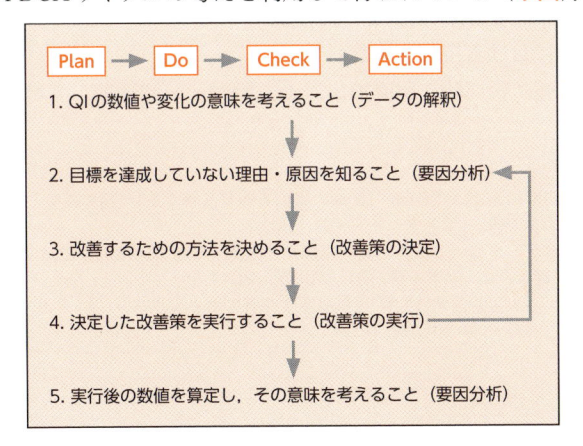

```
Plan → Do → Check → Action
1. QIの数値や変化の意味を考えること（データの解釈）
   ↓
2. 目標を達成していない理由・原因を知ること（要因分析） ←┐
   ↓                                                    │
3. 改善するための方法を決めること（改善策の決定）        │
   ↓                                                    │
4. 決定した改善策を実行すること（改善策の実行）─────────┘
   ↓
5. 実行後の数値を算定し，その意味を考えること（要因分析）
```

- **7つの改善策**：改善方法にはパターンがある
  ① フィードバック：医師診療科病棟へQIのデータを示し改善の動機を生み出す
  ② 勉強会や研修会：QIのテーマごとに改善のための勉強会や研修会を開催する
  ③ ルールの見直し：QIを改善するためにルールやガイドラインを見直す
  ④ 施設設備機器の見直し：コンピューターで複数患者を同時に見られなくするなど
  ⑤ コミュニケーションの改善：異なる職種間や部署で話し合いの場をもつ
  ⑥ 業務プロセスの見直し：複数の部署職種がかかわる業務の重複などの改善

⑦患者への働きかけ：WHOチェックリストで患者自身に名前や生年月を確認するなど

5 DPCを組み入れたクオリティインディケーターの活用

欧米や臨床研究から造られたクオリティインディケーターを使用して医療の質を向上させる手法と同時に，わが国ではDPC（diagnosis procedure combination）データをそれに組み入れる方法であるQIP（quality indicatior/improvement project）が行われてきた．DPCのデータ分析の比較を通じて医療の質と経済性の改善をめざし，分析結果を定期的にフィードバックすることで，QIP参加施設において先進的な病院マネージメントをめざしている．

1 QIP手法の特徴と課題
- DPC参加病院のうち，QIPの活動に同意した病院間での比較を行う（ベンチマークは下記の指標参照）．自身の所属する病院が選択されていたQI指標においてどのくらいの順位に位置するかが判明し，改善の動機づけが得られる．DPC情報を使うためその精度のもとになるコーディングの精度向上がさらなる課題である

2 QIPにおける周術期の指標の具体例
- 以下の各手術における抗菌薬投与日数：
慢性硬膜下血腫，胃切除，胆嚢摘出，人工股関節・膝関節，乳房切除術

参考文献
1) 「Quality Indicator 2014 ［医療の質］を測り改善する」（福井次矢/監，聖路加国際病院QI委員会/編），インターメディカ，2014
2) 「DPCデータにみる医療の質の指標化と改善 急性期医療の診療パフォーマンスの評価」（今中雄一/監，関本美穂/編），南山堂，2011
3) 京都大学大学院医学研究科 医療経済学分野のホームページ
http://med-econ.umin.ac.jp/QIP/

3 術後回復強化プログラム

志田 大

> ● 術後回復強化プログラム（ERAS：enhanced recovery after surgery）は、術前・術中・術後の"いろいろな工夫のパッケージ"である．
> ● ERASは、術前・術中・術後の複数の推奨項目から成り立つ"周術期に特化したクリニカルパス"である．
> ● ERASの本質は、外科医、麻酔科医、看護師、理学療法士、薬剤師など多職種が協力しあい、"ERASの名のもとに"、「チーム医療」を行うことである．

1 ERASとは

　周術期管理の包括プログラムであるERAS（enhanced recovery after surgery）は、今まで個々に有効性が証明されているエビデンスを複合させた集学的な周術期管理方法である．特に新たな手技や薬物を導入するものではなく、「術後早期回復」という大目標のもとで、エビデンスに基づき既存の医療行為やスキルを活用する"いろいろな工夫のパッケージ"なのである．

　ERASの主軸である、絶飲食期間の短縮・鎮痛を含めた麻酔管理・病棟での早期離床などは、単一職種だけでは施行できず、外科医・麻酔科医・看護師・理学療法士・薬剤師などの多職種によるチーム医療で成り立つ．

　2005年に結腸癌を対象として提唱されたERASであるが、その対象は現在、大半の全身麻酔手術症例に広がってきている．ERASは、いわば、"周術期に特化したクリニカルパス"であり、その推奨項目は、術前、術中、術後に分けることができる．

2 ERAS：術前の工夫

- 術前オリエンテーション：十分な情報提供と努力目標・退院予測日の共有であり、術後何日目に何をどのくらいできるようになるかというイメージ・目標ができることで、患者の手術に対する不安が軽減され回復意欲が促進される
- 術前1カ月間の禁煙・禁酒
- 術前絶飲食期間の短縮（炭水化物含有飲料摂取）、術前経口補水療法：日本麻酔科学会から「術前絶飲食ガイドライン」（2012年7月）が発表され、「清澄水（セイチョウスイ）の摂取は年齢を問わず麻酔導入2時間前まで安全である」とされた．本邦では、術前経口補水療法として経口補水液OS-1®（大塚製薬工場）を、前日夕に1,500 mL（500 mL×3本）を提供して手術当日朝まで飲める範囲で飲

- むように指導している施設が多い
- 術前の腸管前処置（下剤）なし
- 前投薬なし：手術室への点滴なし・歩行入室が安全に可能になった

3 ERAS：術中の工夫

- 肺塞栓対策：弾性ストッキング，間欠的下肢空気圧迫法
- 執刀前の予防的抗菌薬投与
- 短時間作用型麻酔薬：鎮静薬（プロポフォール），鎮痛薬（レミフェンタニル）などの使用
- PONV（postoperative nausea and vomiting：術後悪心・嘔吐）対策
- 術中低体温の回避：術後合併症発生を軽減する目的で，温風式加温装置（Bair Hugger®）を使用する
- 胸部硬膜外麻酔による鎮痛：硬膜外麻酔の使用は，鎮痛という目的に加えて，交感神経を抑制することによって副交感神経優位の状況を作り出すことで術後イレウスの予防の効果も期待される
- 過剰輸液の回避
- 経鼻胃管の術後留置なし/早期抜去

4 ERAS：術後の工夫

- 早期離床：十分に離床の必要性を説明し，硬膜外麻酔・NSAIDs（経口非麻酔薬）で十分な鎮痛をしっかり行ったうえで，離床を励行する．転倒に注意する
- カテーテル，ドレーンの早期抜去
- 腸管蠕動促進：硬膜外麻酔，過剰輸液回避も腸管蠕動を促進する
- 早期経口摂取再開（栄養摂取）：従来は経験則から，排ガスを確認してから術後経口摂取を再開していたが，このような考えにエビデンスはなく，ERASでは術後早期からの経口摂取再開が推奨されている．それにより逆に腸管蠕動運動が促進されることが期待される．誤嚥に注意する
- 術後血糖コントロール

5 ERASのアウトカム

　本邦において実際にERASを導入した施設から，術後合併症や退院後の早期再入院を増加することなく，2～7日の在院日数の短縮が図られたことが報告されている．

　ERASを導入・実践する際，アウトカムの監査（audit）を行うことが推奨されているが，その評価項目として，「在院日数」「安全性」さらには「医療経済的な効果」が検討されることが多い．一方で，「退院後の回復状況」や「quality of life（QOL）」

の評価は現時点で限られており，その検討が望まれる．

　ERASの一番の目標は「術後の早期回復」であり，決してアウトカムとして早期退院を競うものではないことに留意するべきである．

6　ERASを導入・実践するにあたって

　ERASを構成する推奨事項をすべて行うことが「ERAS」ではない．ERASを導入する各施設で，各項目の本質的な意義を吟味し，おのおのの推奨事項の取捨選択の判断を行う柔軟性が必要である．

　"ERASという名のもとに"，チーム医療として周術期管理を行うことで，医療スタッフ間の垣根も低くなり，結果として，より良い医療が行われることを期待したい．

第16章 医療の質と安全

1 手術室における安全管理

福山麻里

ポイント
- 手術部の医療安全とは，手術部において患者に安全な医療を提供することである．
- 医療従事者への安全確保も，手術部医療安全に含まれる．

1 手術部医療安全とは[1]

近年，医療機関を取り巻く環境は急速に変化し，より低侵襲で難易度の高い手術が増えつつある．手術治療を選択された患者の入院生活の中で，患者にとっても医療者にとっても手術は一番緊張を要する治療場面ととらえられる．安全に手術を行うために，手順，コミュニケーション，表示，確認，準備，対応，マンパワーなどの確立と，絶えず修正・更新していくシステムが必要となる．手術にかかわる医療従事者は，さまざまな疾病と術式の知識が必要となり，お互いが歩み寄りつつ手術マニュアルの作成，修正・更新が必要であり，さらに優れたテクニカルスキルとノンテクニカルスキルを要求される．

また，手術室では鋭利な刃物・針などを使用するために，針刺しの危険も最も多く，治療にかかわるスタッフへの安全確保が求められる．

2 WHOにより開発された手術安全チェックリスト
(WHO surgical safety checklist：WHO SSC)

2009年WHOにより発表された「安全な手術のためのガイドライン2009～安全な手術が命を救う」(WHO SSC) は，手術にかかわる医療従事者のコミュニケーションを円滑にし，患者の安全を守るものとして広く浸透させるべきツールである．手術室における安全管理は多岐にわたり，ここではWHO SSCに関連して述べたいと思う．

WHO SSCによると，外科医，麻酔科医，看護師，臨床工学技士など手術にかかわるチーム全員に，手術の安全と成功を確保する役割があるとしている．手術を3つの時期（麻酔導入前，皮膚切開前，患者の手術室退室前）に分け，患者確認，手術部位の確認，アレルギーの有無，予測されるきわめて重要な偶発症，手術後のガーゼや針のカウントなど，手術の時期に応じた複数のチェックすべき項目を手術安全チェックリストとした．このチェックリストの有用性は検証されており，日本手術医学会でも導入が示唆されている．

図 WHO手術安全チェックリスト（WHO SSC）

患者名は裏参照	手術安全チェックリスト (2009年改訂版)	世界保健機関
麻酔導入前・・・・・・・・・ （少なくとも看護師と麻酔科医で） 患者のID、部位、手術法と同意の確認は？ □ はい **部位のマーキングは？** □ はい □ 適応ではない **麻酔器と薬剤のチェックはすんでいる？** □ はい **パルスオキシメータは患者に装着され、作動している？** □ はい **患者には：** アレルギーは？ □ ない □ ある 気道確保が困難／誤嚥のリスクは？ □ ない □ ある、器材／応援・助手の準備がある 500mL以上の出血のリスクは？ 　　　（小児では7mL/kg）？ □ ない □ ある、2本以上の静脈路/中心静脈と輸液	**皮膚切開前**・・・・・・・・・ （看護師、麻酔科専門医と外科医で） □ 全てのチームメンバーが名前と役割を自己紹介したことを確認する □ 患者の名前、手術法と皮膚切開が何処に加えられるかを確認する。 抗菌薬予防投与は直前の60分以内に行われたか？ □ はい □ 適応ではない **予想される極めて重要なイベント** 術者に： □ 極めて重要あるいはいつもと違う手順は何ですか？ □ 手術時間は？ □ 予想される出血量？ 麻酔科専門医に： □ 患者に特有な問題点？ 看護チーム： □ 滅菌（インジケータ結果を含む）は確認したか？ □ 器材問題あるいはなにか気になっていることはあるか？ 必要な画像は展示されているか？ □ はい □ 適応ではない	**患者の手術室退室前** （看護師、麻酔科専門医と外科医で） 看護師が口頭で確認する： □ 手術式名 □ 器具、ガーゼ（スポンジ）と針のカウントの完了 □ 標本ラベル付け（患者名を含め標本ラベルを声に出して読む） □ 対処すべき器材問題があるか 術者、麻酔科医と看護師に； □ この患者の回復と管理についての主な問題はなにか？ | SAS	実測値	点数 | |---|---|---| | 出血量 | 約 mL | 0, 1, 2, 3 | | 最低平均血圧 | mmHg | 0, 1, 2, 3 | | 最低心拍数 | /分 | 0, 1, 2, 3, 4 |

記載者： 　ASA-PS：1 2 3 4 5 6　創分類（SWC）：1 2 3 4　　新潟県立六日町病院　麻酔科・手術室

文献3より引用

　日本では，導入にあたり，新潟県立六日町病院WHO手術安全チェックリスト（図）を参考に，それぞれの病院が実情に合わせて少しアレンジを加えて作成している．さらに，地域医療基盤開発推進研究事業として，手術安全チェックリストを簡易かつ効果的に実施するシステムを構築し，多くの医療機関にその利用を促す研究も進められている．

1 麻酔導入前にチェックすること（サインインと称される場合あり）

- 患者確認
- 手術部位確認
- 薬剤
- パルスオキシメーター
- アレルギー
- 挿管困難
- 出血

● 患者入室後確認する事項

第16章　医療の質と安全

- 少なくとも看護師と麻酔科専門医で行う
- 患者にも参加してもらい，外科医が入ることが望ましい
- 小児症例は，自己決定できない場合があるため家族とともに確認することが望ましい

2 皮膚切開前にチェックすること（タイムアウトと称される場合あり）

- すべてのチームメンバーの自己紹介
- 患者確認
- 手術法
- 皮膚切開部位
- 抗菌薬投与の有無
- 重要なイベントについては各領域者へ確認
- 画像確認

- 皮膚切開前に確認する事項
- 看護師，麻酔科専門医と外科医で行う
- 看護師に手術機器の滅菌確認があるが，一言で確認といっても，材料の滅菌期限・使用機器類の洗浄レベルから滅菌方法や滅菌期限まで確実性を求められる．手術室のタイムアウトの実施については相当に普及していると考えられるが，手術にかかわるすべてのチームメンバーが名前と役割を自己紹介することや，メンバーおのおのに役割と問題点の確認を行うことは，最も重要なノンテクニカルスキルの1つであるチーム内のコミュニケーションが保たれることから安全な手術につながると考えられる．

  しかし，抗菌薬の使用と，自己紹介については，なかなかハードルが高く，浸透しきれていないことも否めないが，自己紹介を拒否することは安全な手術を脅かす行為へと発展する可能性がある
- 安全な手術のためには，テクニカルスキルのみならず，状況確認・意思決定・コミュニケーションとチームワーク・リーダーシップといったノンテクニカルスキルも重要であることをすべてのメンバーが理解してもらいたいものである

3 患者の手術室退室前にチェックすること（サインアウトと称される場合あり）

- 手術式名・器具
- ガーゼ・針のカウント
- 標本
- 患者の状態

- 手術が終了し，患者が手術室を退室する前に行う確認事項
- 看護師，麻酔科専門医と外科医で行う
- 手術が終了するときは，上記確認事項とともに，麻酔覚醒・記録などが重なり，早く退室しようとする外科医が多いのが難点である．優先するのは患者の安全でありたい

3 おわりに

　WHO SSCの流れにのっとり，手術室の安全管理について述べたが，手術室で勤務するスタッフは，多様な患者の疾病構造，患者情報，術式，必要物品，必要機器，手術部位感染（SSI），洗浄・消毒・滅菌，業者貸出機器，感染防止，環境整備，医療廃棄物，医用電子機器（ME機器），電気設備，医療ガス，物品管理，設備機器類など，非常に多くの知識を必要とする．また，臨床現場で一番鋭利な物品を扱い，血液暴露の危険性を伴う場である．患者の安全と医療従事者の安全をともに確保した手術室であるよう環境面での配慮も必要である．

ワンポイント　手術室で働くこと

手術は，患者にとって大きな期待をもって臨む治療であり，医療者側にとっては最も緊張する治療場面である．チーム医療は「医療にかかわる多様な医療スタッフが，おのおのの高い専門性を前提に，目的と情報を共有し，業務を分担しつつも互いに連携・補完し合い，患者の状況に的確に対応した医療を提供すること」と定義されている．手術室は病院の中でそのチーム医療の最たる部門である．良質で安全な手術の提供には，手術にかかわる各個人の優れた技能や知識が必要であるとともに，それを協調させるチームワークが必要となる．今後も日々進歩する手術治療において，安全で良質な手術医療を提供するために努力し続けたいと思う日々である．

参考文献

1) 手術医療の実践ガイドライン（改訂版）．日本手術医学会誌，34（suppl）：2013
2) 兼児敏浩，他：WHOのチェックリストを用いた日本版「手術安全簡易評価システム」の開発と適応に関する研究．厚生労働科学研究費補助金地域医療基盤推進研究事業：平成25年度総括・分担研究報告書，2014
3) 手術安全チェックリスト（2009年改訂版）新潟県立六日町病院
http://www.muikamachi-hp.muika.niigata.jp/PDF_excel/ope_anzen.pdf

第16章 医療の質と安全

2 手指衛生のガイドライン

福山麻里

> **ポイント**
> - 病院における手洗いには，日常的手洗い，衛生的手洗い，手術時手洗いの3種類がある．
> - 平成17年2月1日，医療法施行規則の一部が改正され，手術時手洗いにおける水道水の使用が認められた．

1 手洗いの種類

1 日常的手洗い（social handwashing）
- 配膳，トイレなど日常的行為の前後の手洗い
- 流水のみ，石けんを用いる場合もあるが，あくまでも物理的な汚れの除去にすぎない

2 衛生的手洗い（hygienic handwashing）
- 注射，ガーゼ交換など医療行為の前後の手洗い
- 医療において医療関連感染の予防策として行う手洗いであり，皮膚通過菌のほとんどを除去することを目的とする

3 手術時手洗い（surgical handwashing）
- 手術に際しての手洗い
- 手術など侵襲的な手技の前に行われる手洗いであり，最も衛生水準の高い手洗いである
- 通過菌をほとんど除去し，かつ，常在菌も可能な限り減少させることを目的とする

一般的に手洗い時不十分になりやすい場所を図に示す．

図 **手洗いが不十分になりやすい場所**（文献3より引用）

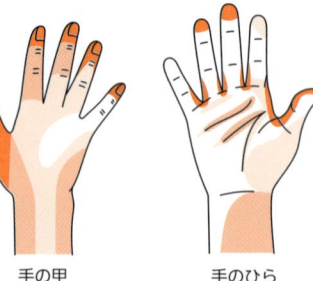

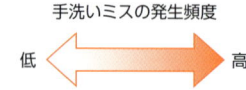

手の甲　手のひら

手洗いミスの発生頻度　低 ←→ 高

表1　主な手術時手指消毒方法

方法名	主な消毒方法
スクラビング法（スクラブ法）	スクラブ剤を用い，ブラシを使用して手と前腕をブラッシングし消毒を行う方法（スクラブ剤とは界面活性剤を含んだ医薬品の消毒剤で手または皮膚の消毒に用いられる）
揉み洗い法	スクラブ剤を用い，ブラシは指先のみ使用または全く使用せず，素手で手と前腕を擦り消毒を行う方法
ツーステージ法（2剤併用法）	スクラブ剤を用いて手と前腕を消毒し，滅菌ペーパータオルを用いて水分を拭き取り，完全に乾かした後，アルコール手指消毒剤を用いて手（と前腕）を消毒する方法
ラビング法（ウォータレス法）	普通石けんと流水を用いて手と前腕の汚れを洗い落とし，未滅菌ペーパータオルを用いて水分を拭き取り，完全に乾かした後，アルコール手指消毒剤を用いて手と前腕を消毒する方法

表2　日本手術医学会「手術医療の実践ガイドライン（改訂版）」で示されている手術時手指消毒に関する勧告

1	手術手洗いの目的は，たとえ術中に手袋が破損したとしても，術野が汚染される細菌数を最小限とすることである
2	持続的殺菌効果のある擦式消毒用アルコール製材もしくは抗菌性石鹸（生体消毒のスクラブ剤）を用いる
3	手術時手洗いには，滅菌水を用いる必要はなく，水道水を用いても同様の効果が得られる
4	手術時手洗い法として，従来のブラシを用いるスクラブ法に対して，ブラシを使わず擦式消毒用アルコール製剤を手指から前腕に十分に擦りこむラビング法が推奨されている
5	手術時手洗いに関するその他の推奨事項 ①爪は短く切り，人工爪は付けない ②手洗いを行う場合には，指輪やブレスレットなどの装飾品は着用しない ③マニキュアは塗って4日ほど経過すると，感染源となり得るので，手洗い前に除去する

文献1より転載

2　手術時手指消毒の目的

手術時手指消毒は手術における基本的手技の1つである．

手術時手洗い後に手指消毒薬を使用することで，手術スタッフの手の常在菌叢を術中を通じて減らしておくことができ，術中に手袋に穴があいたり裂けたりした場合でも，細菌が術野に放出されるリスクを減らすことができる．

3　主な手術時手指消毒方法（表1）

日本手術医学会「手術医療の実践ガイドライン（改訂版）」で示されている手術時手指消毒に関する勧告を表2に示す．

ラビング法とスクラブ法との，手術部位感染（SSI）の発生率の比較試験では，有意差がないことが証明されている．手あれの心配がなく，短時間で済み，医療者の遵守率の高いラビング法が普及しつつある．

参考文献
1) 針原 康：手術医療の実践ガイドライン（改訂版）-第7章① 手術部位感染防止．日本手術医学会誌，34（suppl）：5058-5070，2013
2) 「手術時手指消毒の手引き」（安原 洋/監），サラヤ株式会社，2013
3) Taylor LJ：An evaluation of handwashing techniques-1. Nurs Times, 74：54-55, 1978

第16章 医療の質と安全

3 術後モニタリング

松成泰典

> ポイント
> - 全身麻酔後のモニタリングは低酸素血症の予防が第一である．
> - 酸素投与下では呼吸停止の発見が遅れる可能性がある．
> - 心血管系に合併症がある患者には心電図モニターを行う．

1 経皮的酸素飽和度モニタリング

　全身麻酔後では麻酔薬および筋弛緩薬の遷延により，低換気・低酸素血症をきたす可能性が高い．重篤な場合は呼吸停止や心停止となるため，厳重なモニタリングを行うことが望ましい．しかし，一般病棟で汎用されている経皮的酸素飽和度（SpO_2）モニタリングは，周術期の低酸素血症を減らすことができるが患者の予後改善には結びつかないことが示されている．これはSpO_2モニタリングでは致死的な低酸素血症が予防できないためではないかと考えられる．図のように，SpO_2値は90％以下になると急速に低下し始めるため，心停止など重篤なイベントはアラームが鳴ってからわずかな時間で発生することがわかる．

　さらに，酸素投与下の患者では無呼吸となってからSpO_2値が低下し始めるまでに遅れが生じることから，SpO_2モニタリングだけでは無呼吸を検出するには不十分であることも指摘されている．したがって，モニタリングの値やアラームに注目するだけでなく，患者の呼吸様式や意識レベルの経時変化を観察することが重要となる．

図　酸素解離曲線（文献1より引用）

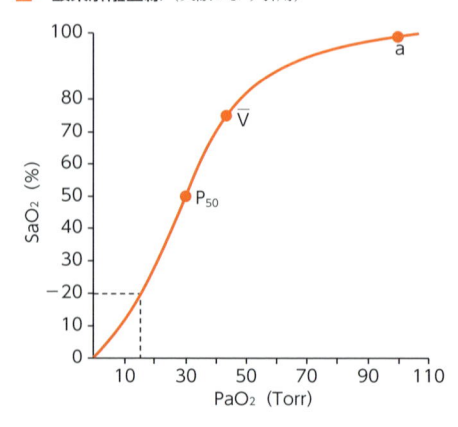

表　呼吸数モニタリング装置の比較

測定法	特徴	欠点
カプノグラフィ	鼻カニューレから呼気を検出	特殊カニューレを使用する必要がある．カニューレが閉塞したり外れたりすると測定できない
インピーダンス法	心電図モニターから計測可能	患者の体動に影響を受けやすい．上気道閉塞を検出しにくい
RAM	頸部に添付した超音波センサーで呼吸を検出	モニター装置を新規購入する必要がある

2 呼吸数モニタリング

　術後の重篤な合併症を予防するためにはSpO$_2$モニタリングだけでなく，患者の呼吸そのもののモニタリングが必要である．現在では，呼吸数をモニターできる方法としてカプノグラフィ，インピーダンス法，RAM（rainbow acoustic monitor）による測定が知られている．表にそれぞれの特徴と欠点を示す．

3 循環モニタリング

　一般病棟では心電図モニター，非観血的血圧測定が一般的であり，侵襲的なモニタリングは行わないことが多い．観血的動脈圧測定ではルートの外れ・カテーテルの抜去などが起こると重篤な合併症につながるため，一般病棟でモニタリングを行う際は十分に注意すること．

　周術期では多くの場合，手術を受ける際に抗凝固薬・抗血小板薬を中止することに加え，術後は創傷治癒に伴って炎症が促進されるため，過凝固となる．したがって，周術期では心筋梗塞・脳梗塞・肺塞栓といった心血管系の合併症のリスクが高まる．このような合併症を起こしやすい患者には血圧測定だけでなく心電図モニターも行い，早期に心血管イベントを発見できるようにしておくことが望ましい．

参考文献
1) 「ミラー麻酔科学」（Miller RD/著，武田純三/監），メディカルサイエンスインターナショナル，2007

第16章 医療の質と安全

4 院内救急システム（RRS）

安宅一晃

> ● 院内救急システム（rapid response system：RRS）の概念と心停止コードであるCode Blueとの違いを理解する．
> ● RRSは求心性視点，遠心性視点，評価と改善，管理面からの視点，の4要素からなる．
> ● 各要素の役割を理解し，術後の心停止に対するセーフティーネットとなるシステムの構築が必要となる．

1 院内救急システム（RRS）とは

　院内心停止（in-hospital cardiac arrest：IHCA）症例の60～80％で，心停止の6～8時間前に何らかのバイタルサインの異常が認められることがすでに報告されている．バイタルサインの異常を早期発見し，対応すれば予期せぬ心停止を減らせると考えられる．このような異常所見時に対応するチームがRRS（rapid response system）として米国やオーストラリアを中心に広がっている．

2 心停止対応するCode Blueとの相違

　Code Blueは心停止症例であるので，チーム起動は患者の意識がなく，脈と呼吸がない状態で明確である．呼び出し回数は少ないものの，1回の処置には30分以上の時間がかかるが，院内の死亡率は70～90％と非常に高い．一方，RRSの起動は頻呼吸や血圧低下などであるが，だれでも同じように患者アセスメントできるようにするための起動基準やトレーニングが必要である．起動数はCode Blueに比べて約10倍にも達するが，重篤になる前に対応するために対応時間は短く，死亡率も20％以下である．

3 RRSの4要素

- afferent limb（求心性視点）：患者急変を発見する要素
- efferent limb（遠心性視点）：患者急変に対応するチームの要素
- evaluate or process improvement limb（評価と改善）：実績の集積，システムの成果のフィードバックを行う要素
- administrative limb（管理面からの視点）：システムの設置運営を担う要素

4 周術期管理とRRS

術後24時間以内心停止の約30％が一般病棟で起こっており，RRSによるセーフティーネットがより現実的である．術後回復室（post anesthesia care unit：PACU）も含め，今後より安全な周術期管理における効果的な方法を検討する必要がある．

5 RRSの起動基準

RRSの起動基準は何らかの介入が必要な状態を的確に捉えられるように設定すべきである（表）．項目は呼吸，循環，意識状態などであまりに多くなりすぎないようにすべきである．なかでも，頻呼吸は重症患者では最も早期にあらわれる所見といわれており，必須である．SpO_2で代用できるものではない．さらに，基準に合致しないが"何らかの懸念"でもRRSが起動できるように基準に入れるべきである．

表 院内救急システム（RRS）起動基準（医療安全全国共同行動）

1.	心拍数	HR＜40または＞130 bpm
2.	収縮期血圧	SBP＜90 mmHg
3.	呼吸回数	RR＜8または＞28回/分
4.	経皮酸素飽和度	SpO_2＜90％
5.	意識の変容	
6.	尿量の低下	＜50 mL/4時間
7.	スタッフによる患者に関する何らかの懸念	

参考文献
1) 「RRS院内救急対応システム」（児玉貴光，藤谷茂樹/監），メディカルサイエンスインターナショナル，2012

第17章 手術と経営

1 病院経営の基礎

今村知明

> **ポイント**
>
> 病院経営の5原則
> ①執行責任者の明確化と組織化
> ②患者総数の増加対策
> ③入院患者の単価増加対策
> ④外来患者の単価増加対策
> ⑤原価低減対策
> この5つの原則に沿った改革と継続的な経営改善が，病院経営に必要である．

1 なぜ今，病院経営の改善が求められているのか？

　近年，病院経営は大変厳しい状況になっている．国による医療費抑制策，研修医の義務化や大学の法人化に伴う医師の不足，公立病院の独立採算への流れなど，さまざまな要因が重なり病院経営を窮地に追い詰めるという事態を招いてしまった．
　ある市立病院が掲げた閉院理由を下記にあげる．
　1．施設の老朽化，2．耐震面の危険性，3．医師の確保が困難，4．経営状況が急激に悪化，5．市の財政支援も困難，6．建て替えには多額の費用が必要
　これを少し踏み込んで見てみると，公的病院が追い込まれた理由が見えてくる．まずは，阪神・淡路大震災で耐震面の基準が厳しくなり，今までの古い建物では新しい基準に適合できなくなった．その適合猶予期間が終わり，建物を建て替える必要が出てきたが，建て替えようにも，診療報酬のマイナス改定で収益率は上がらず，医師確保も困難ななかで，どんどん赤字がかさんでいる状況だった．しかも母体である市の財政も圧迫されていたため，新しい病院の建て替えも無理だった，ということである．
　病院経営は，設備に投資ができなくなっていくと，「高度な医療や患者のニーズにあった医療（以下，ニーズにあった医療）」を手がけることができなくなってしまう．ニーズにあった医療ができないと評判は悪くなり，それとともに患者が減ってゆく．患者が減ると，当然収入は減り人手を減らさざるを得なくなる．人的な余裕がなくなることで，ますますニーズにあった医療が困難になる，というようにどんどん連鎖的な悪化をくり返し負のスパイラル状態になってしまうのである．
　しかしこの状況を一歩踏み込んだ改善策をとることで変えることができる．例えば新たな設備投資をして，ニーズにあった医療を手がけることが可能になれば，病

院の評判は良くなって患者が集まってくる．患者が増えると収入も増えスタッフを充実させることができる．人的余裕が生まれることにより，質の高いニーズにあった医療も取り入れることができる．このように，継続的に経営を改善することで正のスパイラル状態まで到達し，「負のスパイラル」からの脱却を図ることが大切である．

そのためには，ポイントにあげた病院経営の改善における5つの原則に沿った改革が必要である．

2 病院経営改善5原則

①執行責任者の明確化と組織化
②患者総数の増加対策
③入院患者の単価増加対策
④外来患者の単価増加対策
⑤原価低減対策

1 執行責任者の明確化と組織化

多くの大規模な病院では，院長に権限が集約していない．大学病院ではそれが顕著で，人事権も実際には，医師の場合は医局の教授，看護師は看護部長がもっていることが多い．そこで，院長に権限を集約させ執行責任者を明確化して，トップダウンにより動く組織を作る必要がある．まずは組織の立て直しを図ることが第一である．

2 患者総数の増加対策

組織の立て直しとともに最初にめざすのが，患者総数の増加である．これには，入院患者数対策と外来患者数対策を並行して考える必要がある．

総患者数を増やす対策には，まず入院患者を多く受け入れ病床稼働率を上げることが挙げられる．そのためには，患者のすそ野を広げて「外来患者のべ数」を増加させることが重要である．病院収入の大半は入院によるものだが，外来患者を減らせば結果的に入院患者が減ってしまい，一気に経営は悪化してしまう．そうならないために，外来での紹介患者を増やして紹介・逆紹介を活発にする．また，時間外の外来患者を積極的に受け入れる．そうして，外来患者数を増やすことができたら再来間隔の延長をすることにより，さらなる外来患者実数の増加を見込むことができる．

一方，外来患者数を増やすと同時に，入院センターを設置し空床を効率的に運用する．集中治療室（ICU）の利用中に取り置いている一般病棟のキープベッドの削減も有効である．そして土日の入退院も可能にして，できるだけ空床を減らす．長

期の外泊患者にはいったん退院してもらい外泊を減らし，同日入退院も取り入れる．そうした病床稼働率のアップへの取り組みが効果的である．

③ 入院患者の単価増加対策

　しかし，さらに収入を上げるためには上に述べた患者総数の増加では限界がある．最終的に一番収入が上がるのは，上限がない単価の増加だ．そこで，患者総数が増えてきたら，次に取り組むのが入院患者の単価増加対策である．

　ICUやオペ室を増設するなどして，病院のファシリティー（設備など）を拡充し，高い診療報酬点数を算定できる重度の患者の受け入れを増やす．ファシリティーを整備することで施設基準や診療報酬の加算も取れるようになる．そうすれば，手術件数も増加し，それに合わせてICUも増やすことができる．また看護配置の増による加算も考えられる．なかでも単価増加対策に一番効果的なのは入院患者の平均在院日数の削減だが，これには上で述べたように総患者数を増やすことが不可欠で，平均在院日数だけを短くしても空床だけが増え，大きな赤字を生むので注意が必要となる．

④ 外来患者の単価増加対策

　単価増加は外来対策でも必要である．②で述べた紹介患者を増やすことは，平均単価の高い患者を受け入れることになる．そして，症状が軽くなったら逆紹介して，また紹介で埋めるのである．外来化学療法や外来手術件数を増やすことも効果的である．病棟への入院患者が常に満床となるようであれば外来患者数を絞り込んで減らしてゆくことも重要である．

⑤ 原価低減対策

　つぎに原価低減対策だが，業者の「言い値」で買うのをいかに避けるかである．医師らと連携し，「どのような医療材料を採用するか」の一定の権限をもった事務方が取り組めば，踏み込んだ原価低減が可能となる．医療材料なら，購入金額上位200品目で材料のコストの半分くらいかかっているので，上位200品目程度に絞って大きく低減していけば効率の良いコスト削減につながる．後発医薬品も原価低減対策に役立つが，導入するのは，病院の中で使用量が多く，値下げ幅の大きいものに限られる．

⑥ 患者サービスの向上

　以上の5つの病院経営改善策の実行と並行して，患者サービスの向上も必須で考える．例えば，

- 駐車場の拡張
- クレジットカード決済の導入
- コーヒーショップの導入
- コンビニエンスストアの導入と売店の営業時間の24時間化
- 患者相談業務係の設置

があげられる．

　クレジットカードは手数料を考えると収益改善にはつながらないが，患者にとっては便利だし，未収金の減少にもつながる．コンビニやコーヒーチェーン店は，何よりも病院としての人気を上げるのに役立ち，これは医師や看護師の求職者数のアップにもつながる．病院は毎日たくさんの職員や患者・家族が訪れる1つの「町」（まち）である．町にコンビニがあるのは重要なポイントである．

　これらの経営改善の実行に成功すれば，病院はもう「負のスパイラル」から脱却でき，経営は良くなる一方になる．

3 医療の安定的提供のため，「つぶさない経営」が求められている

　本来，病院はその地域で医療を安定的に提供する義務がある．病院がなくなることは，その地域にとっては大変な損失となる．その意味では「つぶさない経営」は必須であり医療従事者の使命であると考える．ただ，医療経営において経営はあくまで病院を存続させる手段で，利益を上げることが目的となってはならない．「もっとお金をもうけよう」という姿勢で改革を行っても，医師や看護師は誰もついてこない．しかしながら，医療を安定的に提供するための経営改善，つまり「つぶさない経営」には理解が得られる．今後この「つぶさない経営」が不可欠な時代になっている．

第17章 手術と経営

2 手術と病院経営

今村知明

- 手術は病院経営の見地からも，病院の中核である．
- 手術件数を増やすべきか，それを規定する因子は何か．
- 手術室の効率的な運用とは．

1 はじめに

外科領域を診療科として有する病院にとって「手術」への取り組みは経営上重要な課題である．特に総合病院の手術部門は，その臨床的な位置づけにおいても，病院経営の見地からみても病院の中核といえる．

この項目では，手術件数を増やすべきか，増やす場合にはどの分野を増やすか，そのためのスタッフの確保，手術室の効率的な運用などについて解説する．

2 手術件数を増やすには

手術の低侵襲化や適応拡大に伴い，外科系に力を入れて手術症例の増加をめざす病院が増えている．

単に手術件数を増やすといっても，その方法はさまざまである．

いわゆるmajor surgeryの件数を増やすとともに，手術患者の平均在院日数を短縮するのも1つの方法である．日帰りもしくは短期入院で実施可能な低侵襲手術を重点的に強化し病棟への負担は軽減するといった方法もある．

3 手術件数を規定する要因

1 手術室数，病床数

手術件数を規定する因子として，手術室数と病床数が重要である．手術件数が一定限度を超えた場合，手術室数がボトル・ネックとなって件数の増加が抑制される．

また，手術件数を増やす場合には病棟への負担を考慮しなければならない．現行の医療法に基づく地域医療計画のもとでは病院の増床が困難なため，既存の病床数でより多くの手術患者を入院させるには，病床稼働率を上げて平均在院日数を短縮する必要に迫られる．

2 日帰り手術（day surgery）ならびに短期滞在手術導入の是非

米国では医療経済政策上の要請から始まったday surgeryの全外科手術に占める割合が60％を超えている．日本では1995年4月の診療報酬改定で初めてday surgeryに関する評価が盛り込まれ，day surgeryならびに短期滞在手術導入施設は増加傾向にあるが，各施設の総手術件数に占める割合はさまざまである．現在の診療報酬制度では病院の状況により不採算となる短期滞在手術もあるため，一概にday surgeryや短期滞在手術が普及していない．

3 外来患者数，手術待機患者数

次に手術件数を規定する因子として，外来患者数，手術待機患者数，さらには患者予備軍であるハイリスク群の規模があげられる．その背景因子として，医療圏の人口構成と疾病構造，競合医療機関の存在，関連病院の数と規模，病診連携・病病連携の浸透度合いなどが関与する．

4 救急体制

救急患者を積極的に受け入れるかどうかは，病院の運営方針にかかわる問題である．救急体制のレベルを上げるほど緊急手術の件数は増加するが，その分人手やベッドがとられるため，待機手術が先延ばしになるという逆効果もある．

5 医師

医師も手術件数の重要な規定因子となる．医師全体の数よりも，執刀できる医師の数と質に左右される．高名な医師のリタイアによって手術件数が大幅に減少し，診療科全体のパフォーマンスが低下することもよくある．

大規模に手術に取り組む施設では，麻酔科医の数が手術数を規定することも多々あり，外科手術の術者としての医師の確保も重要だが，これを支援する麻酔科医の確保を同程度かそれ以上に重視する必要がある．

6 看護師，メディカルスタッフ

手術件数を増やすには熟練した看護師の確保が不可欠である．手術室の看護師業務は特殊技能であるため，新規採用した看護師が手術室で即戦力となることは考えにくい．おおむね2年以上の熟練が必要であることを想定して事前に看護師の確保を検討するべきである．また医師・看護師以外のメディカルスタッフの活用も重要である．手術室の補佐業務の多くは看護師免許がなくてもできるため看護師以外のメディカルスタッフが手術補助業務を支援することができれば，手術室の運用はより安定すると考える．

7 新技術・新型医療機器の導入

新技術・新型医療機器の導入も，手術件数の増加に一定程度は関与する．しかし新技術の導入や手術の低侵襲化などにより難手術・長時間手術が増加する傾向にある．

また，単に手術室や手術機器を整備するだけでなく，外来や救急部門の拡大と，病棟の患者受け入れ体制の強化も同時に図らなければならない．

4 手術室の使用効率に関する指標

1 手術室数，年間手術件数

外科系部門のアクティビティを最も端的に示す数値であり，病院管理指標として一般に重用される．「1室1日当たり手術件数」（＝年間手術件数/手術室数/365）も，手術室の使用効率に関する一指標となる．

しかし，局所麻酔の短時間小手術も10時間を超過する大侵襲手術も，同じ1件にカウントされるため，手術件数の多寡のみでは手術室の使用効率を適正に図ることは難しい．

2 手術時間，麻酔時間，在室時間

①手術室入室→②麻酔開始→③執刀開始→④手術終了→⑤麻酔終了→⑥手術室退室，という時系列において，③から④の時間を「手術時間」，②から⑤を「麻酔時間」，①から⑥を「在室時間」と称する．手術室の使用効率を表す指標としては，「在室時間」が妥当である．

3 手術室稼働率

手術室全体の利用状況や混雑の程度を表わす指標として，手術室稼働率が下記のように定義される．

手術室稼働率(％)＝
年間延べ在室時間÷(1日定時運営時間×年間手術室稼働日数×手術室数)×100

4 100床1日当たり手術件数

入院患者のうち手術適応となる患者の多寡を示す指標である．
100床1日当たり手術件数＝年間手術件数÷一般病床数÷365×100

5 機会費用を最小限に抑える運用

手術室の効果的な運用の客観的指標の1つとして，機会費用（本来入ってくるはずだった収入）を用いることが有効である．機会費用を最小限に抑える運用は病院経営の視点から重要な手法となると考えられる．下記にその実例を示す．

＜効果的な手術室運用のための手術中止症例の分析＞

福山らがある800床規模の自治体病院の14診療科において平成24年1月から12月までに実施された全手術症例を対象とし，予定された手術6,674件のうち何らかの理由によって中止となった症例を抽出し分析した[1]．手術中止率は3.2％であったが，このとき中止しなかった場合に入ってくるはずの収入が機会費用である．当日中止率は1.4％であり，その手術料と麻酔料の機会費用は1,396万円であった．当日中止症例における中止要因は，発熱など患者側の要因が多かった．前日までの中止率は1.7％でその機会費用は4,326万円であったが，別の手術による差し替えが42件あり，その手術料と麻酔料で2,050万円分は補填できた．差し替えでは当該

診療科内によるものが多く，胃全摘術から幽門側胃全摘術や，弁置換術から腹部大動脈人工血管置換術など，比較的難易度の高い大きな手術には前もって差し替えがみられた．

手術の中止による経営面への影響は大きいが，発熱などの予測しない患者の状態変化に対応するためには手術中止をせざるを得ない．中止によって空いた手術枠を効果的に運用し，その際の効率化の指標としてこの機会費用を最小限に抑える運用方法をとることは病院経営上きわめて有用だと考える．

6 手術部門は拡大するべきか縮小するべきか，それはそれぞれの病院の方針である

高齢化は必然的に有疾病患者の増加をもたらし，被医療人口の拡大をすでに招来している．癌患者や心血管疾患患者は年々増加傾向にあり，特に癌年齢で手術適応のある40〜70歳代の人口は現在ピークを迎えており，しばらくはこれが続く状況にある．ただその後は急激に減少に転じると考えられる．さらに医療全体では，手術的治療から非手術治療へのシフトが徐々に進行しており総患者数に対する手術患者の割合は，将来的に減少する可能性がある．しかし，昨今の手術の低侵襲化により，超高齢者やハイリスク患者の手術も増加しており手術適応の拡大は着実に進んでいる．

現在のところ，外科における手術低侵襲化のスピードと，内科・放射線科などにおける非手術治療の発展のスピードは，後者に若干の分があるといえども，前者を凌駕するには到底至っていない．むしろ各領域において外科と非外科が，競合するよりも棲み分けを進めていると考えるのが正しい現状認識である．

このような背景を踏まえ手術部門を拡大するべきか縮小するべきかは各病院がその方針を決めるべき問題である．

参考文献
1) 福山麻里，他：効果的な手術室運用のための手術中止症例の分析．医療情報学，33（Suppl.）：698-700，2013

第17章 手術と経営

3 手術管理に必要な統計学

田中 優

> **ポイント**
> - データ分析はデータ，変数，標本からなり，統計量（平均，中間値，分散，標準偏差など）で要約する．
> - 散布度や正規分布を理解することは手術管理の統計の理解に有用である．
> - 手術管理に統計学を使用するとき，仕事の見える化と数値化が基本となる．
> - 手術管理のうえで基本的なグラフのヒストグラム，パレート図，特性要因図，管理図，散布図は有用なツールである．
> - 統計知識や手法として，相関，回帰分析も有益である．

1 統計学の基礎知識

1 統計を理解実施するうえでの基本用語〜データ分析に必要なこと

①**データ（data）**：材料や製品の数値や資料のこと
- データの層別(stratification)：材料別，装置別，作業者別，時間別に分けること
- 変数（variable）：特定の属性により取得したデータのこと
- 標本（sample）：対象となる個体，データの属性ごとの集まり
- 尺度（scale）：間隔尺度，比率尺度，順序尺度，名義尺度

②**統計量（statistics）**：データを要約した数値
- 代表値（measure of central tendency）
  - ▶平均値（mean：M）：分布の中心を示す値
  - ▶中央値（median：Me）：大きさ順に並べたとき中央に位置する値
  - ▶最頻値（mode：Mo）：最も頻繁に発生する値
- 散布度（measure of dispersion）
  - ▶分散（variance：σ^2）：偏差平方和をデータ数（nまたはn−1）で割ったもの
  - ▶標準偏差〔standard deviation（SD）：σ〕：分散の平方根．データのばらつきを表わす
  - ▶変動係数：標準偏差を平均で割ったもの．平均値が違った場合のばらつきの比較に使用

2 正規分布（normal distribution）

自然界で観察される多くの計測値は平均値あたりが一番多く，値が遠ざかるほど出現頻度は少なくなり，左右対称の釣鐘用の分布になる（ガウスの定理）．
- 母平均（μ）と母標準偏差（σ）を用いると，確率密度関数 f（x, μ, σ）は次式のように示される．

$$f(x, \mu, \sigma) = \frac{1}{\sqrt{2\pi}\sigma} \exp\left(\frac{(x-\mu)^2}{2\sigma^2}\right)$$

$\mu = 0$，$\sigma = 1$の場合が標準正規分布である．

図1に示されるように正規分布におけるデータの占める割合は平均値（μ）±標準偏差（σ）の中に68.2％のデータが含まれ，$\mu \pm 2\sigma$範囲には95.4％のデータが含まれ，$\mu \pm 3\sigma$範囲には99.7％が含まれる

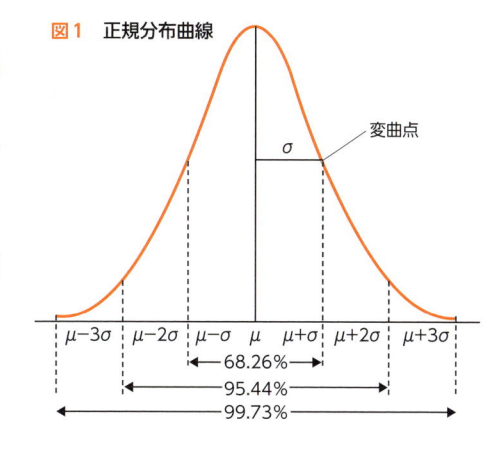

図1 正規分布曲線

- 標準偏差（σ）：標本のばらつき

$$\sigma = \sqrt{1/(n-1) \times (各データ-平均値)^2 の合計}$$

- 標準誤差〔standard error（SE）〕：推定する平均値に含まれる誤差

$$SE = \sigma / \sqrt{n}$$

3 公差（tolerance）：許容される測定誤差

- 公差の例
  - ▶術中体温の許容範囲は基準を36℃として±1℃くらいであろう
  - ▶部品Aの寸法が10±0.1 mmと表記されていれば0.1 mmが公差である．また部品Bが20±0.2 mmと記載されているとき0.2が公差で，$0.1 = 3\sigma A$，$0.2 = 3\sigma B$である．

4 統計学的仮説検定

- 帰無仮説（null hypothesis：H_0） vs 対立仮説（alternative hypothesis：H_1）

  例）もし，このブランケットが保温に効かないとしたら（H_0），そういったことが起こる確率が小さいので（$P < 0.05$），だからこのブランケットは保温効果がある．ブランケットに保温効果はないという帰無仮説を棄却することになる

> **メモ**
>
> **p値とは？**
> データから得られた推定値と仮説の一致度．1％または5％が有意の基準．
>
> **パラメトリック検定とノンパラメトリック検定**
> パラメトリック検定は分布の形状（通常正規分布）に依存し，平均・標準偏差を用いる統計法．ノンパラメトリック検定は分布の形状に依存しない順位，中央値など統計法により順序尺度や名義尺度が算出する（表）．

表　各種統計法

変数	2値変数の検定法	連続変数の検定法
データの記述	頻度集計，割合	平均±標準偏差，中央値（四分位範囲）
対応のない 2群間の比較	χ2乗検定 Fisherの正確確率検定	t検定（パラメトリック検定） Mann-Whitney検定（ノンパラメトリック検定）
対応のある 2群間の比較	McNemar検定	対応のあるt検定（パラメトリック検定） Wilcoxon検定（ノンパラメトリック検定）
3群以上の比較	χ2乗検定	分散分析（ノンパラメトリック検定） Krusukal-Wallis検定（ノンパラメトリック検定）

2 手術管理に使用される基本的なグラフ

1 ヒストグラム（図2）
- 頻度を縦に，区間を横軸にとり作成
- データのばらつきが理解できる
  例）手術時間と件数（頻度）：4時間を中心にばらついている

図2　ヒストグラム

2 パレート図（図3）
- 頻度と累積％の複合グラフ
  例）術中低体温の頻度：術式A，B，C，Dで術式Aが最も頻度が高い
- 最大の要因がわかる

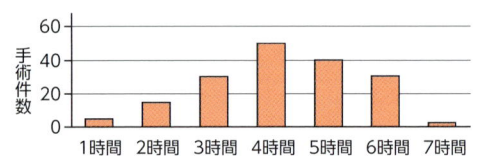

図3　パレート図

件数
累積％（AからDまでの累積数の比率）

3 特性要因図（図4）
- 要因分析に用いられる
- 複数の要因を明確に意識できる
  例）術中低体温の要因が整理される

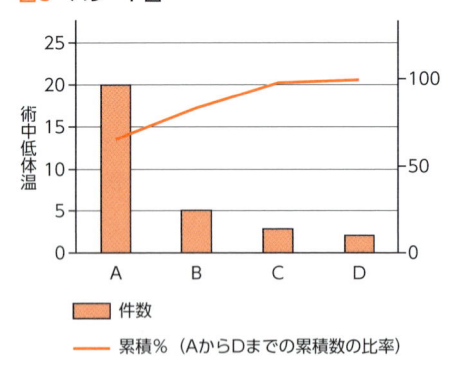

図4　特性要因図

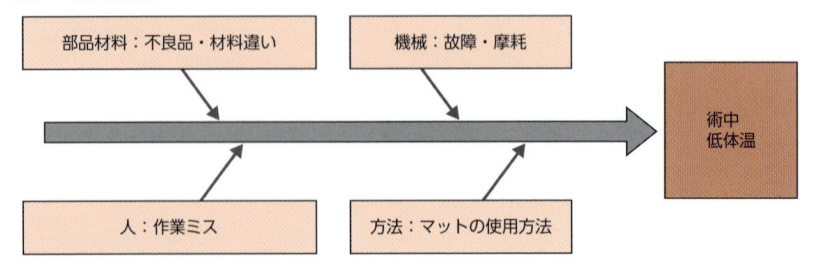

部品材料：不良品・材料違い
機械：故障・摩耗
人：作業ミス
方法：マットの使用方法
術中低体温

4 管理図（図5）

- 問題の発見や介入の結果確認に使用できる

  例）手術室の稼働率をグラフにした．1月は年始，5月はゴールデンウィークと麻酔科学会が重なった．11月は学会シーズン，9月はわからない．調査の結果医師の夏休みが集中していた．夏休み取得可能期間を広くすることで解決

図5 管理図

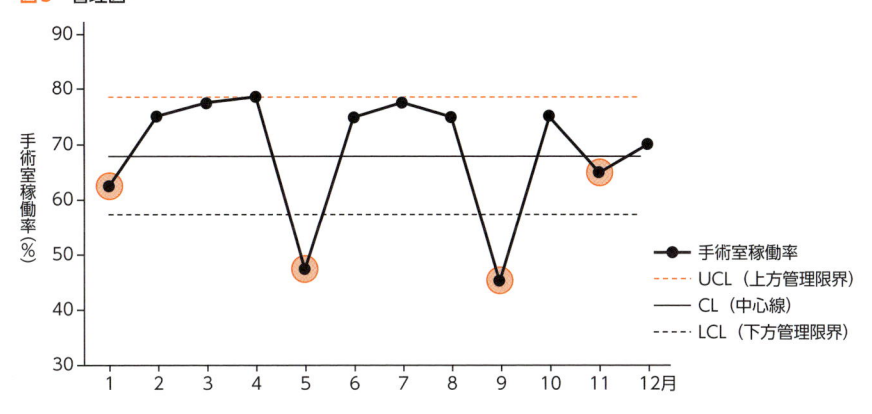

5 散布図（図6）と相関

- 2つの量のあいだに関係があるか探れる

  例）手術時間と輸液量：手術時間が増えたらどのくらい輸液が増えるか回帰分析を使用すれば予測もできる．
  縦軸に総輸液（mL）と横軸に手術時間（分）を分布したところ，2変数の関連性を表わす相関係数は0.79で比較的強い正の関係があり，回帰式はy＝477＋9.8×手術時間（分）と表わせられた．すなわち，1分の増加で9.8 mL増加することが予想される

図6 散布図（文献1より引用）

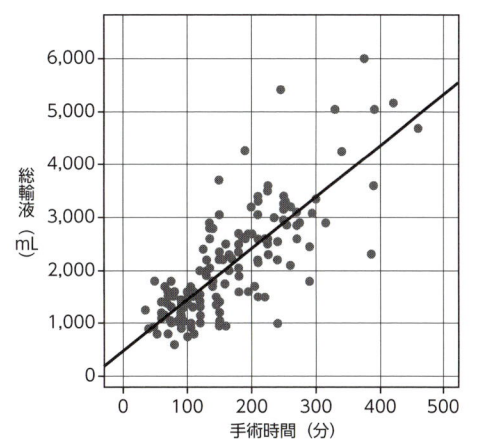

参考文献

1) 「品質管理のための統計手法」（永田 靖／著），日本経済新聞社，2006

あとがき

　米国ではエビデンスに基づいた周術期管理をチームで効率よく実施することで，アウトカムの改善や医療費の削減をめざすPSH（perioperative surgical home）が推奨されています．一般の市場と同様に医療の質とサービスの品質管理が重要視されています．医療者にとっても個人の能力に依存するのではなく，いつ，どこで医療を受けても標準的な医療を受けることができるようになるグローバル化が求められています．本邦においても周術期管理チームが推奨され，すでに周術期認定看護師制度も実施されています．

　周術期には外科医，麻酔科医や看護師だけでなく，歯科医，歯科衛生士，薬剤師，理学療法士，管理栄養士，臨床工学士，臨床心理士，医療ソーシャルワーカー，事務などさまざまな職種がまじりあうことで，より質の高い安全な医療を提供できるものと考えられます．多職種が連携するためには，お互いが考えていることを十分理解し，コミュニケーションを良好にとることが重要になりますが，業種が増えれば増えるほど，難しくなるかもしれません．

　このような問題点を改善するために本書をつくろうと考えました．まず，他の職種の方が何を考え，何をしているのかを知ることが重要です．そのうえで，クリニカルパスを作成し，共同で患者さんの管理にあたる必要があります．本書では，できる限り関連する職種の方に原稿を書いていただきました．日頃あまり目に触れない分野もありますが，それこそが重要な情報と考えています．できるだけ，どんな職種でもわかるよう，わかりやすく書いていただき，"チーム医療による周術期管理まるわかり"としました．本来，術前，術中，術後とすべてを網羅すべきですが，本書は主に術前・術後管理でのチーム医療に焦点を絞りました．

　本書がチーム医療での周術期管理の基礎となり，患者さんのアウトカムが改善するような品質管理の向上に寄与できれば幸いです．

2015年5月

奈良県立医科大学麻酔科学教室 教授
川口昌彦

索 引

数字

1秒率（FEV$_{1.0}$）	30
1秒量	30
2枝ブロック	52
2相性アナフィラキシー	125
II度房室ブロック	51
3m timed up and go test	179
III度房室ブロック	52
12誘導心電図	28
%FEV$_{1.0}$	30
%VC（%肺活量）	30

欧文

A～C

α遮断薬	133
αβ遮断薬	133
ACE阻害薬	132, 133
acoustic respiration rate モニタ	197
ACS	114
ADL	178
AKI	59
Aldrete スコア	72
ARB	132, 133
ASA-PS 分類	34
β遮断薬	132, 133
BI（barthel index）	178
BIS	86
BISモニター	70
B型肝炎ウイルス	63, 119
CAM	117
CE	190
Child-Pugh 分類	33, 62
CICR 測定検査	37
CKD	59
Code Blue	244
CONUT法	151
CREATE	167
C型肝炎ウイルス	63, 119

D～H

DMAIC	24
DPC	220, 232
DTI	127
DVT	112
Dダイマー	69
EDTA依存性偽性血小板減少症	58
EBM	230
EN	154
ERAS	233
face scale	89
FIM	178
GVHD	118
Hb	55
HBV	63
HCV	63
HELP	117
HIT患者	58
HIV	119
Hugh-Jones 分類	31, 46

I～N

ICD-9-CM	220
ICD-10	220
IgE-RAST試験	65
ivPCA	94
Kコード	220
Lボード	185
Lambert-Eaton症候群	66
Lean Six Sigma	24
MDRPU	126
METs	31
MMSE	117
MMT	179
Mobitz I型，II型	51
NIHSS	116
NRS	89, 224
numerical rating scale	89
NYHA（New York Heart Association）分類	31, 48

O～Q

ODA	150
ONS	154
OT	175
overfeeding	158
PAP	166
PCA	93
PCAポンプ	198
PCEA	77, 94
PCI	137
PDPH	74, 78
pharmaconutrient	156, 157
PMPS	100
PN	154
POMS	203
PONV	102
PQRS	225
PSH	18
PT	175
PTE	112
PTPS	100
PTSD	209
QCストーリー	24
QCの7つ道具	24
QI	229
QIP	232
QoR40	225
QT延長症候群	50

R～U

RAM	243
RRS	244
RRSの4要素	244
RSST	179
SBAR	23
SCI	203
SGA	150
SNRI	139
SpO$_2$モニタリング	242
SSI	107
SSIサーベイランス	109
SSRI	139
SSS	50
ST	175
STAI	203
TAPブロック	80
TCI（target controlled infusion）	72
TDM	134
TF	154
TGC	156
Tinel sign	92
TNS	75, 91
Torsade de pointes	50
TRALI	118
underfeeding	158

259

V〜W

VAS（visual analogue scale）	88, 224
VE 検査	179
VF 検査	179
VRS（verbal rating scale）	89
VTE	112
WHO 手術安全チェックリスト	71, 237
WPW 症候群	50

和 文

あ行

アウトカム	157, 172, 187, 234
アウトカムの評価	18, 20
悪性高熱症	67
アナフィラキシー	64, 124
アレルギー	64, 119
アロディニア	90, 99
安静臥床の弊害	189
移植片対宿主病	118
異痛症	90
一過性神経障害	75, 91
医療安全	236
医療機器安全管理責任者	199
医療情報管理	221
医療ソーシャルワーカー	210
医療の質評価	229
医療費の公費助成制度	214
インスリン	141
インスリンスライディングスケール	141
咽頭痛	105
院内救急システム	244
インピーダンス法	243
埋込式除細動器	192
運動	189
運動誘発電位	87
衛生的手洗い	240
栄養ストレス	159
栄養療法	157
エコーガイド下神経ブロック	79
エビデンス	229
嚥下困難	105
嚥下内視鏡検査	179
嘔気・嘔吐	74, 75, 77, 102
オートファジー	159

オピオイド	96, 144

か行

開眼片脚起立時間	179
開胸術後疼痛症候群	100
カイゲン床ずれ予防シート	127
介護保険制度	218
改訂水飲みテスト	179
回復期リハビリテーション病棟対象疾病	217
外来患者の単価	248
カウンセリング	206
覚醒	72
下肢運動麻痺	78
下肢静脈エコー	36, 68
下肢の痛み	75
下垂足	92
カプノグラフィ	243
カプノメーター	85, 196
カルシウム拮抗薬	133
カルシウム誘発性カルシウム放出（CICR）測定検査	37
肝炎	63
換気困難	82
換気障害	46
肝機能障害	62
冠血管拡張薬	132
間欠的空気圧迫式マッサージ装置	197
間欠的空気圧迫法	69
観血的血圧測定	86
肝硬変	62
患者サービスの向上	248
患者総数の増加	247
患者調節型鎮痛法	93
患者満足度	224
緩徐導入	71
感染性心内膜炎	163, 169, 170
完全房室ブロック	52
管理栄養士	148
機会費用	252
気管支痙攣	110
気管支ファイバー挿管	83
気管挿管	82
義歯	166
喫煙	47, 111
気道確保	82
気道確保困難	82
気道確保困難予測	33

気道評価法	83
機能的自立度評価表	178
客観的データ栄養評価	150
急性冠症候群	114
急性腎障害	59
急性肺血栓塞栓症	112
急速導入	71
仰臥位	120
凝固障害	58
狭心症	48
胸部X線検査	28
局所麻酔薬中毒	80, 122
虚血性心疾患	48
ギラン・バレー症候群	66
筋萎縮性側索硬化症	66
禁煙	47, 111
筋強直性ジストロフィー	66
筋弛緩モニター	86
筋弛緩薬	70
筋ジストロフィー	66
近赤外線脳酸素モニター	87
クオリティインディケーター	229
クリティカルパス	27
クリニカルインディケーター	229
クリニカルパス	26, 128, 233
グルコース毒性	159
経管栄養	154
経口栄養管理	148
経口栄養補助	154
経口補水液	152
経食道心エコー	87
経腸栄養	154
経皮的冠動脈インターベンション	137
経皮的酸素飽和度モニタリング	242
ケタミン	71
血液検査	28
血管穿刺	92
血小板減少症	57
血栓	135
血栓溶解療法	113
血糖値コントロール	109
下痢	149
原価低減対策	248
言語聴覚士	175
幻肢痛	100
ゲンスラーの1秒率	30
限度額適用認定証	212

索引

降圧薬	38, 132
抗うつ薬	139
高額療養費制度	212
高カリウム血症	119
抗凝固薬	73, 77, 136
抗菌薬	108
口腔機能管理	165
口腔機能評価	162
高血圧	38
抗血小板薬	73, 77, 135
抗血栓療法	135
抗精神病薬	139
抗てんかん薬	139
公費助成	212
硬膜外血腫	75
硬膜外麻酔	76, 91
硬膜穿刺後頭痛	74, 78
誤嚥	83, 105
誤嚥性肺炎	110
呼吸器合併症	110
呼吸機能異常	46
呼吸機能検査	30
呼吸数モニタリング	243

さ行

再挿管	111
再投与試験	65
再来間隔の延長	247
サインアウト	238
サインイン	237
作業療法士	175
サクシニルコリン	66
坐骨神経ブロック	81
嗄声	104
酸素化	70
歯科医師	160
歯科衛生士	160
歯科技工士	161
歯牙損傷	106
歯牙プロテクター	106
ジギタリス製剤	134
ジギタリス中毒	134
ジゴキシン	134
自己負担限度額	213
持参薬管理	130
脂質異常症	40
自食作用	159
しびれ	75
社会資源	210

周術期管理チーム看護師認定制度	20
周術期リハビリテーション	174, 180
重症筋無力症	66
就労支援	218
主観的包括的栄養評価	150
手指衛生	240
手術安全チェックリスト	236
手術管理	254
手術関連診療記録	222
手術記録	222
手術件数	250
手術時間	252
手術室稼働率	252
手術室数	250
手術時手洗い	240
手術時手指消毒	241
手術創清浄度分類	107
手術待機患者数	251
手術中止症例	252
手術部位感染	107
手術部医療安全	236
術後栄養管理	149, 155
術後回復強化プログラム	233
術後回復度	224
術後神経障害	75, 90
術後満足度	224
術後モニタリング	242
術前飲料	152
術前栄養管理	148, 154
術前栄養不良	148
術前栄養療法	154
術前検査	28
術前心肺機能強化トレーニング	181
術前絶飲食	148, 152
術前評価	31
術中覚醒	209
術中の血糖値	141
循環作動薬	132
循環モニター	86
循環モニタリング	243
上気道炎	53
上気道閉塞	110
状況認識	22
消毒	241
小児	53
静脈血栓塞栓症	112
褥瘡	126, 178
侵害受容性痛	96

腎機能障害	59
心筋梗塞	48, 114
神経筋疾患	66
神経障害性痛	97
神経ブロック	79
人工呼吸器	194
心室性期外収縮	50
心臓再同期療法	192
迅速導入	71
心電図異常	50
心電図モニター	85
深部静脈血栓	37, 68, 112
心不全	114
心房細動	50
心理検査	203
心理職	201
診療記録の監査・点検	219
診療情報管理士	219
錐体外路症状	95
スガマデクス	61, 63, 71
スクラッチテスト	65
スクラブ法	241
スタチン	40
ステロイド	125, 142
ステロイドカバー	142
スパイロメトリー	46
制吐薬	95, 103
脊髄くも膜下麻酔	73, 91
脊髄性筋萎縮症	66
脊椎麻酔	73
脊椎麻酔後頭痛	74
責任者の明確化	247
世帯合算	212
切石位	121
舌接触補助床	166
セボフルラン	60, 71
遷延性術後痛	99
全身麻酔	70
喘息	65
せん妄	116
挿管困難	82
臓器の退行性変化	177
側臥位	121
卒中	116

た行

体位	120
退院調整	216
退行性変化	177

261

帯状疱疹	98	曝露療法	205	麻酔	70
体性感覚誘発電位	87	抜管	72	麻酔時間	252
大腿神経ブロック	81	発熱	53	麻酔深度モニター	86
タイプアンドスクリーン	56	馬尾症候群	75	マスク換気困難	82
タイムアウト	222, 238	バリアンス	27	末梢神経障害	120
炭水化物含有飲料	152	パルスオキシメーター	85, 196	末梢神経ブロック	79
弾性ストッキング	69	ハロタン	63	麻薬	144
チアミラール	71	反回神経麻痺	105	慢性腎臓病	59
チーム医療	233	反復唾液嚥下テスト	179	ミオトニア症候群	66
チーム医療加算	21	日帰り手術	250	ミオパチー	66
チオペンタール	63	必要栄養量算出	149	ミダゾラム	71
知覚異常	75	ビデオ嚥下造影検査	179	ミトコンドリア病	66
遅発性アナフィラキシー	124	ビデオ喉頭鏡	83	未分画ヘパリン	69
チャレンジテスト	37	皮内試験	65	無気肺	110
中心静脈カテーテル	86	皮内テスト	37	免疫増強栄養剤	157
中枢神経合併症	116	肥満	44	持ち運び式起立台	186
腸骨鼠径神経ブロック	80	病院管理指標	252	モニタリング	242
鎮静薬	70	病院経営	250	モルヒネ	60, 63, 73, 77
鎮痛薬	70, 96	非溶血性発熱反応	119		
つぶさない経営	249	病床稼働率	247	**や行**	
手洗い	240	披裂軟骨脱臼	105	薬学的管理	128
低酸素血症	45	貧血	55	薬剤師	128
低分子ヘパリン	69	不安測定尺度	203	薬剤リンパ球刺激試験	65
デスフルラン	71	フェイスマスク	82	輸血関連合併症	118
テトラカイン	73	フェンタニル	60, 63, 71, 73, 77, 146	輸血関連急性肺障害	118
電磁干渉	192	腹横筋膜面ブロック	80	輸血後GVHD	118
糖尿病	41	腹臥位	121	輸血後移植片対宿主病	118
糖尿病薬	140	副腎不全	142	溶血反応	118
洞不全症候群	50	腹直筋鞘ブロック	80		
徒手筋力測定法	178	服薬指導	130	**ら行**	
		不整脈	114	ラテックスアレルギー	65
な行		負のアウトカム	158	ラビング法	241
ナロキソン	146	負のスパイラル	247	ラリンジアルマスク	82
日常的手洗い	240	ブピバカイン	73	リーン・シックスシグマ	24
入院患者の単価	248	ブリックテスト	37	理学療法士	175
乳房切除後疼痛症候群	100	プリンスヘンリー痛みスケール	89	利尿薬	38, 133
尿検査	28	ブルガダ症候群	50	リハビリテーション	174
認知行動療法	206	プロポフォール	60, 63, 71	療養中などの生活費	215
認知障害	117	平均在院日数	248	臨床工学技士	190
脳神経モニター	87	閉鎖神経ブロック	80	臨床指標	229
ノンテクニカルスキル	22	ペースメーカー	192	臨床心理士	201
		ヘパリン	58, 81	レボブピバカイン	77
は行		ヘパリン置換療法	77	レミフェンタニル	60, 63, 71
肺合併症	110	ヘモグロビン	55	ロクロニウム	61, 63, 71
肺血栓塞栓症	112	保護床	106	ロピバカイン	77
肺水腫	110				
肺塞栓症	112	**ま行**		**わ行**	
肺動脈カテーテル	87	マウスプロテクター	167	ワクチン	53
廃用症候群	174, 177			腕神経叢ブロック	80

● 編者プロフィール

川口昌彦（かわぐち まさひこ）
奈良県立医科大学麻酔科学教室　教授

1988年奈良県立医科大学卒業，1991年～国立循環器病センター，1992年～大阪脳神経外科病院，1998年～2000年University of California, San Diego, 2000年奈良県立医科大学麻酔科学教室 講師，2006年助教授，2012年教授．2014年より周術期管理センター長．

専門は，神経麻酔，神経モニタリング，心臓血管麻酔，チーム医療など．
趣味は音楽活動．周辺地域の町づくりも推進中．

古家　仁（ふるや ひとし）
奈良県立医科大学附属病院　病院長

1975年大阪医科大学卒業，1977年国立循環器病センター麻酔科厚生技官，1985年奈良県立医科大学麻酔科助教授，1995年奈良県立医科大学麻酔科教授，2012年奈良県立医科大学附属病院院長．

専門は，麻酔科学，ペインクリニック，医療安全．
2012年第59回日本麻酔科学会学術集会を主宰．麻酔科領域におけるチーム医療の確立，病院全体のシステマティックな医療安全の構築に取り組んでいます．

チーム医療による周術期管理まるわかり
安全で質の高い術前術後管理を行うための、チーム内の役割と連携

2015年6月15日　第1刷発行	編　集	川口昌彦，古家　仁
	発行人	一戸裕子
	発行所	株式会社羊土社
		〒101-0052
		東京都千代田区神田小川町2-5-1
		TEL　03（5282）1211
		FAX　03（5282）1212
		E-mail　eigyo@yodosha.co.jp
		URL　http://www.yodosha.co.jp/
ⓒ YODOSHA CO., LTD. 2015	装　幀	竹田壮一朗
Printed in Japan	カバーイラスト	石川日向
ISBN978-4-7581-1113-3	印刷所	株式会社 平河工業社

本書に掲載する著作物の複製権，上映権，譲渡権，公衆送信権（送信可能化権を含む）は（株）羊土社が保有します．
本書を無断で複製する行為（コピー，スキャン，デジタルデータ化など）は，著作権法上での限られた例外（「私的使用のための複製」など）を除き禁じられています．研究活動，診療を含み業務上使用する目的で上記の行為を行うことは大学，病院，企業などにおける内部的な利用であっても，私的使用には該当せず，違法です．また私的使用のためであっても，代行業者等の第三者に依頼して上記の行為を行うことは違法となります．

JCOPY ＜（社）出版者著作権管理機構 委託出版物＞
本書の無断複写は著作権法上での例外を除き禁じられています．複写される場合は，そのつど事前に，（社）出版者著作権管理機構（TEL 03-3513-6969，FAX 03-3513-6979，e-mail：info@jcopy.or.jp）の許諾を得てください．

羊土社のオススメ書籍

周術期モニタリング徹底ガイド
臨床に役立つ機器のしくみと活用法
基本からピットフォールまで

讃岐美智義, 内田 整／編

手術室やICUで使われる様々な機器を網羅！機器の製造元の企業が原理と使い方の基本を解説し, 第一線で活躍中の麻酔科医が使用できる場面, 役立つ病態やピットフォールなど臨床での活用法を解説した画期的な1冊！

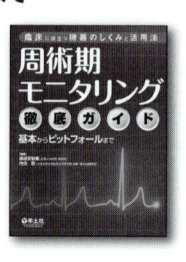

- 定価（本体5,800円＋税）　　B5変型判
- 332頁　　ISBN 978-4-7581-1109-6

研修医のための外科の周術期管理ズバリおまかせ！

森田孝夫, 東条 尚／編

初期研修医のための周術期管理解説書の決定版！周術期を4つのstepに分け, 治療方針決定の考え方や合併症対策など, 各stepでの必須事項を解説. 患者の治療段階を把握し, 今何をすべきかが見えてくる1冊！

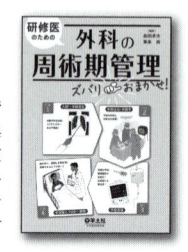

- 定価（本体4,200円＋税）　　B5判
- 約277頁　　ISBN 978-4-7581-1773-9

手術手順と麻酔のコツ
麻酔の前に知っておきたい

鈴木昭広, 岩崎 寛／編

初期研修医と若手麻酔科医に向け, 代表的な手術手順を網羅, 適応疾患, 合併症, 体位など, 術前に押さえておくべき情報が一目でわかる！術中の麻酔の注意点をはじめ, より深く手術麻酔を理解するための解説も充実！

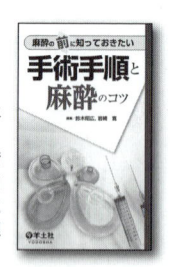

- 定価（本体3,800円＋税）　　B6変型判
- 255頁　　ISBN 978-4-7581-1107-2

ICU看護パーフェクト
納得！実践シリーズ
医師の指示の根拠も、今すぐ使えるケアのテクニックも1冊ですべて解決！

清水敬樹, 村木京子／編

ICU看護に必要な知識・技術を見開き完結で完全網羅！「感染管理はどうする？」「ドレーンの排液はこれでOK？」など, 日頃の疑問が1冊で全て解決！ケアの根拠を納得して, 自信をもって実践できます！

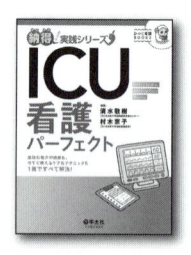

- 定価（本体4,500円＋税）　　B5変型判
- 326頁　　ISBN 978-4-7581-0968-0

発行　羊土社 YODOSHA　〒101-0052　東京都千代田区神田小川町2-5-1　TEL 03(5282)1211　FAX 03(5282)1212
E-mail：eigyo@yodosha.co.jp
URL：http://www.yodosha.co.jp/

ご注文は最寄りの書店、または小社営業部まで